M. Daunderer

Akute Intoxikationen

Dr. med. habil. Max Daunderer,
Tox Center, Weinstr. 11, 8000 München 2

M. DAUNDERER

Akute Intoxikationen

Hausärztliche und klinische Therapie

4. Auflage

MMV Medizin Verlag · Vieweg

CIP-Titelaufnahme der Deutschen Bibliothek
Daunderer, Max:
Akute Intoxikationen: hausärztl. u. klin. Therapie / Max Daunderer, – 4., überarb. u. erw. Aufl. – München: MMV, Medizin-Verl., 1988
(MMW Taschenbuch)
3. Aufl. im Urban- u. Schwarzenberg-Verl., München, Wien, Baltimore
ISBN 3-8208-1098-6 (MMV) kart.
ISBN 3-528-07984-3 (Vieweg) kart.

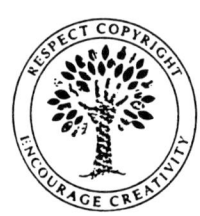

Das Werk einschließlich aller seiner Teile ist urheberrechtlich geschützt. Jede Verwertung außerhalb der engen Grenzen des Urheberrechtsgesetzes ist ohne Zustimmung des Verlags unzulässig und strafbar. Das gilt insbesondere für Vervielfältigungen, Übersetzungen, Mikroverfilmungen und die Einspeicherung und Verarbeitung in elektronischen Systemen.

Alle Rechte vorbehalten
© MMV Medizin Verlag GmbH, München, München 1988
Der MMV Medizin Verlag und der Vieweg Verlag sind Unternehmen der Verlagsgruppe Bertelsmann
Gesamtherstellung: Graphischer Betrieb L. N. Schaffrath, Geldern

ISBN 3-8208-1098-6 (MMV Medizin Verlag)
ISBN 3-528-07984-3 (Vieweg Verlag)

Inhalt

Vorwort	7
Lebensrettende Sofortmaßnahmen	9
Vitaltherapie	10
Vergiftungstherapie	10
Einteilung der Vergiftungen	11
A Atemwege freihalten	12
B Beatmen	12
C Zirkulation aufrechterhalten	12
D Diagnostik	15
E Entgiften	16
Entgiftung vor der Resorption	
Haut	16
Erbrechen, provoziertes	17
Entgiftung oral aufgenommener Gifte durch Kohle	17
Entgiftung bei Säuren-/Laugenverätzung	17
Entgiftung fettlöslicher Gifte (Lösungsmittel)	17
Entgiftung von Waschmitteln, Tensiden	17
Magenspülung	18
Abführmittel	18
Darmeinlauf	18
Forcierte Abatmung über die Lunge	18
Forcierte (alkalisierende) Diurese	19
Peritonealdialyse	19
Hämoperfusion – Hämodialyse	19
F Fürsorge für den Patienten	20
G Gegengifte und Therapeutika	23
Handelspräparate	33
Generic Names	33
Gegengift-Indikationen	35
Gegengifte durch den Hausarzt	49
Tox-Koffer	50
Ersttherapie des Notarztes am Unfallort	51
Giftnotfall – Erste Hilfe	51
Giftunfall-Verhütung	52
Giftnotrufzentren, Bundesrepublik Deutschland	53
Europäisches Ausland	55
Diagnostik einer Vergiftung	58
Hinweissymptome	59
Differentialdiagnose des Komas	88
Diagnose – Giftnachweis	88
Giftkonzentration im Blut	92
Tox-Tabelle für den Notfall	102
Gruppenspezifische Therapie	114
Entgiftung nach der Resorption	115
Bisher bekannte Gifteliminationsmöglichkeiten	116
Blutaustausch	119
Entfernung bereits resorbierter Gifte aus dem enterohepatischen Kreislauf	119
Meldepflichtige Berufskrankheiten	120
Vergiftungen	121
Ätiologie – Reparation	121
Art des Ätzmittels	121
Verätzungstherapieschema	122
Sofortmaßnahmen	122
Therapieschema	123

Inhalt

Laugen	124
Säuren	124
Drogenabhängigkeit	126
Alkoholkrankheit	126
Therapie	138
Hausarztbehandlung	139
Gasvergiftung, Therapieschema	151
Brandgase – Rauch	152
Haushalts- und Hobbymittelvergiftungen	159
Chemische Kampfstoffe	175
Medikamente	177
Schlafmittelvergiftung	186
Schlafmittel-Wirkstoffe	188
Metallvergiftungen	190
Schwermetalle	195
Giftpflanzen	197
Nahrungsmittelvergiftungen	200
Pflanzen – Giftbestandteile	203
Pflanzenbehandlungsmittel	206
Pilzvergiftungen	211
Gifttiere	214
Umweltgifte	216
Organschäden durch Umweltgifte	218
Diagnostik der chronischen Schädigung	219
Radioaktive Substanzen	220
Kennzeichnung gefährlicher Güter	222
Sachverzeichnis	223

Vorwort

Nach über 120 000 verkauften Exemplaren gebührt dem MMV Medizin Verlag der Dank dafür, daß mit der 4. Auflage alle Wünsche des Autors und seiner Leser erfüllt wurden, indem die Tabellen erstmalig im Hochformat gedruckt wurden. Dies war seit 16 Jahren vorgesehen, konnte jedoch bisher nicht verwirklicht werden.

Wie bei den letzten beiden Auflagen handelt es sich hier wieder um die wichtigsten Tabellen und Übersichten aus meinem 6bändigen Handbuch ,,Klinische Toxikologie''. Aus Platzgründen konnten natürlich nur die wichtigsten, für die Diagnostik und Therapie akuter Intoxikationen nötigen Übersichten gebracht werden. Erstmalig wurde die Diagnostik der Umweltgifte mitberücksichtigt. Eine Reihe von Gegengiften und Therapeutika von Vergiftungen wurde neu aufgenommen, eine Reihe älterer Substanzen, die praktisch keine Rolle mehr spielen, wurde weggelassen. Aus didaktischen Gründen wurde die Gliederung meines Handbuches hier beibehalten – auch wenn Lücken klaffen. Ganz besonders bedanken möchte ich mich für die positive Kritik zahlreicher sachkundiger Leser, die in der Regel zu substanzieller Verbesserung führte.

Die erhebliche Zunahme der Kenntnisse bei der Behandlung akuter Vergiftungen, zu der neben meinen über 500 Fortbildungsveranstaltungen für Notärzte, Hausärzte, Rettungssanitäter u. a. auch dieses Büchlein beitragen durfte, hat in den letzten Jahren viele fruchtbare mündliche oder schriftliche Diskussionen über Problemfälle ermöglicht. Während früher nur elementare Kenntnisse vermittelt werden konnten, werden heute knifflige intensivmedizinische oder differentialdiagnostische klinisch-toxikologische Probleme – meist mit Chefärzten oder Oberärzten – diskutiert.

Auch bei den Giftnotrufanfragen hat sich ein gewaltiger Wandel vollzogen. Während früher der Wunsch geäußert wurde, aufgrund von Einzelsymptomen oder Hinweisen die komplette klinische Diagnose zu erfahren, wird heute in der Regel nach den relevanten Asservaten zum Nachweis oder Ausschluß der vermuteten Gifte gefragt.

Die Kenntnisse dieses Tabellenwerkes werden dabei vorausgesetzt. Kollegen, die über dieses Buch und die darin vorgeschlagene Minimalausrüstung zur Erkennung und Behandlung von Vergiftungen verfügen, sind in der Regel diejenigen, die sich intensiv mit den Vergiftungsfällen befassen und die Reihe der dabei offenen Fragen versuchen anzupacken.

München, im Juli 1988

Max Daunderer

Sofortmaßnahmen

Lebensrettende Sofortmaßnahmen

Aufnahme	Oral				Inhalatorisch	Dermal	Injektion
Patienten	Ansprechbare		Bewußtlose		Ansprechbare		Bewußtlose
Gifte	Ätzmittel	Chemikalien Metalle	Drogen, Haushalts-, Hobbymittel, Lösungsmittel, **Medikamente**, Nahrungsmittel, Pflanzen, Pflanzenbehandlungsmittel		Gase Kampfstoffe Lösungsmittel Lungenreizstoff		Fixer Injektionszwischenfall Tiere (Schlangen)
Therapie: Hausarzt	viel trinken lassen Dexamethason-Spray	trinken, erbrechen Kohle-Pulvis	Vitaltherapie Kohle-Pulvis Atropin (50 mg) E 605		Expositionsstop Dexamethason-Spray, O_2	PEG 404 Augen, Haut spülen	Vitaltherapie (Herzmassage) Kortison i.v.
Notarzt	Beatmen, Plasmaexpander	Magenspülung bei Arsen o. ä.	Magenspülung bei E 605, 4-DMAP, DMPS	(Intubation) Plasmaexpander Paraquat, Digitalis o. ä.	4-DMAP Natriumthiosulfat (Brandgase)	Calciumglukonat (4-DMAP) (Blausäure)	Naloxon (Morphin)
Klinik	Ösophagoskopie	DMPS Toluidinblau evtl. Magenspülung	Antidote	Dialyse EKG	DMPS Toluidinblau Röntgen	Duschen	Antiserum? EKG-Kontr.

Behandlung von Vergiftungen

A – C Vitaltherapie

A Atemwege freihalten

Hausarzt:
- Zahnprothesen, Erbrochenes entfernen
- Seitenlage, Guedel-Tubus
- Rettung aus Gasmilieu

Notarzt:
- Intubation
- Sekretabsaugung

Klinik:
- Bronchoskopische Lungenspülung

B Beatmen

Hausarzt:
- Frischluft Mund-, Beutelbeatmung

Notarzt:
- Sauerstoffbeatmung

Klinik:
- PEEP-Beatmung

C Zirkulation aufrechterhalten

Hausarzt:
- Puls – Herzstillstand
- Schock (Ruhe, Wärme, warme Getränke)
- Krämpfe (Taschentuch zwischen Zähne)

Notarzt:
- Venenzugang (zentraler)
- Plasma-(expander-)infusion
- Natriumbikarbonatinfusion

Klinik:
- Herzschrittmacher

D – G Vergiftungstherapie

D Diagnostik

Hausarzt:
- Alter, Geschlecht
- Gift (asservieren!)
- Menge, Einnahmezeitpunkt, Eintrittspforte, Symptome, Erstmaßnahmen (Laien)

Notarzt:
- Leitsymptome
- Gasspürgerät (Ausatemluft)
- Schnelltests

Klinik:
- quant. Giftnachweis
- Ausschluß anderer Gifte

E Entgiftung

Hausarzt:
- Haut und Augen mit Wasser spülen
- Ätzmittel: viel Wasser trinken lassen
- Chemikalien: Wasser trinken und erbrechen lassen

Notarzt:
- Magenspülung nur bei Alkylphosphaten (E 605), Herzgiften, Metallsalzen (Arsen) und Cyaniden

Klinik:
- Routinemagenspülung
- Dialyse
- forcierte Abatmung
- forcierte Diarrhoe

Behandlung von Vergiftungen

F Fürsorge

Hausarzt:
- Grunderkrankungen
- Begleiterkrankungen
- Überwachung
  (Selbstmörder)
- Krankenwagen
- Warnung vor Gift
  (Polizei?)
- Giftbeseitigung
  (Feuerwehr?)

Notarzt:
- Mitvergiftete
  (Gesundheitsamt?)

Klinik:
- Komplikationen
- BG-Meldung mit Giftnachweis
- Konsilärzte
  (Psychiater)
- Spätfolgen

G Gegengifte

Hausarzt:
- Kohle-Pulvis: verschluckte Gifte
- Dexamethason-Spray: eingeatmete Gifte
- PEG 400: Hautgifte
- Chibro-Kerakain, Isogutt: Augengifte

Notarzt:
- Atropin (5–50–500 mg): Alkylphosphate
- Natriumthiosulfat, 4-DMAP: Brandgase, Blausäure
- Calciumglukonat: Flußsäure
- DMPS: Schwermetalle

Klinik:
- Physostigmin: Psychopharmaka, Atropin, Alkohol
- Toluidinblau: Methämoglobinbildner
- Berliner Blau: Thallium

Einteilung der Vergiftungen

Schweregrad	0	I	II	III
Vergiftung	keine	leicht	mittel	schwer
Symptome u. klin. Zeichen	keine	leichte, vorübergehend	Leitsymptome vorhanden	Vitalbedrohung
Giftnachweis	Ausschluß	im pathol. Bereich	hochgradig pathologische Werte	Letalkonzentration
Klinik	keine Symptome	auch ohne Therapie genesen	Therapie erforderlich	ohne Therapie tödlich, Spätschäden möglich

Behandlung von Vergiftungen

A Atemwege freihalten

A 1 Atemwege
Bewußtlosen Zahnprothesen und Fremdkörper aus dem Mund entfernen. Bewußlosen, die *erbrochen* haben, Mund mit einem taschentuchumwickelten Finger von Erbrochenem freimachen bzw. mit einem Absauggerät absaugen. Endotracheales Absaugen nach Aspiration von Mageninhalt. Endotracheale Intubation durch den Notarzt.

A 2 Seitenlage
Bewußtlose werden in *stabile Seitenlage* gebracht, wobei der Kopf tiefer als der Oberkörper liegen und dabei überstreckt werden sollte, damit nicht Erbrochenes oder der Zungengrund die Atemwege verlegen können.
Bewußtlosen sollte möglichst ein (angefeuchteter) Guedel-Tubus in die Mundhöhle eingelegt werden, damit der zurückfallende Zungengrund die Atemwege nicht verlegen und zur Erstickung führen kann. Beim Einlegen zeigt der Bogen des Tubus zunächst (konkav) auf den oberen Gaumenbogen und wird bei Erreichen des Zäpfchens gedreht, so daß er sich der Zunge anlegt.

A 3 Rettung aus Gasmilieu
Zur Rettung von bewußtlosen Vergifteten aus *gasverseuchten* oder verrauchten Räumen möglichst vorher Brandschutzkleidung (Wolle statt Kunststoff) und Atemschutzmaske anlegen und anseilen, die Sicherungen herausdrehen (Explosionsgefahr), sofort Fenster aufreißen oder einschlagen, kein Licht machen und den Vergifteten rasch aus dem Raum entfernen.
Bei Bränden zum Schutz vor giftigem Rauch und zur besseren Orientierung mit dem Kopf nahe am Boden (30 cm) kriechen.
Bei Bergung aus Gruben und Silos unbedingt vorheriges Anlegen von schwerem Atemschutz beim Retter und anseilen.

Kontaminierte Kleidung sofort entfernen, Haut mit warmem Wasser duschen oder PEG 400 (G 33) auftragen. Augen spülen.

B Beatmen

B 1 Frischluft
Sofort Frischluft, besser mit Sauerstoff angereicherte Luft, zuführen.

B 2 Künstliche Beatmung
Bei Patienten mit blauen Lippen sofort mit der künstlichen Beatmung beginnen, am besten mit einem Beatmungsbeutel; nur im Notfall durch Mund-zu-Nase-Beatmung. Der Retter vermeidet einen Kontakt mit der Ausatmungsluft des Vergifteten.
Die Beatmungsfrequenz beträgt bei Erwachsenen 12mal pro Minute, bei Kindern 30mal pro Minute. Am Ende des Beatmungsbeutels kann eine Sauerstoffleitung angeschlossen werden, falls mit sauerstoffangereicherter Luft beatmet werden soll. Richtige Maskengröße wählen!
Der Arzt wird Bewußtlose *intubieren* und bei geblockter Manschette mit dem Atembeutel beatmen. In der Klinik wird die Beatmung maschinell, z. B. mit PEEP durchgeführt.

C Zirkulation aufrechterhalten

C 1 Herz-Lungen-Wiederbelebung
Sowohl toxisch als auch anoxisch können Herzrhythmusstörungen auftreten. Bradykarde Herzrhythmusstörungen werden mit Atropin (G 6) oder Orciprenalin (G 2), tachykarde Herzrhythmusstörungen werden mit Lidocain (G 61) oder Phenytoin (G 71) therapiert.

Ein Herzstillstand liegt vor bei:
a) plötzlicher Bewußtlosigkeit
b) weiten, lichtstarren Pupillen

Behandlung von Vergiftungen

c) Fehlen des Pulses (am Hals oder in der Schenkelbeuge)
d) Schnappatmung, dann Atemstillstand

Herzmassage und Beatmung werden von einem oder von zwei Helfern durchgeführt. Den Erfolg der Herzdruckmassage stellt man durch folgendes fest:
a) tastbarer Puls
b) Reagieren der Pupillen auf Licht
c) Wiederauftreten spontaner Atembewegungen

Intratracheal oder i.v. Injektion von Adrenalin (G 56) bis 0,5 mg.

C 2 Schock
Zeichen des Schocks:
a) aschgraue, kalte Arme und Beine
b) kaum tastbarer, schneller Puls (über 100 Schläge pro Minute)
c) schlecht meßbarer Blutdruck (unter 100 mg/Hg)
d) oberflächliche, schnelle Atmung
e) Ausbleiben einer ausreichenden Urinproduktion (unter 20 ml pro Std.)

Der Vergiftete kann im Schock sterben, daher stets dem Schock vorbeugen durch Laienmaßnahmen:
a) Ruhe
b) Wärme (Unterlage, Zudecke)
c) flache Lagerung (Beine hoch, Kopf tief = Körpereigene ,,Bluttransfusion'')
d) warme Getränke (Tee, Kaffee)
Schocktherapie (Arzt):
a) Als Therapievoraussetzung wird vom Arzt meist ein zentraler Zugang z. B. über eine Subklavia-Anonyma-Punktion gelegt.

b) Beim *hypovolämischen*, dem häufigsten Schock bei Vergiftungen, erfolgen sofortige Infusionen ausreichender Mengen von Gelatine- oder HES-Lösungen (Plasmaexpander). Bei Vergiftungen wird wegen Urineindickung möglichst wenig Dextran infundiert. Keine peripheren Kreislaufmittel, die die Nierendurchblutung drosseln wie Adrenalin- oder Noradrenalin-Derivate, sondern anschließend Infusion von Dopamin (G 19).

c) Beim schweren *anaphylaktischen* Schock kann die initiale Injektion von Adrenalin (0,05 bis 0,1 mg langsam i.v. (G 56) indiziert sein; die Dosis kann in Abständen von 1 bis 2 min wiederholt werden.

d) Beim *kardiogenen* Schock kann Dopamin (G 19) im Dauertropf gegeben werden (Dosierung: 4 gamma/kg/min, d. h. 50 mg in 500 ml Laevulose.

e) Es folgt die Bekämpfung der *Azidose* mit Bikarbonatdosen entsprechend wiederholten arteriellen Blutgasanalysen oder im Notfall vorübergehend dem Urin pH (über 7) (G 35).

f) Bei Spastik im Bronchialtrakt Theophyllin (G 20) oder Orciprenalin (G 2).

Monitorüberwachung während der Erstversorgung, des Transports in die Klinik und auf der Intensivstation!

Behandlung von Vergiftungen

Kardiogen	Volumenmangel			
	Anaphylaktisch	Verblutung Sepsis	Vergiftung	Verbrennung

Sauerstoff-Beatmen (Intubation) Schocklagerung– Volumensubstitution – Herzdruckmassage bei Herzstillstand Sedierung (1A Diazepam i.v., 1A Morphin i.v.)					
Atropin Orciprenalin bzw. Lidocain	Adrenalin Kortison	(Frisch)- Bluttransfusion	Kortison Antibiotika	Antidote z. B. Blausäure – 4-DMAP – Alkylphosphate: Atropin – Arsen – DMPS Dialyse	Infusionstherapie Neunerregel: % Verbrennung × KG × 1) 2 ml KH-Elektrolyte 2) 1 ml Plasma (-ersatz)

Azidoseausgleich (100–250 mval Natriumbikarbonat i.v.) Nach Beatmung und Volumenausgleich bei Blutdruck unter 100: Dopamininfusion Minimalheparinisierung (500 E/Std) Transport – Klinik (unter ärztlicher Begleitung)

Inhalt des Notinjektionsbestecks

0,4 mg Metildigoxin (Lanitop) 2×10 mg Diazepam (Valium) 1 g/2 ml Metamizol (Novaminsulfon) 20 mg Furosemid (Lasix) 40 mg Dexamethason (Fortecortin) 1 mg Atropinsulfat 100 mg Tramadol (Tramal) 2 mg Physostigmin (Anticholium) 0,32 mg Theophyllin (Neobiphyllin)	1 Nitrolingual Spray 1 Auxiloson Spray 5 ml Spritze 2 ml Spritze 4 Kanülen 12 2 Feilen 2 Alkoholtupfer 2 Injektionspflaster 250 mg 4-DMAP

C 3 Lungenödem, toxisches
Die eingeatmeten oder beim Erbrechen in die Luftröhre gelangten ätzenden Substanzen können zu einem toxischen Lungenödem führen. Hier kann trotz späterer Behandlung der Tod eintreten. Frühzeichen sind: Hustenreiz, Kratzen im Hals, Atembeschwerden, Unruhe. Nach einer beschwerdefreien Zeit von einigen Stunden bis 48 Stunden kann das Vollbild mit Hämoptoe (Bluthusten), Zyanose (blauen Lippen), Aspiration (Erstickung) oder Herzversagen auftreten.

Behandlung von Vergiftungen

Vorbeugend sollte in jedem geringsten Verdachtsfall sofort ein Dexamethasonspray (Auxiloson Dosier-Aerosol 5 Hübe alle 10 Minuten, G 7) inhaliert werden. Dieses kristalline Kortison dichtet die Lungenwände ab und verhindert rechtzeitig angewandt in jedem Fall ein toxisches Lungenödem. Der Reizgasvergiftete sollte stets warm zugedeckt ruhig in Frischluft liegen.
Therapie des ausgebildeten Lungenödems:
a) Sedieren, z. B. mit Diazepam i.v. (G 60)
b) Digitalisieren, mit Metildigoxin i.v. (G 28)
c) Kortikosteroide: Dexamethason-Spray lokal (G 7) und Dexamethason i.v. (G 53)
d) Hypertonie: Furosemid (G 30) oder Nitroglycerin (G 52)
e) Intubation, PEEP-Beatmung
f) Azidoseausgleich: Natriumbikarbonat (G 35)

C 4 Krämpfe
Es können Krämpfe auftreten, bei denen es zum Atem- (und Herz)stillstand kommen kann oder bei denen sich der Vergiftete verletzen kann. Ein Taschentuch (Guedel-Tubus) zwischen den Zahnreihen und eine laufende Beobachtung des Vergifteten bewahrt diesen vor Schäden. Ein Arzt kann bei Krämpfen i.v. Diazepam (G 60), Thiopental (G 46), Phenytoin (G 71) oder Suxamethonium (G 54) spritzen, intubieren und beatmen.

C 5 Hirnödemtherapie (anoxisch)
HES 10% (G 70) „Trockenlegen" bei der Infusionstherapie (niedriger ZVD), zusätzlich Cortison (G 53) gegen das zytotoxische Hirnödem.

C 6 Allergie
Expositionsstop. Beim schweren *anaphylaktischen* Schock kann die initiale Injektion von Adrenalin (0,05 bis 0,1 mg langsam i.v., G 56) indiziert sein; die Dosis kann in Abständen von 1 bis 2 min wiederholt werden. Anschließend Plasma(ersatz) (G 39), Natriumbikarbonat (G 35), Sedativum und Antiallergikum Doxepin (G 4), lokal Flumetason (G 31). Dexamethasonspray (G 7) bei Glottis- oder Lungenödem.

C 7 Leberschädigung
Frühzeichen sind die Erhöhung der Gamma-GT, der GPT, des Bilirubins, Absinken des Quickwertes und der Gerinnungsfaktoren (AT III). Prophylaktisch hochprozentige Lactulose (G 27) als Abführmittel und zur Verhinderung des Wachstums ammoniakbildender (und damit lebertoxischer) Bakterien (2 Eßl. zweistündlich in zeitlichem Abstand von 2 Std. zur Kohle) geben.
Frühestmögliche Gabe von Paromomycin (G 62), Substitution von AT III (G 66) und Heparinisierung. Kurzfristige Kontrolle der Leberwerte und Gerinnungsfaktoren.

C 8 Nierenschäden
Neben einer schockbedingten kann eine toxische Nierenschädigung eintreten, Diagnostik durch Eiweiß im Urin, Azidose, Erhöhung von Kreatinin, Harnstoff, Harnsäure, Absinken des Phosphats. Therapie durch kontinuierlichen Abgleich des Säure-Basen-Haushalts, da die Alkalisierung nierenprotektiv wirkt, Ausgleich eines Elektrolyt- und Wasserdefizits, Furosemidgabe (G 30).

D Diagnostik
Die Diagnose einer Vergiftung ergibt sich aus:
D 1 Giftanamnese

D 2 Giftauskunft

D 3 Asservierung
Beschriften mit Patientennamen, Asservat, Abnahmezeitpunkt, Identitätskennzeichen, Name des Asservierenden.

Behandlung von Vergiftungen

a) 20 ml Vollblut bei Verschlechterung des Zustandes oder besonderer Fragestellung Kontrollen im Abstand von 2 bis 8 Stunden; vor und nach Dialysen.
b) 20 ml EDTA-Blut
c) bis 200 ml Erbrochenes
d) 200 ml Magenflüssigkeit der ersten und letzten Charge getrennt
e) 200 ml Urin
f) 100 g Stuhl
g) 15 Haare mit Wurzeln
h) Fingernägel, abgeschnittene
i) vorgefundene Giftreste
k) 1000 ml Luftprobe im Luftsack

D 4 Untersuchung

D 5 Hinweis-Symptome

Abmagerung	Drogenabhängigkeit (Alkohol, Morphine)
Amaurose	Kohlenmonoxid
Anisokorie	Alkohol
Ataxie	Drogenabhängigkeit (Alkohol, Barbiturate, Methaqualon)
Atemstillstand	Opiate
Augenmuskellähmung	Botulismus
Bittermandelgeruch	Blausäure
Chemischer Geruch	Alkylphosphatvergiftung
Epileptischer Anfall	Entzugskrampf (Alkohol, Benzodiazepine, Barbiturate)
Erblindung	Methanol
Erbrechen	Alkohol
Erregung	CO-Intoxikation, Alkohol
Gefäßkrämpfe	Ergotamin, LSD
Haarausfall	Thallium
Haut, hellrot	CO-Intox., HCN-Intox.
blau	Anilin (Met. Hb), H_2S
Herzrhythmusstörung	Psychopharmaka, Digitalis
Herzstillstand	Alkylphosphat
Hochdruck	Blei
Hirnödem	Kohlenmonoxid
Hypoglykämie	Alkoholintoxikation
Hypotonie	Botulismus
Kardiomyopathie	Alkohol
Knoblauchgeruch	
Konzentrationsstörung	Alkoholintox., CO
Leberversagen	Knollenblätterpilzvergiftung, Tetrachlorkohlenstoff
Lungenödem	Phosgen, Nitrose Gase, Alkylphosphate
Miosis	Alkohol, Barbiturate, Morphine, Alkylphosphate
Moralischer Verfall	Drogenabhängigkeit
Nekrose	Flußsäure
Nierenversagen	Frostschutzmittel
Schizophrenie	LSD
Schluckstörungen	Botulismus
Zittern	Quecksilber

D 6 Chemisch-physikalische Schnelltests

D 7 Klinisch-toxikologische Laboranalytik

E Entgiften
E 1 Haut
Sofort unter die lauwarme Dusche gehen oder ein Vollbad nehmen, in jedem Fall benetzte Kleider entfernen, sofort Wasser trinken. Benetzte Haut mit Wasser und Seife reinigen. Möglichst sollte Polyethylenglykol 400 (G 33) verwendet werden. In keinem Fall Benzin oder andere Lösungsmittel, die die Resorption des Giftes fördern könnten, verwenden! Das volle Ausmaß der Hautschäden kann erst nach Stunden sichtbar werden.

Behandlung von Vergiftungen

Nach Verätzungen Grad I und II Flumetason-Schaum auftragen (G 31). Bei Verbrennungen ebenfalls sofort mit Kleidern in kaltes Wasser springen bzw. Extremitäten unter fließendes kaltes Wasser mindestens 15 (!) Minuten halten; dabei Kleider entfernen. Dann in Rettungsdecke (Aluminiumfolie, H 14) einwickeln und wie unter **C 2** (Schocktherapie) angegeben verfahren. Viel trinken lassen; Volumina notieren, keine Hautcremes, -puder oder -salben auftragen, steril verbinden. Als Schmerzmittel kann Metamizol (G 42) oder, nur durch den Arzt, Morphin (G 18) gegeben werden.

E 3 Erbrechen, provoziertes
Alternative für jegliche Art von Erbrechen ist die Gabe von Medizinalkohle, Kohle-Pulvis (G 25), die die Gifte im Magen sofort bindet (E 4).
Ein Erbrechen ist nicht angezeigt bei:
- Atem- oder Kreislaufschwäche (vor Behandlung)
- bei Krampfenden oder fehlenden Würgereflexen (Bewußtlose)
- Ätzmitteln

Bei verschluckten Giften wird zunächst viel Flüssigkeit (jede Flüssigkeit außer Alkohol und Milch!) zu trinken gegeben (Kindern Himbeersaftwasser) und dann durch Reizung der Rachenhinterwand ein Erbrechen herbeigeführt. Keinesfalls sollte im Sitzen, sondern in Kopftieflage erbrochen werden.
Das Erbrechen wird so lange wiederholt (ca. 4- bis 10mal), bis das Erbrochene frei von Giftbeimengungen ist (d. h. kein Unterschied zwischen erbrochener und getrunkener Flüssigkeit mehr feststellbar). Das Erbrochene mit in die Klinik bringen.

E 4 Entgiftung verschluckter Gifte durch Kohle
Bei jeder Vergiftung durch geschluckte Gifte sollte – auch im Anschluß an ein Erbrechen oder eine Magenspülung – ein Fertigbecher Kohle-Pulvis (G 25) in Wasser aufgelöst getrunken werden. Kohle bindet das Gift, und es kann dann evtl. nach Gabe eines Abführmittels (Natriumsulfat; G 27) den Darm verlassen.

E 5 Entgiftung bei Ätzmittelingestion
Nach Verschlucken des Ätzmittels sofort Wasser oder irgendeine schnell greifbare Flüssigkeit außer Alkohol trinken lassen. Die Verätzung tritt im Magen innerhalb von 20 Sek. ein!
Ein herbeigerufener Notarzt kann bei größeren verschluckten Ätzmittellösungen über eine Magensonde und angesetzte Spritze den Mageninhalt absaugen bzw. Granula herausspülen. Ein Erbrechen von konzentrierter Ätzmittellösung sollte verhindert werden, da die Speiseröhre empfindlich ist. Falls jedoch trotzdem ein Erbrechen eintritt, muß durch eine Kopftieflage des Patienten verhindert werden, daß Erbrochenes in die Luftröhre gelangt und zur Lungenentzündung führen kann.
Weiteres Vorgehen siehe Therapieschema Ätzmittelingestion. (S. 121)

E 6 Entgiftung fettlöslicher Gifte (Lösungsmittel)
Bei jedem Verdacht auf eine Vergiftung mit fettlöslichen geschluckten Giften sollte möglichst vor dem Erbrechen oder einer Magenspülung Kohle-Pulvis (G 25) eingegeben werden, da es fettlösliche Substanzen bindet.
Die gebundenen Gifte können somit nicht ins Blut gelangen und den Magen-Darm-Kanal rasch wieder verlassen.

E 7 Entgiftung von Tensiden
Nach Verschlucken sollte möglichst rasch als Entschäumer Kohle-Pulvis (G 25) getrunken werden. Dies verhindert, daß

17

Behandlung von Vergiftungen

Schaumblasen in die Lungen gelangen und ein toxisches Lungenödem hervorrufen können. Im Anschluß an die Gabe des Entschäumers kann z. B. eine Magenspülung durchgeführt werden. Früher wurde Silikon verwendet, das keine Vorteile gegenüber Medizinalkohle hat.

E 8 Magenspülung (Arzt)

Die sicherste und schonendste Art der Giftentfernung ist die Magenspülung. Da ein Arzt nur mit Unterstützung von 1 bis 2 Helfern eine Magenspülung durchführen kann, ist wichtig, daß diese vorher wissen, wie diese durchgeführt wird.

Angezeigt ist die Magenspülung bei allen lebensgefährlichen Giftmengen, auch nach vorausgegangenem Erbrechen sowie bei allen Bewußtlosen (nach Intubation) ohne Zeitgrenze.

Bei *Krämpfen* sollte vorher als krampflösendes Medikament 1 Amp. Diazepam i.v. (G 60) injiziert werden. Bewußtlose können vorher intubiert werden. Eine Atem- und Kreislaufinsuffizienz sollte vorher behandelt werden (C 1,3).

Vor jeder Magenspülung unbedingt Atropin (0,001 g i.v. oder i.m., G 6) injizieren zur Vermeidung eines vagalen Reflexes (Herz-, Atemstillstand). Bei Hypotonie vorherige Infusion eines Plasmaersatzpräparates (G 39), bei Azidose Infusion von Natriumbikarbonat (G 35). Asservierung der ersten Spülportion. Ca. 30 Liter Leitungswasser als Spülmittel. Instillation von Medizinalkohle (G 25) und Abführmittel (G 37).

E 9 Abführmittel

Initial sollte zur Kohle Natriumsulfat (2 Eßl. in Wasser aufgelöst, G 37) als Abführmittel gegeben werden. Im Gegensatz zu anderen pflanzlichen oder chemischen Abführmitteln ist Natriumsulfat bei jeder Vergiftung unschädlich und wird nicht an Kohle gebunden.

Darmeinlauf

Ca. 6 Std. nach dem Erbrechen bzw. der Magenspülung sollte ein hoher (1½ bis 2 l Wasser) Darmeinlauf durchgeführt werden, um Gifte, die bereits in den Darm gelangt sind, zu entfernen. Der Einlauf wird in Linksseitenlage begonnen und in Rechtsseitenlage beendet. Dem Wasser kann man Medizinalkohle (G 25) zusetzen. Bei negativem Ergebnis wird der Einlauf 6stündlich wiederholt.

Bei Giften mit schneller Darmpassage (Alkylphosphate) wird sofort begonnen.

E 10 Forcierte Abatmung über die Lunge

Voraussetzung
1. Vitaltherapie (z. B. Intubation Bewußtloser)
2. Entgiftung (z. B. Magenspülung, Kohlegabe)
3. Zusätzliche Entgiftung massiver Giftmengen über eine Dialyse (z. B. bei Tetrachlorkohlenstoff)
4. Ausgleich einer metabolischen Azidose und einer Hypovolämie
5. Nachweis des Giftes (z. B. mit Drägerschem Gaspürgerät) in toxischer Dosis in der Ausatemluft.

Durchführung

Bei Ansprechbaren werden über eine Nasensonde oder bei Bewußtlosen über einen Tubus, nach Messung des Atemminutenvolumens, 5% CO_2 zugeführt. Bei Bewußtlosen kann die Beatmung mit dem CO_2-O_2-Gemisch maschinell durchgeführt werden. Bei einer Neuroleptanalgesie wirkt CO_2 jedoch nicht mehr als Atemreiz.

Sofern es die Nierenfunktion erlaubt, werden die Patienten auf eine leichtgradige respiratorische Azidose mit arteriellen Kohlendioxidpartialdrucken bis 56 mmHg eingestellt.

6stündlich sollten der Säuren-Basen-Haushalt (art. Blutgase) und die Blutgerinnung (Quickwert) überwacht werden. Die forcierte Abatmung wird erst bei negativem Giftnachweis in der Ausatemluft beendet.

Behandlung von Vergiftungen

E 11 Forcierte (alkalisierende) Diurese
Indikation
Zu erwartende Organschädigung ohne Beschleunigung der Giftausscheidung.
Definition
Bei einem Urinvolumen unter 12 L pro 24 Stunden spricht man von einer verstärkten Flüssigkeitszufuhr, erst darüber kann man von einer forcierten Diurese sprechen, am zweckmäßigsten bezüglich Giftelimination und Elektrolytzufuhr ist ein Urinvolumen von 20 L pro 24 Stunden.
Durchführung
In der Regel kombiniert mit der Alkalisierung zum Schutz der gefährdeten Nierenfunktion im Schock und durch Giftwirkung. Wiederholte Bikarbonatzufuhr, bis der Urin-pH bei 7 bis 8 liegt. Bei einer massiven Überalkalisierung sind eine klinisch beherrschbare Atemdepression, eine intra-extrazelluläre Elektrolytverschiebung und eine leichte Hypoglykämie zu erwarten.

E 12 Peritonealdialyse
Indikation
- Forcierte Diurese zur Giftelimination nicht ausreichend oder zunehmende Verschlechterung des Krankheitsbildes trotz intensiver Therapie (wie forcierter Diurese).
- Undurchführbarkeit einer forcierten Diurese (z. B. bei Niereninsuffizienz).
- Undurchführbarkeit einer Hämodialyse-Hämoperfusion wegen eines Schocks, schlechter Gefäßverhältnisse, technischer-organisatorischer Schwierigkeiten oder Unmöglichkeit einer Heparinisierung.
- Massenvergiftungen, da auch unter primitiven Voraussetzungen möglich.

Kontraindikationen
- Verwachsungen nach Bauchoperationen
- Entzündliche Vorgänge im Bereich der Bauchorgane
- Schwerste Blutgerinnungsstörungen

Vorteile
1. Gerade zur Behandlung eines Schockzustandes geeignet (forcierte Diurese unmöglich, Dialyse beschränkt möglich), so daß nach Normalisierung des Kreislaufs eine Dialyse angeschlossen werden kann.
2. Geeignet zur Behandlung im Säuglingsalter.
3. Geringer technischer und personeller Aufwand.
4. Möglichkeit des Ausgleichs einer Hypothermie (z. B. bei Schlafmittelvergiftungen) und Störungen des Elektrolyt- und Säuren-Basen-Haushalts.
5. Schonende Giftelimination.

Nachteile
1. Langsame Giftelimination im Vergleich zur Dialyse.
2. Lange Behandlungsdauer (mindestens 4mal so lang wie mit der Dialyse).

E 13–E 14 Hämoperfusion – Hämodialyse
Bei Vergiftungen hat sich zur Giftelimination die Kombination von Hämodialyse und Hämoperfusion oft bewährt, da einerseits mit alleiniger Hämoperfusion kein genügender Elektrolyt-, Säuren-Basen-Haushalt-Ausgleich oder Volumenauffüllung zur Therapie eines Schocks möglich ist und andererseits die Hämoperfusion die Entgiftung bei vielen Giften sehr beschleunigt.

Indikation
1. Potentiell letale aufgenommene Giftmenge eines dialysablen Giftes
2. Bei gefährlichen Giftkonzentrationen Ineffizienz anderer Gifteliminationsmaßnahmen (z. B. forcierte Diurese) oder Auftreten schwerer Begleiterkrankungen (wie Pneumonie).
3. Wenn durch nephrotoxische Substanzen ein Nierenversagen eingetreten ist (z. B. Tetrachlorkohlenstoff).

Voraussetzungen
1. Das Gift muß bekannt sein.

Behandlung von Vergiftungen

2. Das Gift muß dialysabel sein.
3. Zu Beginn der Dialyse soll eine gefährliche Blutkonzentration vorliegen, bei der durch die Dialyse ein signifikanter Abfall zu erwarten ist.
4. Es müssen geeignete Gefäßverhältnisse für eine Punktion bzw. einen Shunt vorliegen.
5. Es dürfen keine erheblichen Blutgerinnungsstörungen (Thrombozytopenie, Verbrauchskoagulopathie) vorliegen.

Bevorzugung der Hämodialyse bei:
1. Elektrolytentgleisung
2. Ausgeprägter Azidose
3. Hypothermie
4. Gerinnungsstörungen
5. Akutem Nierenversagen

F Fürsorge für den Patienten

F 1 Grund- und Begleitkrankheiten

Grunderkrankungen (tägliche Medikamente?) eruieren. Begleitkrankheiten, Komplikationen (falsche Laientherapie?). Spätfolgen?

F 2 Selbstmörder

Vergiftete, bei denen Verdacht auf Selbstmordabsichten besteht, ununterbrochen durch eine befähigte Aufsichtsperson beobachten lassen. Allen weiteren Möglichkeiten eines Selbstmords vorbeugen. Obligatorische Vorstellung beim Psychiater.

Suizidrisiko

Haben Sie in letzter Zeit daran denken müssen, sich das Leben zu nehmen?	ja
Häufig	ja
Haben Sie auch daran denken müssen, ohne es zu wollen?	ja
Haben sich Selbstmordgedanken aufgedrängt?	ja
Haben Sie konkrete Ideen, wie Sie es machen wollen?	ja
Haben Sie Vorbereitungen getroffen?	ja
Haben Sie schon mit jemanden über Ihre Selbstmordabsichten gesprochen?	ja
Haben Sie einmal einen Selbstmordversuch unternommen?	ja
Hat sich in Ihrer Familie oder Ihrem Freundes- und Bekanntenkreis schon jemand das Leben genommen?	ja
Halten Sie Ihre Situation für aussichts- und hoffnungslos?	ja
Fällt es Ihnen schwer, an etwas anderes als an Ihre Probleme zu denken?	ja
Haben Sie in letzter Zeit weniger Kontakte zu Ihren Verwandten, Bekannten und Freunden?	ja
Haben Sie noch Interesse daran, was in Ihrem Beruf und in Ihrer Umgebung vorgeht? Interessieren Sie noch Ihre Hobbies?	nein
Haben Sie jemand, mit dem Sie offen und vertraulich über Ihre Probleme sprechen können?	nein
Wohnen Sie in Ihrer Wohnung, in einer Wohngemeinschaft mit Familienmitgliedern oder Bekannten?	nein
Fühlen Sie sich unter starken familiären oder beruflichen Verpflichtungen stehend?	nein
Fühlen Sie sich in Ihrer religiösen bzw. weltanschaulichen Gemeinschaft verwurzelt?	nein
Anzahl entsprechend beantworteter Fragen	☐

F 3 Warnung vor Gift

Verhindern, daß noch weitere Menschen mit dem Gift in Berührung kommen. Warnschilder aufstellen, Neugierige fernhalten und das Gift so schnell wie möglich unschädlich machen. Mitvergiftete ermitteln. Evtl. Polizei, Gesundheitsbehörde (Lebensmittel, Infektion) und Umweltschutzamt (Innenministerium) verständigen.

Behandlung von Vergiftungen

BG-Meldung bei gewerblichen Vergiftungen.

F 4 Giftbeseitigung
Sofort geeignete Maßnahmen zur Giftbeseitigung ergreifen. Rechtzeitige Erkundigung zur Frage der Grundwasserverunreinigung. Auf Ausbreitung einer Giftgaswolke achten. Anforderung technischer Hilfe (Feuerwehr, Technisches Hilfswerk).

F 5 Spätschäden
Nachkontrolle der Leberwerte (Cholinesterase, Gamma GT, GPT, Quickwert, Blutgerinnungsfaktoren), der Nierenwerte (Kreatinin, Harnstoff, Kalium, Natrium, Phosphor), des Blutbildes, der Lungenfunktion, des Röntgenbildes und des EEG's bei ZNS-Schäden drei bzw. 10 Tage nach einer Vergiftung.

F 6 Karzinogen-Mutagen
Jeder Kontakt mit diesen Substanzen sollte eigentlich vermieden werden. Nach Verschlucken sofort Medizinalkohle (G 25), nach Hautkontakt sofort PEG 400 (G 33), Haut und Augen spülen. Spätkontrollen der gefährdeten Organe nach Jahren bzw. Jahrzehnten.
Jeder Unfall mit diesen Substanzen muß wegen evtl. Spätschäden an die zuständige Berufsgenossenschaft schriftlich gemeldet werden.

F 7 Vorsorgemaßnahmen vor möglichen Unfällen
1. Aufhängen von Fluchthauben (Paratmask)
2. Bereitstellen von Hautentgiftungsmitteln (PEG 400, G 33)
3. Bereitstellen von Augenspülflaschen (G 23)

4. Bereitstellen der erforderlichen Gegengifte am Arbeitsplatz z. B. Dexamethason-Spray (G 7) – eingeatmete Gifte, Medizinalkohle (G 25) – verschluckte Gifte, DMPS (G 63) – Schwermetalle usw.

F 8 Notarzt-Indikationen
1. Atemstörung
Blaufärbung der Haut, ungleichmäßige Atmung
2. Bewußtlosigkeit, nicht erweckbar auf starke äußere Reize
3. Schocksymptomatik, Blutdruckabfall, sehr schneller Puls
4. Eingeklemmte oder verschüttete Personen, Absturz aus großer Höhe
5. Unfälle mit erkennbaren Schwerletzten oder mit mehr als zwei verletzten Personen
   - offene Körperhöhlenverletzungen (Schädel, Brustkorb, Bauchraum)
   - Bruch des Oberschenkels, des Beckens, der Wirbelsäule, des Brustkorbes und alle offenen Frakturen
   - Schuß-, Stich- und Hiebverletzungen
6. Starke Blutungen (Wunden, Magen-Darmtrakt, Genitalorgane)
7. Vergiftungen
8. Verbrennungen oder Verätzungen größeren Ausmaßes
9. Elektrounfälle einschließlich Blitzschlag
10. Begründeter Verdacht einer anderweitigen Lebensbedrohung
11. Ertrinkungsunfälle

F 9 Großeinsätze
1. Das ersteintreffende Fahrzeug gibt sofort nach Lageerkundung einen umfassenden Bericht (Schadensereignis – ca. Anzahl der verletzten/gefährdeten Personen – Zusatzgefahren und Anfahrtswege) an die Rettungsleitstelle ab und

Behandlung von Vergiftungen

übernimmt bis zum Eintreffen des Einsatzleiters dessen Funktion, wobei auf folgendes zu achten ist:
1. Aufstellung der Rettungsmittel so, daß
- eine ständige Ausweichmöglichkeit nach zwei Seiten offenbleibt, d. h. Sicherung von Abfahrts- bzw. Fluchtwegen, damit
- die eigene Gefährdung auf ein Minimum reduziert wird (Windrichtung bei Schadstoffen beachten/erweiterter Abstand bei Explosionsgefahr usw.)
- je nach Lage des Einsatzortes ein Eingreifen von zwei verschiedenen Seiten möglich ist = Flexibilität erhalten
- andere eingesetzte Kräfte der Feuerwehren/THW und sonstige nicht behindert werden, wobei jedoch der eigene Freiraum nicht mehr als unvermeidbar eingeschränkt werden darf
- alle Fahrzeuge grundsätzlich besetzt bleiben und über Funk erreichbar sind, soweit nicht Gegenteiliges angeordnet wird
- alle Punkte haben die einzelnen Fahrzeugbesatzungen auch dann zu beachten, wenn kein Führungsfahrzeug vor Ort ist.
2. Nach Eintreffen des Einsatzleiters
- übergibt die Erstbesatzung die Lage und wird je nach Ereignis als Abschnittsleiter eingesetzt bzw. in den übrigen Rettungsdienst eingegliedert,
- melden sich die eintreffenden Kräfte dort an und – soweit die Möglichkeit besteht – auch wieder ab.
- Weisungen des Einsatzleiters sind unverzüglich umzusetzen, sollten dabei unterschiedliche Auffassungen über den Sinn der Maßnahmen bestehen, werden diese keinesfalls vor Ort besprochen.
- Sollten Anweisungen von anderen Kräften (Feuerwehr/Polizei usw.) an Rettungsdienst gegeben werden, sind die Anweisenden an den Einsatzleiter zu verweisen (Ausnahme: Gefahr in Verzug).
- Fragen von Außenstehenden (Pressevertretern) sind an den Einsatzleiter zu verweisen.

G Gegengifte und Therapeutika

	Medikament	Dosierung	Indikation
G 1	Biperiden (Akineton, Knoll) 5 mg/1 ml	1 bis 2 Amp. langsam i.v.	Dyskinesien bei Phenothiazinen, Butyrophenonen, Nicotin u. a.
G 2	Orciprenalin (Alupent, Boehringer Ing.) Amp. 0,5 mg/1 ml	1 bis 2 Amp. langsam i.v. Kinder: 0,1–0,5 mg/kg	Bradykardie, Herzstillstand, Digitalis, Asthma
G 3	Berliner Blau (Antidotum Thallii, Heyl) Kaps. 0,5 g	6 × 0,5 g sofort (in Magenspülwasser), dann 6 × 1 bis 2 Kaps./Tag, maximal 2 Kapseln zweistündlich, Säuglinge ⅓, Kinder die Hälfte. Unterbricht den enterohepatischen Kreislauf	Thallium, radioaktives Caesium (134 und 137)
G 4	Doxepin (Aponal, Galenus) Amp. 25 mg 2 ml, Drg. 50 mg	50 mg oral oder 2 Amp. i.m. Bei Überdosierung Physostigmin	Erregungszustände, Horrortrip, Angstzustände, Drogenentzug, Allergie
G 6	Atropinsulfat (Atropinum sulfuricum) 1. 0,5 mg/1 ml 2. 10/100 ml 1%ige Lösung (Köhler-Chemie) 1 ml = 10 mg	Erwachsene 1,0 mg i.m. (oder i.v.) Säuglinge 0,2 mg Kinder 0,4–0,6 mg i.m. (oder i.v.) 0,01–0,02 mg/kg Sofort bis zum Verschwinden der engen Pupillen, Speichelfluß und langsamem Puls. 2–5–10–1000 mg. i.v. Wiederholung bei Wiederauftreten der Symptomatik (z. B. nach 10 Min.). Bei Herzstillstand 50 mg wiederholt zentral i.v. bzw. intrakardial. Nach 3 bis 5 Tagen hochdosierte Therapie abrupt absetzen. Bei Bedarf 1 mg weiter geben. Bei falscher Indikation Antidot Physostigmin	1. Prämedikation vor Intubation und Magenspülung, Digitalis (Bradykardie), löst Darmkrämpfe 2. Alkylphosphate wie E 605, Phosphorsäureester (= Acetylcholinesterasehemmer), Carbamate
G 7	Dexamethasonspray (Auxiloson Dosier-Aerosol, Thomae) 10,5 = 150 Hübe 1 Hub 0,125 mg	5 Hübe alle 10 Min., 2 bis 5 Std. lang bis zum Verschwinden der Beschwerden, lokales Antiphlogistikum	Lungenreizstoffvergiftung, Lungenödem, Glottisödem, Laugen-, Säurenverätzung im Mund

Gegengifte und Therapeutika

	Medikament	Dosierung	Indikation
G 9	Botulismus-Antitoxin Behring 50 ml Typ A, B, E	Bei Verdacht sofort 50–200 ml i.v. nach konjunktivaler Allergietestung, vorher Blutentnahme zum Toxinnachweis	Fleisch-, Fisch-, Konservenvergiftung
G 10	Calciumgluconat Amp. 10 ml 10%	10 ml wiederholt i.v. oder s.c. (bei Fluor), bei Verätzungen von Fingern sehr langsam intraarteriell! Kinder: 0,4 mg/kg i.v.	Allergie, Oxalsäure, Fluor (Magenspülung, örtlich und i.v.) Lungenödem, Oxalsäure, Fluor
	Pulver	40 g zur Magenspülung (instillieren)	
G 11	Na-Ca-Edetat (Calciumedetat; Hausmann/ Heyl) 0,1/5 ml 20%ige Chelatbildner	max. 20 mg/kg KG i. v.: 0,1 ml der 20%igen Lösung/kg/ Tag in 10 ml/kg/Tag Glukoselösung, 3 Tage Therapie, 3 Tage Pause, bis 5 Serien. Nicht bei Digitalisierten! Auch orale Anwendung nach Ingestion möglich. Kontraindiziert bei Niereninsuffizienz (Nephrose der Tubuluszellen mit Anurie)	Blei, Chrom, Eisen, Kobalt, Nickel, Kupfer, Uran, Vanadium, Zink. Plutonium, Thorium. Vorsicht bei Cadmium, Quecksilber, Selen. Nicht bei: Beryllium.
G 13	Chibro-Kerakain Augen-Lokalanästhetikum (2-Diethylaminoethyl-3-Amino- 4-propoxybenzoesäure-HCl, 0,5% Chibret) 10 ml Tropfflasche	1–2 Tropfen zur örtlichen Betäubung in jedes Auge vor Spülung (mit Leitungswasser oder Isogutt-Spülbeutel) Augenklappe, Augenarzt!	Schmerzen bei Verätzungen und Fremdkörper im Auge
G 14	Ca-Trinatriumpentat, DTPA (Ditripentat-Heyl) Amp. 1 g/5 ml	1 Amp. verdünnt langsam (10 Min.) i.v., Wiederholung nach 6 Std., dann 2 × tgl. je 1 Amp. im Dauertropf in 500 ml NaCl 0,9% nach 6 Tagen. 3 Tage Pause. Nebenwirkungen: Fieber, Durst, En- und Exanthem, Thrombozytopenie, Myalgien, Parästhesien, Nierentubulusschädigungen. Nicht bei Niereninsuffizienz, Schwangerschaft	Eisen akut, Cadmium, Chrom, Mangan, Zink, radioaktive Isotope (Scandium, Ruthenium, Indium, Lanthanide, Thorium, Uran, Neptunium, Plutonium, Yttrium)

Gegengifte und Therapeutika

	Medikament	Dosierung	Indikation
G 16	Desferrioxamin (Desferal, CIBA) Amp. 500 mg/5 ml Aqua bidest.	1. 5–10 g in Wasser gelöst schlucken 2. 1–2 g in 500–1000 ml Laevulose in 24 Std. i.v. (max. 16 mg/kg/Std.) Blutdruckabfall, nicht in der Schwangerschaft	Aluminium, Eisen, akut
G 17	4-DMAP, Dimethylaminophenol (4-DMAP Köhler), 300 mg/5 ml in Fertigspritze	Bei Verdacht sofort 250 mg (3 mg/kg) i.v., bei Blausäure in Brandgasen halbe Dosierung! Dann **G 38**	Blausäure, Cyanide, Nitrile, Schwefelwasserstoff, Azide, Brandgase
G 18	Morphin (Morphin HCl, Thilo) Amp. 20 mg/1 ml oder Tramadol (Tramal, Grünenthal) 1 ml/50 mg	10–20 mg i.v., i.m. oder s.c. Antidot G 32, Betäubungsmittel 50–100 mg i.v., i.m. oder s.c.; als Betäubungsmittelersatz	Starke Schmerzen, Verätzungen
G 19	Dopamin (Giulini) 50 mg/5 ml	50 mg in 500 ml Laevulose (4 mg/ min/kg ≙ 2,4 ml × kg KG ≙ bei 50 kg 40 Tr/Min.)	Schock, cardiogen
G 20	Theophyllin (Euphyllin, Byk Gulden) Theophyllin 250 mg/10 m (Fertigspritze, Int. Medik. Syst., 6092 Kelsterbach)	1 Amp. langsam (5 Min.) i.v., nicht unter 3 Jahren	Spastische Dyspnoe, Asthma bronch.
G 21	Folsäure (Folsan, Kali) Amp. 15 mg/1 ml	zweistündlich 1 Amp. i.m., i.v. (max. 10 mg/kg i.v.) Beschleunigung der Ameisensäureelimination	Methylalkohol (Methanol)
G 23	Isogutt Augen-Spülbeutel Phosphatpuffer-Auge (Dr. Winzer) Natriumdihydrogenphosphat, Natriummonohydrogenphosphat) 250 ml	Nach örtlicher Betäubung (G 13) Spülung des Auges und der Bindehaut	Säure-, Laugen-, Kalk- und Farbstoffspritzer ins Auge
G 24	Kaliumpermanganat (einige Kristalle in 1 l Wasser frisch gelöst)	Oxidationsmittel, blaustichiges Weinrot = 0,05–0,1%ige Lösung zur Magenspülung (50 ml belassen), Ungelöste Kristalle ätzen	Alkaloide, Blausäure, Glykole

Gegengifte und Therapeutika

	Medikament	Dosierung	Indikation
G 25	Kohle (Kohle-Pulvis, Dr. Köhler Chemie, 10 g Becher), (Caesar u. Loretz, Hilden, 1 kg)	Becher mit Wasser füllen, schütteln, trinken bzw. nach der Magenspülung instillieren. Anfangs in Kombination mit G 37	alle geschluckten Gifte, Ulcusprophylaxe, Pankreatitis-, Ileusprophylaxe
G 26	Vitamin K, Phytomenadion (Konakion, Roche) Amp. 1 mg/0,5 ml, 10 mg/1 ml	Inhalt einer Ampulle trinken lassen; bei i.v. Anwendung Schockgefahr! PPSB-Konzentrat bei Blutungen	Cumarine, Blutungsneigung durch Prothrombinmangel (Tetrachlorkohlenstoff, Knollenblätterpilz)
G 27	Lactulose (Bifiteral/ Thomae) 200 ml/125 g	3–5 × 1 Eßl. als Laxans und zur Ammoniakreduktion im Darm	Leberschädigende Gifte, erzeugt Durchfall, Salmonellose und andere Darminfekte
G 28	Metildigoxin (Lanitop, Boehringer) Herzinsuffizienz, z. B. beim toxischen Lungenödem, Amp. 0,2 mg/2 ml	3 × 1 Amp. über 2 bis 4 Tage i.v. zur schnellen Sättigung, rascher Wirkungseintritt (1 bis 4 min)	Herzschwäche
G 30	Furosemid (Lasix, Hoechst) Amp. 20 mg/1 ml	1–2 Amp. i.v. evtl. wiederholt	Lungenödem, forcierte Diurese
G 31	Flumetason (Locacorten Schaum, Ciba) Spray 4 mg/20 ml	mehrmals täglich auftragen, nicht ins Auge	Verätzungen (Verbrennungen) durch Chemikalien
G 32	Naloxon (Narcanti, Winthrop) Amp. 0,4 mg/1 ml	0,4–0,8 mg i.v., i.m., s.c. Kinder: 0,01 mg/kg Körpergewicht. Kann bei Opiatabhängigen Entzugserscheinungen auslösen	Morphium, Opiate, Pentazocin

Gegengifte und Therapeutika

	Medikament	Dosierung	Indikation
G 33	PEG 400 (Polyethylenglycol, Lutrol E 400, BASF; Roticlean, Roth)	Haut mit PEG 400 getränktem Lappen abwaschen, anschließend Wasser und Seife. – 100 ml initial 1,5 mg/kg Körpergewicht zur Magenspülung (eventuell wiederholt) instillieren, dann Magen von außen massieren, mit Wasser herausspülen, Kohle-Natriumsulfat-Instillation. Vorher Asservatabnahme, da Giftnachweis gestört werden kann	Hautreinigung von fettlöslichen Stoffen, zur Magenspülung verwenden (carbromalhaltige Schlafmittel)
G 34	D-Penicillamin (Metalcaptase, Heyl) Kaps. 0,15 g, Tabl. 0,3 g, Amp. 1 g	3 × 300 mg schlucken lassen, 10 Tage lang oder 1 g i.v. (Vitamin B_6-Gabe!) Granulo-Thrombozytopenie, schwere Niereninsuffizienz, Penicillin-Unverträglichkeit, Säuglinge 1/6, Kleinkinder 1/3 der Dosis	Blei, Gold, Kobalt, Kupfer, Quecksilber, Zink
G 35	Natriumbicarbonat (Salvia, Boehringer-Mannheim), 20 ml, 250 ml 8,4%ig	Zum Abwaschen der Haut, Magenspülung 1:3 verdünnt, als Infusion i. v. bis Urin pH bei 7–8, entsprechend Blutgaswerten ml (Defizit molares $NaHCO_3$) = negativer Basenüberschuß × 0,3 × kg KG oder: 6 ml (= mval) × 0,3 × kg KG: erhöht pH um 0,1, Kinder 2 mval/kg KG. Bei Überkalisierung Atemdepression. Urin-pH soll bei forcierter Diurese (Barbiturat-, Salizylatvergiftung) bei 7–8 liegen (Blutgase, beatmen)	Acidose, Methanol, Barbitursäure, Aldehyde, Alkylphosphate, Chlorate, Salicylsäure
G 36	Natriumchlorid (Kochsalzlösung physiol.) 10 ml 0,9%, Kaps. à 0,5 g	Nicht zum Erbrechen bei Kindern (E 3) 3 × 1 Kaps./Tag oral	zum Verdünnen von Injektionslösungen, Bromismus
G 37	Natriumsulfat (Glaubersalz)	2 Eßl. Erwachsene 1 Eßl. Kinder, 1 Teel. Säuglinge in Wasser gelöst (hypertone Lösung)	Abführmittel in Verbindung mit Kohle

Gegengifte und Therapeutika

	Medikament	Dosierung	Indikation
G 38	Natriumthiosulfat (Köhler) Amp. 20 ml, 1000 ml, 10%ig	10–60–100 ml u.v., Wiederholung bis 4stdl. (bis 500 mg/kg i.v.) Magenspülung mit 1%iger Lösung	Blausäure, Cyanid, Thallium, Jod (geschluckt), Alkylantien (Lost), Brandgase, blausäurehaltig
G 39	Plasmaersatz (Gelatine), Gelafundin, Braun-Melsungen 500 ml oder Humanalbumin (5%–20%, Hoechst)	Anfangs als Schnellinfusion, später im Bypass, um Blutdruck auf etwa 110 mmHg zu halten. Bei Vergiftungen den Dextranpräparaten vorzuziehen, da es den Harnfluß fördert	Blutdruckabfall, Schock
G 40	Pyridoxin (Benadon, Roche) Amp. 2 ml/300 mg	5 g initial i.v. bis zum Sistieren der Krämpfe bzw. pro Gramm INH 1 g Pyridoxin	INH, Crimidin
G 42	Metamizol (Novalgin, Hoechst) Amp. 2500 mg/5 ml, Trpf. 500 mg/1 ml	1 Amp. langsam (5 Min.) i.v. oder 10–20 Tropfen schlucken lassen. Nicht nach Phenothiazinen, Atropin bei Bradykardie	Fieber (Metalldampf), Schmerzen
G 44	Elektrolytkonzentrate (Oralpädon, Fresenius) 10 Brausetabletten	Säuglinge 1 T., Kinder 2 T., Erwachsene 4 T. pro Tag in 100 ml Wasser aufgelöst trinken lassen	Antibabypille, Lebensmittel, Schwermetalle, Brechdurchfälle
	oder (Liquisorb, Pfrimmer) Btl. à 25 g	1 Btl. auf 1 L = 1/6 isoton, 3 Btl. auf 1 L = 1/2 isoton, 4 Btl. auf 1 L = 2/3 isoton, 20 mval Na, 3 mval K, 1 mval Mg_2, 1 mval Ca, 13,5 mval KCl	
G 46	Thiopental (Lentia, Hormonchemie) Amp. 1 g	Atemstillstand bei schneller Injektion, Gewebsnekrose bei paravenöser Injektion	Narkose, Krämpfe
G 47	Glukagon (Inj. Fl. 1 mg; Lilly)	0,5–1 mg i.v. oder i.m., 1–2mal wiederholen	Betablocker

Gegengifte und Therapeutika

	Medikament	Dosierung	Indikation
G 48	Physostigmin (Anticholium, Köhler) Amp. 2 mg/5 mg	Erwachsene 2 mg i.v. oder i.m., Kinder 0,5 mg i.v. oder i.m. 0,02–0,06 mg/kg Körpergewicht i.v. oder i.m. bei Bedarf 1-, 2-, 4- oder 8stündlich wiederholen, Antidot Atropin (in halber Dosierung) z. B. 1 mg i.v. Hypersalivation, Schwitzen, Defäkation, Miktion, Überleitungsstörungen, Bradykardien	Atropin, atropinhaltige Pflanzen, tricyclische Antidepressiva, Phenothiazine, Psychokampfstoffe, Alkohol
G 49	Triflupromazin (Psyquil, Heyden) Amp. 10 mg/1 ml	1 Amp. i.v. oder i.m. (Antidot Physostigmin)	Erbrechen bei Nahrungsmittel-, Lösungsmittelvergiftung
G 51	Schlangengift-Immunserum, Butantan, Behring, 2–5 ml Amp., Skorpion-Immun-Serum	Nach Allergietestung (Tränensack oder Haut) Infusion oder im Notfall i.m.	Bißverletzung durch Giftschlangen, Giftspinnen und Skorpione
G 52	Nitroglycerin (Nitrolingual-Spray, 0,4 mg, Pohl)	1–2 Hübe auf die Zunge, Wiederholung, nicht bei Hypotonie!	Hypertonie, Lungenödem, Ang. pect., Ergotismus, Gefäßkrämpfe
G 53	Cortison (Fortecortin, Merck) 5 ml–40 mg Fertigspritze	40 mg i.v., Wiederholung	Allergie, Lungenödem, Reizgase, Schlangen, Insekten, anaphylaktischer Schock, Hirnödem bei giftfreien Patienten
G 54	Suxamethonium (Succinyl Asta) 1%ig 10 ml (1 ml = 10 mg) 100 mg	50–100 mg i.v., dann Intubation und künstliche Beatmung, später 2,5 mg/min, Dauertropf, Antidot Physostigmin, Depolarisierendes Muskelrelaxans	Glottiskrampf, Phosphorsäureester-Krämpfe, Strychnin, Methaqualon
G 56	Adrenalin (Suprarenin, Hoechst) 1 mg/1 ml, Fertigspritze (IMS, Kelsterbach)	Nur, falls keine Intensivmedizin möglich: 0,25–1,0 mg auf 10 ml isotone NaCl-Lösung langsam i.v. (0,5–0,1 mg/kg KG) oder in den Tubus, dann Plasmaexpander (G 39), Cortison (G 53)	Anaphylaktischer Schock

Gegengifte und Therapeutika

	Medikament	Dosierung	Indikation
G 57	Toluidinblau (Köhler) Amp. 10 ml 3%ig	2 mg/kg KG z. B. 5 ml i.v. (Seit 1. 11. 83 3%ig, vorher 4%ig!)	Methämoglobinbildner (Anilin, Nitrate, Nitrite, Chromate, Nitrobenzol)
G 58	Heparin (Liquemin, Roche) 25 000 E/5 ml	5000 E initial i.v., dann 1500 E/h	
G 59	Obidoxim (Toxogonin, Merck) Amp. 250 mg/1 ml	wichtiger Atropin G 6! 1 Amp. i.v. 2 × Wiederholung nach je 2 Std., nicht 6 Std. nach Vergiftung, Kinder: 4–8 mg/kg KG	Alkylphosphate (Phosphorsäureester wie E 605) nicht bei Carbamaten
G 60	Diazepam (Valium, Roche) Tabl. 10 mg, Amp. 10 mg/2 ml	10–20 mg geschluckt, i.v. oder i.m.	Krämpfe, Erregung
G 61	Lidocain, Injektionslösung, (2%, Braun) Fertigspritze (IMS, Kelsterbach) Amp. 50 mg/5 ml 2%ig	1 Amp. i.v. oder i.m. Bei Flußsäure mit Calciumglukonat (G 10) Unterspritzung in einer Mischspritze 1:2, jeweils bei Schmerzen	Kammerflimmern, ventric. Extrasystolen, zur örtlichen Betäubung (Flußsäure)
G 62	Paromomycin (Humatin, Parke-Davis) 16 Kaps. à 0,25 g	50–100 mg/kg/Tag z. B. 2–4stdl., 2 Kapseln schlucken oder in Magensonde	Leberschutztherapie (Darmsterilisierung) bei Lebergiften wie Phosphor, Tetrachlorkohlenstoff u. ä., Leberkoma
G 63	DMPS (Dimaval, Heyl) 20 Kaps. à 0,1 g, Amp. 250 mg/5 ml	2–3 mg/kg i.v. oder oral, 4stdl. am 1. u. 2. Tag, ab 3. Tag 4 × tägl.	Antimon, Arsen, Gold, Nickel, Quecksilber (anorgan. und organisch!), Wismut, Chrom, Kobalt, Mangan, Cadmium, Loste (prophylaktisch)
G 64	Alkohol, Ethanol 96%, steril 50 ml	Sofort 50 ml oral oder in einer Infusion, dann 0,1 mg/kg KG pro Stunde infundieren; Kontrolle in der Ausatemluft (0,5–0,8‰) Alkohol	Methanol, Glykole
G 66	Antithrombin III (AT III, Behring) Amp. 250 E, Trockensubst.	500 E initial 250 E 4stdl. solange bis AT III-Aktivität 80% erreicht hat, dann weiter Heparinisierung	Verbrauchskoagulopathie im Schock nach Lebergiften wie Tetrachlorkohlenstoff, Knollenblätterpilz u. ä.

Gegengifte und Therapeutika

	Medikament	Dosierung	Indikation
G 69	Clomethiazol (Distraneurin, Stern) Infusion 500 ml, 0,8%ig. Nicht oral!	Initial 100–500 ml/Std., bis Patient ruhig, dann soviel infundieren, daß Patient jederzeit erweckbar ist. Am nächsten Tag mindestens soviel wie am Vortag. Gefahr der Atemlähmung und des Schocks, Intensivstationsbehandlung, 2–3mal 0,25–0,5 mg Atropin täglich dazugeben zur Behebung vagotoner und bronchialsekretorischer Nebenwirkungen	Entzugsdelir, Sedierung von Beatmungspatienten
G 70	HES 10% (500 ml, Fresenius)	500 ml in 6 Std., 2–4mal tägl.	Hirnödem, toxisches
G 71	Phenytoin (Phenhydan/ Desitin) Amp. 5 ml/250 mg	½–1 Amp. langsam i.v., Wiederholung bei Bedarf. Nicht bei av-Block!	Herzrhythmusstörungen bei Digitalisintoxikation, Krämpfe
G 73	Protamin (Protamin, Roche) Amp. 1000 oder 5000/5 ml	1 E i.v. neutralisiert die zehnfache Menge Heparineinheiten. Nebenwirkungen: Wärmegefühl, Blutdruckabfall, Bradykardie, Atemnot	Heparin
G 74	Acetylcystein (Fluimucil, Inpharzam) Amp. à 300 mg	150 mg/kg KG in 200 ml Glukose initial innerhalb 15 Minuten, dann 50 mg/kg KG in 500 ml Glukose in vier Stunden, dann 100 mg/kg KG in 1000 ml Glukose in den folgenden 16 Stunden infundieren	Paracetamol
G 75	Tetanusprophylaxe (Tetanol, Tetagam, Behringwerke)	Amp. 0,5 ml Tetanol i.m., bei nicht Immunisierten dazu 1 ml (250 IE) Tetagam i.m.	Verletzung der Haut (Verätzung, Verbrennung, Tiere)
G 76	Glukose (Glucosteril-Traubenzuckerlösung 50% 100 ml, Fresenius) Glukose 50%, 50 ml, Fertigspr. (IMS, Kelsterbach)	100 ml 50% i.v., Wiederholung entsprechend Blutzuckerwerten Kinder: 1–2 g kg KG i.v.	Antidiabetika, Insulin

Gegengifte und Therapeutika

Medikament	Dosierung	Indikation
G 77 Silibinin (SIL. Madaus) Amp. à 200 mg	20 mg/kg KG pro Tag in 5% Lösung infundieren, insges. 120 Amp.; Erfolg nicht gesichert	Knollenblätterpilzvergiftung
G 78 Disulfiram (Antabus, Tosse) Tabl. à 0,5 g	Bei negativem Alkoholtest 1–2× wöchentlich 3 Tabl. vor den Augen des Arztes	Entwöhnung Alkoholkranker
G 80 Digitalis-Antitoxin (Digitalis-Antidot BM, Fa. Boehringer-Mannheim) Amp. à 80 mg	1 Std. 160 mg, dann 4 Stdn. je 80 mg, 80 mg binden 1 mg Digoxin oder Digitoxin = 1 ng Digoxin = 10 ng Digitoxin im Serum	Digoxin, Digitoxin
G 81 Flumazenil (Anexate, Roche) Amp. 1 mg/10 ml; 0,5 mg/5 ml	0,02–0,05 mg/kg KG i.v., Wiederholung nach ca. 60 Min., Imidazobenzodiazepin	Benzodiazepine
G 82 Diurese-Lösung (Perflux, Hormon Chemie) Infus. fl. 1000 ml	12 l pro 24 Std.	Forcierte Diurese
G 83 Kaliumiodid (Cascan, Kaliumjodatum) Tabl. à 0,1 g	Erw. initial 2, dann 8stdl. 1 Tabl., Kinder initial ½, dann 8stdl. ½ Tabl., Jgl. initial ½, dann tgl. ¼ Tabl.	Radioaktives Jod

… Gegengifte und Therapeutika

Handelsnamen und Generic Names der in der Gegengifttabelle aufgeführten Substanzen

Handelspräparate

Akineton G 1
Alupent G 2
Allexate G 81
Antabus
Antidotum Thallii Heyl G 3
Aponal G 4
Auxiloson Dosier-Aerosol G 7
Benadon G 40
Chibro-Kerakain G 13
Desferal G 16
Dimaval G 63
Distraneurin G 69
Ditripentat G 14
Euphyllin G 20
Fluimucil G 74
Fortecortin G 53
Folsan G 21
Furosemid G 30
Gelafundin G 39
Humatin G 62
Isogutt Augen-Spülflasche G 23
Kalium Jodatum G 83
Kohle-Pulvis G 25
Konakion G 26
Laevilac G 27
Lanitop G 28
Lasix G 30
Liquemin G 58
Liquisorb G 44

Locacorten Schaum G 31
Lutrol G 33
Metalcaptase G 34
Morphin HCL G 18
Narcanti G 32
Nitrolingual Spray G 52
Novalgin G 42
Oralpädon G 44
Perflux G 82
Phenhydan G 71
Protamin G 73
Psyquil G 49
Roticlean G 33
SIL G 77
Sorbisterit-Ca G 12
Succinyl Asta G 54
Suprarenin G 56
Toxogonin G 59
Tramal G 18
Xylocain 2% G 61

Generic Names

N-Acetylcystein G 74
Adrenalin G 56
Alkohol G 64
Antithrombin III G 66
Atropin (sulfat) G 6
Berliner Blau G 3
Biperidin G 1

33

Gegengifte und Therapeutika

Botulismus-Serum   G 9
Ca-Trinatriumpentat   G 14
Calciumgluconat   G 10
Calciummedetat   G 11
Clomethiazol   G 69
Diureselösung   G 82
Desferoxamin   G 16
Dexamethason   G 7, 53
Dextran   G 70
Diazepam   G 60
Digitalis-Antidot BM   G 80
Dimethylaminophenol   G 17
Disulfiram   G 78
4-DMAP   G 17
DMPS   G 63
Dopamin   G 19
Doxepin   G 4
E-PEG 400   G 33
Flumazenil   G 81
Flumetason   G 31
Folsäure   G 21
Furosemid   G 30
Glukagon   G 47
Glukose   G 76
Heparin   G 58
Kaliumjodid   G 83
Kaliumpermanganat   G 24
Lactulose   G 27
Lidocain   G 61
Medizinalkohle   G 25

Metamizol   G 42
Metildigoxin   G 28
Morphin   G 18
Naloxon   G 32
Natriumbicarbonat   G 35
Natriumchlorid   G 36
Natriumsulfat   G 37
Natriumthiosulfat   G 38
Nitroglycin   G 52
Obidoxim   G 59
Orciprenalin   G 2
Paromomycin   G 62
D-Penicillamin   G 34
Phenytoin   G 71
Physostigmin (salicylat)   G 48
Phytomenadion   G 26
Plasmaexpander   G 39
PPSB   G 26
Pyridoxin   G 40
Schlangengiftserum   G 51
Silibinin   G 77
Suxamethonium   G 54
Tetanusprophylaxe   G 75
Theophyllin   G 20
Thiopental   G 46
Toluidinblau   G 57
Tramadol   G 18
Triflupromazin   G 49
Vitamin K   G 26

Gegengift-Indikationen

Intoxikation mit	Gegengift bei	
	oraler oder perkutaner Intoxikation	inhalatorischer Intoxikation
A		
Adipinsäurenitril	4-DMAP, Natriumthiosulfat	4-DMAP, Natriumthiosulfat
AHR 376	Physostigmin	
Akrolein		Auxiloson-Spray
Akrylnitril	4-DMAP, Natriumthiosulfat	4-DMAP, Natriumthiosulfat
–säure		Auxiloson-Spray
–säureethylester		Auxiloson-Spray
–säurebutylester		Auxiloson-Spray
Aldicarb	Atropin	Atropin
Alimemazin	Physostigmin	
Alkohol	Physostigmin	
Alkylphosphate	Atropin, Obidoxim	Atropin, Obidoxim
Allylalkohol		Auxiloson-Spray
–amin		Auxiloson-Spray
–bromid		Auxiloson-Spray
Allylchlorid		Auxiloson-Spray
Allyxycarb	Atropin	Atropin
Aluminiumchlorid		Auxiloson-Spray
–triethyl		Auxiloson-Spray
Amanita muscaria	Physostigmin	
–pantherina	Physostigmin	
Amantadin	Physostigmin	
Ameisensäure		Auxiloson-Spray
–ethylester		Auxiloson-Spray
–butylester		Auxiloson-Spray
Amfepramon	Physostigmin	
Aminocarb	Atropin	Atropin
–phenole	Toluidinblau	Toluidinblau
–salizylsäure	Toluidinblau	Toluidinblau
Amitriptylin	Physostigmin	
Ammoniak		Auxiloson-Spray
–gas		Auxiloson-Spray
Ammoniumchlorid		Auxiloson-Spray
–fluorid	Kalziumglukonat	Auxiloson-Spray

Intoxikation mit	Gegengift bei	
	oraler oder perkutaner Intoxikation	inhalatorischer Intoxikation
–hydrogenfluorid		Auxiloson-Spray
–hydrogensulfid		Auxiloson-Spray
–hydroxid		Auxiloson-Spray
–nitrat	Toluidinblau	Toluidinblau
–sulfid-Lösung		Auxiloson-Spray
Amphetamin	Physostigmin	
n-Amylamin		Auxiloson-Spray
n-Amylchlorid		Auxiloson-Spray
Amylmerkaptan		Auxiloson-Spray
–nitrit		Toluidinblau, Auxiloson-Spray
Anilin	Toluidinblau	Toluidinblau, Auxiloson-Spray
–hydrochlorid		Auxiloson-Spray, Toluidinblau
Antidepressiva	Physostigmin	
Antimon	DMPS	DMPS, Auxiloson-Spray
–pentachlorid		Auxiloson-Spray
–pentafluorid	Kalziumglukonat	Kalziumglukonat, Auxiloson-Spray
–pentasulfid		Auxiloson-Spray
–tribromid		Auxiloson-Spray
–trifluorid	Klaziumglukonat	Auxiloson-Spray
–trisulfid		Auxiloson-Spray
–wasserstoff	DMPS	DMPS, Auxiloson-Spray
Antiparkinson-Mittel	Physostigmin	
Aprocarb	Atropin	Atropin
Arsen	DMPS	DMPS
Arsenide	DMPS	DMPS, Auxiloson-Spray
Arsentrichlorid	DMPS	DMPS, Auxiloson-Spray
–trioxid	DMPS	DMPS
Arsentrisulfid	DMPS	Auxiloson-Spray, DMPS
–verbindungen		Auxiloson-Spray
Arsin	DMPS	DMPS
Atropa Belladonna		
Atropin	Physostigmin	
Azetanilid	Toluidinblau	Toluidinblau
–essigsäureethylester		Auxiloson-Spray

35

Gegengift-Indikationen

Intoxikation mit	Gegengift bei oraler oder perkutaner Intoxikation	inhalatorischer Intoxikation
Azetonzyanhydrin	4-DMAP, Natriumthiosulfat	4-DMAP, Natriumthiosulfat
–nitril	4-DMAP, Natriumthiosulfat	4-DMAP, Natriumthiosulfat
Azetylbromid		Auxiloson-Spray
–chlorid		Auxiloson-Spray
Azetylen		Auxiloson-Spray
Azide	4-DMAP, Natriumthiosulfat	4-DMAP, Natriumthiosulfat
Azinophos-ethyl	Atropin, Obidoxim	Atropin, Obidoxim
–methyl	Atropin, Obidoxim	Atropin, Obidoxim
Azobenzol	Toluidinblau	Toluidinblau
B		
Bamipin	(Physostigmin)	
Barban	Atropin	Atropin
Bariumbromat	Toluidinblau	Toluidinblau
–chlorat	Toluidinblau	Toluidinblau
–nitrat	Toluidinblau	Toluidinblau
–polysulfid	DMPS	
–sulfid		Auxiloson-Spray
–zyanid	4-DMAP, Natriumthiosulfat	4-DMAP, Natriumthiosulfat
Bassa	Atropin	Atropin
Baycarb	Atropin	Atropin
Belladonna	(Physostigmin)	
–alkaloide	(Physostigmin)	
–extrakte	(Physostigmin)	
Benactyzin	Physostigmin	
Bendiocarb	Atropin	Atropin
Benilate	(Physostigmin)	(Physostigmin)
Benilate	(Physostigmin)	(Physostigmin)
Benzatropin	Physostigmin	
–tropinmenthansulfonat	(Physostigmin)	
Benzidin	Toluidinblau	Toluidinblau
–lonium	Physostigmin	
Benzilsäuretropinester	(Physostigmin)	
Benzocain	Toluidinblau	Toluidinblau
–diazepine	Physostigmin	

Intoxikation mit	Gegengift bei oraler oder perkutaner Intoxikation	inhalatorischer Intoxikation
–trichlorid		Auxiloson-Spray
–trifluorid		Auxiloson-Spray
Benzolychlorid		Auxiloson-Spray
–peroxid		Auxiloson-Spray
Benzylamin		Auxiloson-Spray
–bromid		Auxiloson-Spray
–chlorid		Auxiloson-Spray
–morphin	Naloxon	
Bevoniummethylsulfat	(Physostigmin)	
Bicyclophenamin	(Physostigmin)	
Biperiden	Physostigmin	
Blausäure	4-DMAP, Natriumthiosulfat	4-DMAP, Natriumthiosulfat
Blei	DMPS	DMPS
–azetat	DMPS	DMPS
–II-chromat	DMPS	DMPS
–dioxid	DMPS	DMPS
–nitrat	DMPS	DMPS
–sulfat	DMPS	DMPS
–tetraethyl	DMPS	DMPS
–thiozyanat	DMPS	DMPS
–weiß	DMPS	DMPS
Borax		Auxiloson-Spray
Borhalogenide		Auxiloson-Spray
–tribromid		Auxiloson-Spray
–trichlorid		Auxiloson-Spray
–trifluorid	Kalziumglukonat	Auxiloson-Spray
Botulismus	Botulismus-Serum	Botulismus-Serum
Brom		Auxiloson-Spray
Bromate	Toluidinblau	Toluidinblau
Bromide	Natriumchlorid	
Bromazeton		Auxiloson-Spray
–azetophenon		Auxiloson-Spray
Bromazin	(Toluidinblau), Physostigmin	
Brombenzol		Auxiloson-Spray
–carbamide	Roticlean	
–methan		Auxiloson-Spray
Bromophos	Atropin, Obidoxim	Atropin, Obidoxim

Gegengift-Indikationen

Intoxikation mit	Gegengift bei oraler oder perkutaner Intoxikation	inhalatorischer Intoxikation
Bromphenir-amin	(Physostigmin)	
–wasserstoff		Auxiloson-Spray
–wasserstoffsäure		Auxiloson-Spray
–zyan	4-DMAP, Natriumthiosulfat	4-DMAP, Natriumthiosulfat
Buclizin	Physostigmin	
Bufencarb	Atropin	Atropin
Butacarb	Atropin	Atropin
–perazin	(Physostigmin)	
Butetamat	(Physostigmin)	
Butoxicarboxim	Atropin	Atropin
Butylamin		Auxiloson-Spray
Butylhydroperoxid, tert.		Auxiloson-Spray
Butylskopolamin	(Physostigmin)	
i-Butyraldehyd		Auxiloson-Spray
Butyrophenone	(Physostigmin)	
C		
Calciumchlorat s. Kalziumchlorat	Toluidinblau	Toluidinblau
Camylofin	(Physostigmin)	
Caramiphen	(Physostigmin)	
Carbanolat	Atropin	Atropin
Carbaryl	Atropin	Atropin
Carbetamid	Atropin	Atropin
Carbinoxamin	(Physostigmin)	
Carbofuran	Atropin	
–phenothion	Atropin, Obidoxim	Atropin, Obidoxim
Cartap	Atropin	Atropin
CDEC	Atropin	Atropin
Cepyram	Atropin	Atropin
Cetobemidon	Naloxon	
Chinone	Toluidinblau	Toluidinblau
Chlor		Auxiloson-Spray
2-Chlorethanol-(1)		Auxiloson-Spray
Chloral		Auxiloson-Spray
Chlorameisensäureethylester		Auxiloson-Spray
–ameisensäureallylester		Auxiloson-Spray

Intoxikation mit	Gegengift bei oraler oder perkutaner Intoxikation	inhalatorischer Intoxikation
–ameisensäuremethylester		
o-Chloranilin	Toluidinblau	Toluidinblau
p-Chloranilin	Toluidinblau	Toluidinblau
Chlorate	Toluidinblau	Toluidinblau
w-Chlorazetophenon		Auxiloson-Spray
Chlorazetylchlorid		Auxiloson-Spray
2-Chlorbenzaldehyd		Auxiloson-Spray
Chlorbrommethan		Auxiloson-Spray
–bufam	Atropin	Atropin
Chlordan		Auxiloson-Spray
Chloradiazepoxid	(Physostigmin)	
1-Chlor-2,4-Dinitrobenzol	Toluidinblau	Auxiloson-Spray, (Toluidinblau)
Chlordioxid		Auxiloson-Spray
1-Chlor-2,3-Epoxypropan		Auxiloson-Spray
Chloressigsäureethylester		Auxiloson-Spray
Chlorfenvinphos	Atropin, Obidoxim	Atropin, Obidoxim
2-Chloropren		Auxiloson-Spray
Chloropyramin	(Physostigmin)	
Chlorphenamid	(Physostigmin)	
Chlorphencyclan	(Physostigmin)	
m-, o-, p-Chlorphenol		Auxiloson-Spray
Chlorphenoxamin	(Physostigmin)	
–pikrin	Toluidinblau	Toluidinblau, Auxiloson-Spray
–propan		Auxiloson-Spray
–prophan	Atropin	Atropin
–promazin	Physostigmin	
α-Chlorpropionsäure		Auxiloson-Spray
Chlorprothixen	Physostigmin	
–sulfonsäure		Auxiloson-Spray
Chlorthion	Atropin, Obidoxim	Atropin, Obidoxim
–wasserstoff		Auxiloson-Spray

37

Gegengift-Indikationen

Intoxikation mit	Gegengift bei oraler oder perkutaner Intoxikation	Gegengift bei inhalatorischer Intoxikation
–zyan	4-DMAP, Natriumthiosulfat	4-DMAP, Natriumthiosulfat
Chrom	Na-Ca-Edetat Ca-Trinatriumpentat DMPS	Na-Ca-Edetat Ca-Trinatriumpentat DMPS
–säure		Auxiloson-Spray
–schwefelsäure		Auxiloson-Spray
–trioxid		Auxiloson-Spray
Cinnarizin	(Physostigmin)	
Ciphenhydramin	(Physostigmin)	
Clemastin	Physostigmin	
Clomipramin	Physostigmin	
Clonazepam	Physostigmin	
Clopenthixol	Physostigmin	
Clophen		Auxiloson-Spray
Clozapin	Physostigmin	
CMPO	Atropin	Atropin
Cumol		Auxiloson-Spray
Cumolhydroperoxid		Auxiloson-Spray
Cyclohexanol		Auxiloson-Spray
–hexanonperoxid		Auxiloson-Spray
–hexylamin		Auxiloson-Spray
–pentadrin		Auxiloson-Spray
–pentamin	Physostigmin	
–pentan		Auxiloson-Spray
–pentanon		Auxiloson-Spray
–pentolat	Physostigmin	
Cyproheptadin	Physostigmin	
D		
Datura arborea	Physostigmin	
–stramonium	Physostigmin	
i-Decanol		Auxiloson-Spray
Deiquat	Kohle	Kohle
Dekalin (cis-, trans-)	Toluidinblau	Toluidinblau
Dimentinden	Physostigmin	
Demeton	Atropin, Obidoxim	Atropin, Obidoxim
—S-methyl	Atropin, Obidoxim	Atropin, Obidoxim
—S-methylsulfon	Atropin, Obidoxim	Atropin, Obidoxim
—S-methylsulfoxid	Atropin, Obidoxim	Atropin, Obidoxim

Intoxikation mit	Gegengift bei oraler oder perkutaner Intoxikation	Gegengift bei inhalatorischer Intoxikation
Desipramin	Physostigmin	
Dextromoramid	Naloxon	
Diethylamin		Auxiloson-Spray
–aminethanol		Auxiloson-Spray
–anilin	Toluidinblau	Toluidinblau, Auxiloson-Spray
Diethylenglykolmonobutylether		Auxiloson-Spray
–triamin		Auxiloson-Spray
–keton		
–sulfat		
Dialifor	Atropin, Obidoxim	Atropin, Obidoxim
Diallylamin		Auxiloson-Spray
Diamorphin	Naloxon	Naloxon
Diazepam	Physostigmin	
Diazinon	Atropin, Obidoxim	Atropin, Obidoxim
Dibenzepin	(Physostigmin)	
Diboran		Auxiloson-Spray
Dibrom	Atropin, Obidoxim	Atropin, Obidoxim
–methan		Auxiloson-Spray
Dibutylanilin	Toluidinblau	Toluidinblau
Dibutylamin		Auxiloson-Spray
Dichlofenthion	Atropin, Obidoxim	Atropin, Obidoxim
Dichlorbenzidin	Toluidinblau	Toluidinblau
Dichlorethan, 1,1- bzw. 1,2		Auxiloson-Spray
Dichlorethyl		Auxiloson-Spray
1,1-Dichlorethylen		Auxiloson-Spray
1,2-Dichlorethylen (cis-, trans-)		Auxiloson-Spray
Dichlorazetylchlorid		Auxiloson-Spray
3,3-Dichlorbenzidin	Toluidinblau	Toluidinblau
o-Dichlorbenzol	Toluidinblau	Toluidinblau
1,4-Dichlorbutan		Auxiloson-Spray
Dichlordimethylether		
–hydrin		Auxiloson-Spray
–methan		Auxiloson-Spray

Gegengift-Indikationen

Intoxikation mit	Gegengift bei oraler oder perkutaner Intoxikation	Gegengift bei inhalatorischer Intoxikation
2,4-Dichlorphenoxyessigsäure		Auxiloson-Spray
1,2-Dichlorpropan		Auxiloson-Spray
Dichlorpropene		Auxiloson-Spray
Dichlorvos	Atropin, Obidoxim	Atropin, Obidoxim
Dicrotohpos	Atropin, Obidoxim	Atropin, Obidoxim
Dicycloverin	(Physostigmin)	
Diisobutylen		Auxiloson-Spray
γ-butylketon		Auxiloson-Spray
–propylamin		Auxiloson-Spray
Dikaliumchlorazepat	Physostigmin	
Dimenhydrinat	(Physostigmin)	
Dimetacrin	(Physostigmin)	
Dimetan	Atropin	Atropin
Dimethinden	(Physostigmin)	
Dimethoat	Atropin, Obidoxim	Atropin, Obidoxim
Dimethoxystrychnin		Auxiloson-Spray
Dimethylethanolamin		Auxiloson-Spray
–amin		Auxiloson-Spray
–ether		Auxiloson-Spray
N,N-Dimethylanilin	Toluidinblau	Toluidinblau
Dimethylazetamid	Toluidinblau	Auxiloson-Spray
–sulfat		Auxiloson-Spray
Dimetilan	Atropin	Atropin
Dimetinden	Physostigmin	
Dinatriumphosphat		Auxiloson-Spray
2,4-Dinitroanilin	Toluidinblau	Toluidinblau
n-Dinitrobenzol	Toluidinblau	Toluidinblau
2,4-Dinitrochlorbenzol	Toluidinblau	Toluidinblau
Dinitro-o-kresol		Auxiloson-Spray
4,6-Dinitro-o-kresol		Auxiloson-Spray
Dinitrophenole		Auxiloson-Spray
2,4-Dinitrotoluol	Toluidinblau	Toluidinblau
Dioxacarb	Atropin	Atropin
Dioxan		Auxiloson-Spray
Dioxation	Atropin, Obidoxim	Atropin, Obidoxim

Intoxikation mit	Gegengift bei oraler oder perkutaner Intoxikation	Gegengift bei inhalatorischer Intoxikation
Diphenhydramin	Physostigmin	
Diphenoxylat	Naloxon	
Diphenpyralin	Physostigmin	
Dipropylenglykolmethylether		Auxiloson-Spray
Dipyridinium	Kohle	Kohle
		Auxiloson-Spray
Disulfoton	Atropin, Obidoxim	Atropin, Obidoxim
Ditran	(Physostigmin)	
Dixyrazin	(Physostigmin)	
n-Dodecan		Auxiloson-Spray
Dodecylmercaptan, tert.		Auxiloson-Spray
Doxepin	Physostigmin	
Doxylamin	Physostigmin	
Droperidol	Physostigmin	
Dulcin	(Toluidinblau)	(Toluidinblau)
E		
Eisen	DMPS oder Desferoxamin	
–III-chlorid	Desferoxamin	
–II-sulfat	Desferoxamin	
Emepronium	(Physostigmin)	
Endothion	Atropin, Obidoxim	Atropin, Obidoxim
Ephedrin	(Physostigmin)	
Epichlorhydrin		Auxiloson-Spray
Essigsäure		Auxiloson-Spray
–ethylester		Auxiloson-Spray
Essigsäure-i-amylester		Auxiloson-Spray
–n-amylester		Auxiloson-Spray
–anhydrid		Auxiloson-Spray
–butylester sec.		Auxiloson-Spray
–n-butylester		Auxiloson-Spray
–methylester		Auxiloson-Spray
Ethanol	Physostigmin	
Ethylamphetamin	Physostigmin	
Ethylanilin	Toluidinblau	Toluidinblau
–bromid		Auxiloson-Spray
Ethylenamin		Auxiloson-Spray
–bromid		Auxiloson-Spray
–diamin		Auxiloson-Spray

39

Gegengift-Indikationen

Intoxikation mit	Gegengift bei oraler oder perkutaner Intoxikation	inhalatorischer Intoxikation
–dibromid		Auxiloson-Spray
–dichlorid		Auxiloson-Spray
–glykolmonoethylether		Auxiloson-Spray
–glykolmonomethyletherazetat		Auxiloson-Spray
–oxod		Auxiloson-Spray
–oxid		Auxiloson-Spray
–zyanhydrin	4-DMAP, Natriumthiosulfat	4-DMAP, Natriumthiosulfat
Ethylhexanol		Auxiloson-Spray
2-Ethylhexanal		Auxiloson-Spray
–hexylamin		Auxiloson-Spray
Ethylmerkaptan		Auxiloson-Spray
–nitrit	Toluidinblau	Toluidinblau,
–polygkykol		Auxiloson-Spray
–zyanid	4-DMAP, Natriumthiosulfat	4-DMAP, Natriumthiosulfat
Ethiofencarb	Atropin	Atropin
Ethion	Atropin, Obidoxim	Atropin, Obidoxim
Ethoform	Toluidinblau	Toluidinblau
Ethoxyanilin	Toluidinblau	
F		
Fenbentrazat	(Physostigmin)	
–camfamin	(Physostigmin)	
–carbamid	(Physostigmin)	
–chlorphos	Atropin, Obidoxim	Atropin, Obidoxim
Fenetyllin	(Physostigmin)	
Fenitrothion	Atropin, Obidoxim	Atropin, Obidoxim
Fensulfothion	Atropin, Obidoxim	Atropin, Obidoxim
Fentanyl	Naloxon	
Fenthion	Atropin, Obidoxim	Atropin, Obidoxim
Fliegenpilz (Amanita muscaria)	(Physostigmin)	
Fluanisom	(Physostigmin)	
Flunitrazepam	(Physostigmin)	
Fluor	Kalziumglukonat	Auxiloson-Spray

Intoxikation mit	Gegengift bei oraler oder perkutaner Intoxikation	inhalatorischer Intoxikation
Fluoride	Kalziumglukonat	Auxiloson-Spray
Fluorwasserstoff		Auxiloson-Spray
– wasserstoffsäure	Kalziumglukonat	Auxiloson-Spray, Kalziumglukonat
Flupentixol	(Physostigmin)	
Fluphenazin	(Physostigmin)	
Flurazepam	(Physostigmin)	
Flußsäure	Kalziumglukonat	Kalziumglukonat, Auxiloson-Spray
Formaldehyd		Auxiloson-Spray
Formalin		Auxiloson-Spray
Formamid	4-DMAP, Natriumthiosulfat	(4-DMAP und Natriumthiosulfat
Formetanat	Atropin	Atropin
Formothion	Atropin, Obidoxim	Atropin, Obidoxim
Furfuralkohol		Auxiloson-Spray
Furfurol		Auxiloson-Spray
G		
Gallamin	(Physostigmin)	
Galliumarsenid	DMPS	Auxiloson-Spray, DMPS
Glutethimid	(Physostigmin)	
Glycopyrrolat	(Physostigmin)	
Glykolate	(Physostigmin)	
Glykolsäurebutylester		Auxiloson-Spray
Glyoxal		Auxiloson-Spray
Glyzeriltrinitrat	Toluidinblau	Toluidinblau
Glyzerin		Auxiloson-Spray
Gold	DMPS	DMPS
H		
Haloperidol	(Physostigmin)	
–pyramin	(Physostigmin)	
n-Heptan		Auxiloson-Spray
i-Heptane		Auxiloson-Spray
Heptene		Auxiloson-Spray
Hexamethylendiamin		Auxiloson-Spray
–methylendiisozyanat		Auxiloson-Spray
n-Hexan		Auxiloson-Spray
Hexanol-1		Auxiloson-Spray
Hexen-1		Auxiloson-Spray

40

Gegengift-Indikationen

Intoxikation mit	Gegengift bei oraler oder perkutaner Intoxikation	inhalatorischer Intoxikation
Homatropin	(Physostigmin)	
Homofenazin	(Physostigmin)	
Hustenmittel, s. Antihistaminika	Physostigmin	
–saft mit Kodein	Naloxon	
Hyascin	Physostigmin	
Hydrazin		Auxiloson-Spray
–hydrat		Auxiloson-Spray
Hydrochinon	(Toluidinblau)	Auxiloson-Spray, (Toluidinblau)
Hydrocodon	Naloxon	
–morphon	Naloxon	
Hydroxylamin	(Toluidinblau)	(Toluidinblau)
Hydroxyzin	(Physostigmin)	
Hyoscyamus niger	(Physostigmin)	
Hyoszyamin	(Physostigmin)	
L-Hyoszyamin	(Physostigmin)	
I		
Imbretil	Physostigmin	
Imiclozapin	Physostigmin	
Imipramin	Physostigmin	
Isolan	Atropin	Atropin
Isopren		Atropin
Isopren		Auxiloson-Spray
–procarb	Atropin	Atropin
–propamid	Physostigmin	
–propamidjodid	Physostigmin	
–prophylazetat		Auxiloson-Spray
–thipendyl	Physostigmin	
Isotope, radioaktive	Ca-Trinatriumpentat	Ca-Trinatriumpentat
J		
JB 318,366	(Physostigmin)	
Jod	Natriumthiosulfat	Auxiloson-Spray
–zyan	4-DMAP, Natriumthiosulfat	4-DMAP, Natriumthiosulfat
–methan		Auxiloson-Spray
Jodofenphos	Atropin, Obidoxim	Atropin, Obidoxim
Jodwasserstoffsäure		Auxiloson-Spray

Intoxikation mit	Gegengift bei oraler oder perkutaner Intoxikation	inhalatorischer Intoxikation
K		
Kadmium	Ca-Trinatriumpentat	Ca-Trinatriumpentat, DMPS
–dämpfe		DMPS, Auxiloson-Spray
–oxid	Ca-Trinatriumpentat	Ca-Trinatriumpentat
–verbindungen		Auxiloson-Spray
Kalium		Auxiloson-Spray
–bromat	Toluidinblau	Toluidinblau
–chlorat	Toluidinblau	Toluidinblau
–dichromat		Auxiloson-Spray
–ferrizyanid	4-DMAP, Natriumthiosulfat	4-DMAP, Natriumthiosulfat
–goldzyanid	4-DMAP, Natriumthiosulfat	4-DMAP, Natriumthiosulfat
–hexafluorvaluminat		Auxiloson-Spray
–hypochlorit	Toluidinblau	Toluidinblau, Auxiloson-Spray
–jodid	Natriumthiosulfat	Auxiloson-Spray
–karbonat	Toluidinblau	Toluidinblau, Auxiloson-Spray
–nitrat		Auxiloson-Spray
–perchlorat		Auxiloson-Spray
–peroxid		Auxiloson-Spray
–persulfat		Auxiloson-Spray
–sulfid		Auxiloson-Spray
–zyanid	4-DMAP, Natriumthiosulfat	4-DMAP, Natriumthiosulfat
Kalziumchlorat	Toluidinblau	Toluidinblau, Auxiloson-Spray
–hypochlorit		Auxiloson-Spray
–karbid		Auxiloson-Spray
–oxid		Auxiloson-Spray
–peroxid		Auxiloson-Spray
–zyanamid		Auxiloson-Spray
Kalziumzyanid	4-DMAP, Natriumthiosulfat	4-DMAP, Natriumthiosulfat

Gegengift-Indikationen

Intoxikation mit	Gegengift bei oraler oder perkutaner Intoxikation	Gegengift bei inhalatorischer Intoxikation
Kartoffel, grüne, s. Solanum tuberosum	Physostigmin	
Kieselfluorwasserstoffsäure	Kaliumglukonat	Auxiloson-Spray, Kaliumglukonat
Knockbal	Atropin	Atropin
Kobalt	Kalziumedetat, D-Penicillamin, DMPS	Kalziumedetat, DMPS
Königswasser		Auxiloson-Spray
Kokain	(Physostigmin)	
Krotonaldehyd		Auxiloson-Spray
Kumarine	Vitamin K, (PPSB)	
Kupfer	DMPS, Kalziumedetat, D-Penicillamin	DMPS, Kalziumedetat
–chlorat	(Toluidinblau)	(Toluidinblau)
–sulfat	(Toluidinblau)	(Toluidinblau)
L		
Landrin	Atropin	Atropin
Lantana camara	(Physostigmin)	
Lantanin	(Physostigmin)	
Levomepromazin	Physostigmin	
Levomethadon	Naloxon	
Levorphanol	Naloxon	
Librax	Physostigmin	
Limbatril	Physostigmin	
Loperamid	Naloxon	
Lorazepam	(Physostigmin)	
Lost	Natriumthiosulfat	Natriumthiosulfat
Lycium halumifolium	(Physostigmin)	
M		
Macbal	Atropin	Atropin
Magnesium	(Physostigmin)	
Magnesiumfluorid	Kalziumglukonat	
Malathion	Atropin und Obidoxim	Atropin und Obidoxim

Intoxikation mit	Gegengift bei oraler oder perkutaner Intoxikation	Gegengift bei inhalatorischer Intoxikation
Maleinsäureanhydrid		Auxiloson-Spray
Mangan	DMPS Ca-Trinatriumpentat	DMPS
Mangandioxid	DMPS	Auxiloson-Spray
MAO-Hemmer	Physostigmin	
Maprotilin	(Physostigmin)	
Mebhydrolin	(Physostigmin)	
Meclastin	(Physostigmin)	
Meclizin	(Physostigmin)	
Meclozin	(Physostigmin)	
Medazepam	(Physostigmin)	
Melitracen	(Physostigmin)	
Menthol (Säugling)	(Toluidinblau)	(Toluidinblau)
Meobal	Atropin	Atropin
Mepazin	(Physostigmin)	
Mepenzolat	(Physostigmin)	
Mepyramin	(Physostigmin)	
Merkaptodimethur	Atropin	Atropin
Mesityloxid		Auxiloson-Spray
Metakryl	Atropin	Atropin
Metakrylsäure		Auxiloson-Spray
Metalkamat	Atropin	Atropin
Metamizol	Physostigmin	
Metamphetamin	(Physostigmin)	
Metanilsäure		Auxiloson-Spray
Methanol	Ethanol	Ethanol
Methanthelin	(Physostigmin)	
Methidathion	Atropin, Obidoxim	Atropin, Obidoxim
Methomyl	Atropin	Atropin
Methoxybutanol		Auxiloson-Spray
Methylalkohol	Ethanol	
–amin		Auxiloson-Spray
N-Methylanilin	Toluidinblau	Toluidinblau
Methylbenzylbromid		Auxiloson-Spray
Methylbromid		Auxiloson-Spray
Methylenchlorid		Auxiloson-Spray

Gegengift-Indikationen

Intoxikation mit	Gegengift bei oraler oder perkutaner Intoxikation	Gegengift bei inhalatorischer Intoxikation
Methylfluorosulfat	Auxiloson-Spray(!)	Auxiloson-Spray
–formiat		Auxiloson-Spray
–glykol	Ethanol	
Methylglykolazetat	Ethanol	Auxiloson-Spray
–isobutylcarbinol		Auxiloson-Spray
–isothiozyanat		Auxiloson-Spray
–isozyanat		Auxiloson-Spray
–jodid		Auxiloson-Spray
–merkaptan		Auxiloson-Spray
N-Methylpyrrol		Auxiloson-Spray
2-Methylpentan		Auxiloson-Spray
3-Methylpentan		
Methylphenidat	(Physostigmin)	
N-Methylpyrrolidon		Auxiloson-Spray
–skopolamin	(Physostigmin)	
Methylzyklohexan		Auxiloson-Spray
Metixen	(Physostigmin)	
Mevinphos	Atropin, Obidoxim	Atropin, Obidoxim
Mexacarbat	Atropin	Atropin
Minelcin	(Physostigmin)	
Mobam	Atropin	Atropin
Molinate	Atropin	Atropin
Monocrotophos	Atropin, Obidoxim	Atropin, Obidoxim
Monofluoressigsäure		Auxiloson-Spray
–trichlormethan		
Moperon	(Physostigmin)	
D-Moramid	Narcanti	
Morfamquat	Kohle	Kohle
Morphiate	Naloxon	Naloxon
Morphin	Naloxon	Naloxon
Morpholin		Auxiloson-Spray
N		
Nachtschatten, bittersüßer s. Solanum dulcamara	(Physostigmin)	
	(Physostigmin)	

Intoxikation mit	Gegengift bei oraler oder perkutaner Intoxikation	Gegengift bei inhalatorischer Intoxikation
Nachtschatten schwarzer s. Solanum nigrum	(Physostigmin)	
NaDDT	Atropin	Atropin
Naphthalin	Toluidinblau	Toluidinblau
(1-)2-Naphthylamin	Toluidinblau	Toluidinblau
1-Naphthylthioharnstoff		Auxiloson-Spray
Natriumborhydrid		Auxiloson-Spray
–bromat	Toluidinblau	Toluidinblau
–chlorat	Toluidinblau	Auxiloson-Spray u. Toluidinblau
–chlorit	Toluidinblau	Auxiloson-Spray u. Toluidinblau
–dichromat	Toluidinblau	Toluidinblau
–dithionit		Auxiloson-Spray
–fluorit	Kalziumglukonat	Auxiloson-Spray u. Kalziumglukonat
–ethylat		Auxiloson-Spray
–fluorsilikat	Kalziumglukonat	Auxiloson-Spray
–hexafluoroaluminat	Kalziumglukonat	Auxiloson-Spray
–hydrogensulfit		Auxiloson-Spray
–hydrosulfid		Auxiloson-Spray
–hypochlorit	Toluidinblau	Toluidinblau und Auxiloson-Spray
–jodid	Natriumthiosulfat	Auxiloson-Spray
–methylat	Ethanol	Auxiloson-Spray
–nitrit	Toluidinblau	Toluidinblau
–peroxid		Auxiloson-Spray
–sulfid		Auxiloson-Spray
–zyanid	4-DMAP und Natriumthiosulfat	Natriumthiosulfat
Neuroleptika	(Physostigmin)	
Nicandara physaloides	(Physostigmin)	
Nickel	DMPS	DMPS
-chlorid	DMPS	DMPS
Nickelkarbonyl	DMPS	Auxiloson-Spray, DMPS

Gegengift-Indikationen

Intoxikation mit	Gegengift bei oraler oder perkutaner Intoxikation	Gegengift bei inhalatorischer Intoxikation
–II-oxid	DMPS	DMPS
–sulfat	DMPS	DMPS
Nicocodin	Naloxon	
Nitrazepam	(Physostigmin)	
Nitrile	4-DMAP und Natriumthiosulfat	4-DMAP und Natriumthiosulfat
Nitrite	Toluidinblau	Toluidinblau
Nitroethan	Toluidinblau	Auxiloson-Spray, Toluidinblau
–anilin	Toluidinblau	Toluidinblau
p-Nitroanilin	Toluidinblau	Toluidinblau
Nitrobenzol	Toluidinblau	Toluidinblau
–chlorbenzol	Toluidinblau	Auxiloson-Spray, Toluidinblau
–glykol	Toluidinblau	Toluidinblau
–glyzerin	(Toluidinblau)	(Toluidinblau)
–methan	(Toluidinblau)	Auxiloson-Spray, (Toluidinblau)
4-Nitrophenol	(Toluidinblau)	(Toluidinblau)
1-Notropropan	(Toluidinblau)	Auxiloson-Spray, (Toluidinblau)
Nitroprussidnatrium	4-DMAP und Natriumthiosulfat	4-DMAP und Natriumthiosulfat
Nitrose Gase		Auxiloson-Spray, (Toluidinblau)
Nitrotoluole	Toluidinblau	Auxiloson-Spray, Toluidinblau
i-Nonanol		Auxiloson-Spray
Normethadon	Naloxon	Naloxon
d-Norpseudoephedrin	(Physostigmin)	
Nortriptylin	(Physostigmin)	
Noxiptilin	(Physostigmin)	
O		
Octen-1		Auxiloson-Spray
Oleum		Auxiloson-Spray
Omethoat	Atropin und Obidoxim	Atropin und Obidoxim
Opioide	Naloxon	Naloxon
Opipramol	(Physostigmin)	
Opium	Naloxon	Naloxon
Orphenadrin	(Physostigmin)	
Orphendrin	(Physostigmin)	
Orthochlorphenol		Auxiloson-Spray
Osbac	Atropin	Atropin
Osmiumtetroxid		Auxiloson-Spray
Oxalsäure	Kalziumglukonat	
Oxamyl	Atropin	Atropin
Oxazepan	(Physostigmin)	
Oxomemazin	(Physostigmin)	
Oxycodon	Levallorphan	
Oxypertin	(Physostigmin)	
Oxyphencyclimin	(Physostigmin)	
Oxyphenonium	(Physostigmin)	
Ozon		Auxiloson-Spray
P		
Palmitinsäure		Auxiloson-Spray
Pantherpilz (Amanita panterina)	(Physostigmin)	
Pantopon	Naloxon	
Paraformaldehyd		Auxiloson-Spray
Paraquat	Kohle und Auxiloson-Spray	Kohle und Auxiloson-Spray
Parathion-ethyl	Atropin und Obidoxim	Atropin und Obidoxim
– -methyl	Atropin und Obidoxim	Atropin und Obidoxim
Pebulate	Atropin	Atropin
Pecazin	(Physostigmin)	
Pentachlorphenol		Auxiloson-Spray
Pentazocin	Naloxon	
Pentylamin		Auxiloson-Spray
Perazin	(Physostigmin)	
Perchlorethylen		Auxiloson-Spray
–methylmerkaptan		Auxiloson-Spray
-säure		Auxiloson-Spray
Peressigsäure		Auxiloson-Spray

Gegengift-Indikationen

Intoxikation mit	Gegengift bei oraler oder perkutaner Intoxikation	Gegengift bei inhalatorischer Intoxikation
Periciazin	(Physostigmin)	
Perphenazin	(Physostigmin)	
Pethidin	Naloxon	
Phenazetin	(Toluidinblau)	
Phenazopyridin	Toluidinblau	
Phenetidin	Toluidinblau	
Phenglutarimid	(Physostigmin)	
Pheniramin	(Physostigmin)	
Phenkapton	Atropin und Obidoxim	Atropin und Obidoxim
Phenmedipham	Atropin	Atropin
Phenmetrazin	(Physostigmin)	
Phenol	Toluidinblau	Auxiloson-Spray, Toluidinblau
Phenolphthalein		Auxiloson-Spray
Phenothiazine	(Physostigmin)	
Phenterazin	(Physostigmin)	
p-Phenylendiamin	(Toluidinblau)	(Toluidinblau)
Phenylhydrazin	(Toluidinblau)	(Toluidinblau)
–isozyanat		Auxiloson-Spray
–quecksilberazetat	Natriumthiosulfat	
–quecksilberoleat	Natriumthiosulfat	
Phorate	Atropin und Obidoxim	Atropin und Obidoxim
Phosalone	Atropin und Obidoxim	Atropin und Obidoxim
Phosgen		Auxiloson-Spray
Phosphamidon	Atropin und Obidoxim	Atropin und Obidoxim
Phosphin		Auxiloson-Spray
Phopshor-gelb		Auxiloson-Spray
–oxidchlorid		Auxiloson-Spray
–pentachlorid		Auxiloson-Spray
–pentoxid		Auxiloson-Spray
o-Phosphorsäure		Auxiloson-Spray
Phosphorsäureester	Atropin, Obidoxim	Atropin, Obidoxim

Intoxikation mit	Gegengift bei oraler oder perkutaner Intoxikation	Gegengift bei inhalatorischer Intoxikation
Phosphortribromid		Auxiloson-Spray
–trichlorid		Auxiloson-Spray
–trisulfid	4-DMAP	4-DMAP und Auxiloson-Spray
–ylchlorid		Auxiloson-Spray
Phoxim	Atropin und Obidoxim	Atropin und Obidoxim
Phthalsäureanhydrid		Auxiloson-Spray
Pimozid	(Physostigmin)	
Pipenzolat	(Physostigmin)	
Piperidin		Auxiloson-Spray
Piperylon	(Physostigmin)	
Piprinhydrinat	(Physostigmin)	
Piritramid	Naloxon	
Pizotifen	(Physostigmin)	
Polychlortrifluorethylen		Auxiloson-Spray
Polyesterharze		Auxiloson-Spray
Polystyrol-Schaumstoffe		Auxiloson-Spray
Polytetrafluorethylen		Auxiloson-Spray
Polyvinylchlorid		Auxiloson-Spray
Prilocain	(Toluidinblau)	(Toluidinblau)
Primaquin	(Toluidinblau)	(Toluidinblau)
Primicarb	Atropin	Atropin
Prinidol	(Physostigmin)	
Procyclidin	(Physostigmin)	
Profenamin	(Physostigmin)	
Prolintan	(Physostigmin)	
Promazin	(Physostigmin)	
Promecarb	Atropin	Atropin
Promethazin	(Physostigmin)	
Propanthelin	(Physostigmin)	
Propham	Atropin	Atropin
Propionaldehyd		Auxiloson-Spray
Propionsäure		Auxiloson-Spray
–anhydrid		Auxiloson-Spray
–butylester		Auxiloson-Spray
–ethylester		Auxiloson-Spray
–methylester		Auxiloson-Spray
–propylester		Auxiloson-Spray

Gegengift-Indikationen

Intoxikation mit	Gegengift bei oraler oder perkutaner Intoxikation	inhalatorischer Intoxikation
Propiam	Narcanti	
Propoxur	Atropin	Atropin
i-Propylamin		Auxiloson-Spray
n-Propylamin		Auxiloson-Spray
n-Propylbenzol		Auxiloson-Spray
2-Propylchlorid		Auxiloson-Spray
n-Propylchlorid		Auxiloson-Spray
-nitrat	Toluidinblau	Auxiloson-Spray u. Toluidinblau
1,2-Propylenoxid		Auxiloson-Spray
Prothipendyl	(Physostigmin)	
Protriptylin	(Physostigmin)	
Pyramat	Atropin	Atropin
Pyribenzamin	(Physostigmin)	
Pyrilamin	(Physostigmin)	
Pyrolan	Atropin	Atropin
Pyrrolidin		Auxiloson-Spray
Q		
Quecksilber, organ.	DMPS	DMPS
– -II-chlorid	DMPS	DMPS Auxiloson-Spray
–fulminat	DMPS	DMPS
–oxid	DMPS	DMPS
–oxyzyanid	(4-DMAP und Natriumthiosulfat) und DMPS	(4-DMAP und Natriumthiosulfat) und DMPS
Quintozen	Toluidinblau	Toluidinblau
R		
Rauchgase		Auxiloson-Spray
– bei Kunststoffbränden		Natriumthiosulfat u. Auxiloson-Spray
Resorzin	Toluidinblau	Toluidinblau
Rhodandinitrobenzol	Toluidinblau	Toluidinblau

Intoxikation mit	Gegengift bei oraler oder perkutaner Intoxikation	inhalatorischer Intoxikation
S		
Salpetersäure	(Toluidinblau)	Auxiloson-Spray u. (Toluidinblau)
Salzsäure, konzentriert		Auxiloson-Spray
Sapecran	Atropin	Atropin
Schwefel		Auxiloson-Spray
–chlorid		Auxiloson-Spray
–dioxid		Auxiloson-Spray
–hexafluorid		Auxiloson-Spray
–kohlenstoff		Auxiloson-Spray
–säure		Auxiloson-Spray
–trioxid		Auxiloson-Spray
Schwefelwasserstoff	4-DMAP	Auxiloson-Spray u. 4-DMAP
Schwermetalle	Natriumthiosulfat	
Selen	Na-Ca-Edetat	Na-Ca-Edetat, Auxiloson-Spray
–dioxid	Na-Ca-Edetat	Auxiloson-Spray
–wasserstoff		Auxiloson-Spray
Silbernitrat		Auxiloson-Spray
–zyanid	4-DMAP und Natriumthiosulfat	4-DMAP und Natriumthiosulfat
Siliziumtetrachlorid		Auxiloson-Spray
Skopolamin	(Physostigmin)	(Physostigmin)
Solanazeen	(Physostigmin)	(Physostigmin)
Solanum dulcamara	(Physostigmin)	(Physostigmin)
–nigrum	(Physostigmin)	(Physostigmin)
–tuberosum (grün, unreif)	(Physostigmin)	(Physostigmin)
Spasmolytika (Anticholinergika)	(Physostigmin)	
Spülmittel	Silikone (Kohle)	
Stearinsäure		Auxiloson-Spray
Stickstoffdioxid	Toluidinblau	Auxiloson-Spray u. Toluidinblau
Stramonium	(Physostigmin)	

Gegengift-Indikationen

Intoxikation mit	Gegengift bei oraler oder perkutaner Intoxikation	Gegengift bei inhalatorischer Intoxikation
Styrol		Auxiloson-Spray
–oxid		Auxiloson-Spray
Sulfanilsäure		Auxiloson-Spray
Sulfone	Toluidinblau	Toluidinblau
Sulforidazin	Physostigmin	
Sulfotepp	Atropin und Obidoxim	Atropin und Obidoxim
Sulfurylchlorid		Auxiloson-Spray
T		
Tabun	4-DMAP und Natriumthiosulfat, Atropin, Obidoxim	4-DMAP und Natriumthiosulfat, Atropin, Obidoxim
Tecuazen	Toluidinblau	Toluidinblau
Tenside	Kohle	
Testbenzin		Auxiloson-Spray
Tetrachlorkohlenstoff		Auxiloson-Spray
–chlorvinfos	Atropin und Obidoxim	Atropin und Obidoxim
–hydrofuran		Auxiloson-Spray
-nitromethan	Toluidinblau	Toluidinblau und Auxiloson-Spray
Thallium	Berliner Blau	
Thebacon	Naloxon	
Thenalidin	(Physostigmin)	
Thiethylperazin	(Physostigmin)	
Thiocarboxim	Atropin	Atropin
–fanox	Atropin	Atropin
Thiolcarbamat	Atropin	Atropin
Thionylchlorid		Auxiloson-Spray
Thioridazin	(Physostigmin)	
Thymoleptika	(Physostigmin)	
Tilidin	Naloxon	
Tiotixen	(Physostigmin)	
Titanchlorid		Auxiloson-Spray
–tetrachlorid		Auxiloson-Spray
o-Toluidin	Toluidinblau	Toluidinblau
Toluidin	Toluidinblau	Toluidinblau
Toluylendiisozyanat		Auxiloson-Spray
Tranid	Atropin	Atropin
Tranquilizer	(Physostigmin)	
Tranylcypromin	(Physostigmin)	
Triethylamin		Auxiloson-Spray
Triethylphosphat	Atropin und Obidoxim	Atropin und Obidoxim
Triamphos	Atropin und Obidoxim	Atropin und Obidoxim
Tributylphosphat		Auxiloson-Spray
Tri-n-amylamin		Auxiloson-Spray
Triaram	Atropin	Atropin
Tichlorethan		Auxiloson-Spray
Tridinitrobenzol	(Toluidinblau)	Toluidinblau
–essigsäure		Auxiloson-Spray
–onat	Atropin und Obidoxim	Atropin und Obidoxim
–phon	Atropin und Obidoxim	Atropin und Obidoxim
–silan		Auxiloson-Spray
Trinitrobenzol	Toluidinblau	Toluidinblau
Tridihexaethylchlorid	(Physostigmin)	
Trifluoperazin	(Physostigmin)	
–peridol	(Physostigmin)	
1,2,2-Trifluortrichlorethan		Auxiloson-Spray
Triflupromazin	(Physostigmin)	
Trihexiphenidyl	(Physostigmin)	
Trimeprimin	(Physostigmin)	
Trimethylamin		Auxiloson-Spray
Trimipramin	(Physostigmin)	
Trinatriumphosphat		Auxiloson-Spray
1,2,3-Trioxan		Auxiloson-Spray
Tripilenamin	(Physostigmin)	
Triprolidin	(Physostigmin)	
Tripropylamin		Auxiloson-Spray

Gegengift-Indikationen

Intoxikation mit	Gegengift bei	
	oraler oder perkutaner Intoxikation	inhalatorischer Intoxikation
Tropa-Alkaloide	Physostigmin	
Tropasäureamid	Physostigmin	
Tropenzilium	(Physostigmin)	
Tsumazide	Atropin	Atropin
d-Tubocurarin	(Physostigmin)	
U		
Uran	Na-Ca-Edetat	Na-Ca-Edetat
Uranhexafluorid	Kalziumglukonat	Kalziumglukonat und Auxiloson-Spray
V		
Valethamat	(Physostigmin)	
Vamidothion	Atropin und Obidoxim	Atropin und Obidoxim
Vanadium	Kalziumedetat	Kalziumedetat
Vernolat	Atropin	Atropin
N-Vinyl-2-pyrrolidon		Auxiloson-Spray
W		
Waschmittel	Kohle	
Wismut	DMPS	DMPS
X		
Xylenole		Auxiloson-Spray
Xylidine	Toluidinblau	Toluidinblau
o-Xylylbromid		Auxiloson-Spray
Z		
Zäsium, radioaktiv	Berliner Blau	
Zimtaldehyd		Auxiloson-Spray
Zink	Na-Ca-Edetat oder Ca-Trinatriumpentat D-Penicillamin	Na-Ca-Edetat oder Ca-Trinatriumpentat D-Penicillamin

Intoxikation mit	Gegengift bei	
	oraler oder perkutaner Intoxikation	inhalatorischer Intoxikation
–chlorat	Toluidinblau	Toluidinblau
–chlorid	Na-Ca-Edetat oder DMPS	Na-Ca-Edetat oder DMPS Auxiloson-Spray
–dämpfe		DMPS
Zinethyl		Auxiloson-Spray
–phosphid	Toluidinblau	Toluidinblau
–zyanid	4-DMAP und Natriumthiosulfat	4-DMAP und Natriumthiosulfat, Auxiloson-Spray
Zinophos	Atropin und Obidoxim	Atropin und Obidoxim
Zyanamid	Toluidinblau	Toluidinblau und Auxiloson-Spray
Zyanide	4-DMAP und Natriumthiosulfat	4-DMAP und Natriumthiosulfat
Zyankali	4-DMAP und Natriumthiosulfat	4-DMAP und Natriumthiosulfat
Zyanwasserstoffsäure	4-DMAP und Natriumthiosulfat	4-DMAP und Natriumthiosulfat

Gegengift-Indikationen

Gegengifte durch den Hausarzt

Indikation	Medikament	Dosierung	Hersteller
a) unerläßlich: verschluckte Gifte	Kohle-Pulvis	10 g Erwachsene 5 g Kleinkinder	Dr. F. Köhler Chemie GmbH, 6146 Alsbach
eingeatmete Gifte	Auxiloson-Dosieraerosol	5 Hübe alle 10 Minuten bis zum Sistieren des Hustenreizes bzw. prophylaktisch	Thomae, 7951 Biberach
Gifte von der Haut	Roticlean	Abtupfen bzw. baden	Dr. C. Roth, 7500 Karlsruhe 21
Gifte im Auge	Chibro-Kerakain, Isogutt-Spülflasche	1 Tropfen als Lokalanästhetikum Spülen, bis Beutel leer ist	Chibret, München Winzer, Konstanz
b) bei Bedarf: blausäurehaltige Brandgase	Natriumthiosulfat 4-DMAP	50–100 ml 10% i.v. 1,5 mg/kg KG i.v.	Dr. F. Köhler Chemie GmbH, 6146 Alsbach
Methämoglobinbildner	Toluidinblau	2 mg/kg KG i.v.	Dr. F. Köhler Chemie GmbH, 6146 Alsbach
Anticholinergika (Psychopharmaka, Atropin, Alkohol)	Anticholium	Erw. 2 mg, Kind 0,5 mg i.v., i.m.	Dr. F. Köhler Chemie Gmbh, 6146 Alsbach
Metalle	Dimaval	200 mg oral, i.v., i.m.	Heyl, 1000 Berlin

Gegengift-Indikationen

Tox-Koffer

Deckel: Alkotest, Desinfektionsmittel (Mediosept), Antabus 0,5 (Alkohol-Acetaldehydsyndromauslöser), Natriumdithionit (Paraquatnachweis) Asservatröhrchen, 25-ml-Spritze (f. Natriumthiosulfat), 2 × 20 Dimaval (Arsen, Quecksilber), pH-Papier, 2 Fertigspr. 4-DMAP (Blausäure) Ampullen: 4 Akineton (Psychopharmaka-Dyskinesien), 2 Anexate (Benzodiazepine), 3 Aponal (Erregung), 3 Anticholium (Alkohol, Psychopharmaka), 3 Atropin 1% (E 605), 2 Na-Ca-Edetat (Metalle), 2 Ca 20% (Flußsäure), 5 Dimaval (Blei, Arsen, Quecks.), 2 4-DMAP (Blausäure), 2 Konakion (Marcumar), 3 Narcanti (Opiate), 3 Natriumthiosulfat (Blausäure), 3 Phenhydan (Entzugskrämpfe, Digitalis), 2 Toluidinblau (Methämoglobinbildner), 2 Toxogonin (E 605), 2 Amp. Fortral bzw. Morphin Boden: 10 Kohle (verschluckte Gifte), 6 Auxiloson Dosier-Aerosol (eingeatmete Gifte), 1000,0 Roticlean E (Hautgifte), 2 Isogutt Augenspülbeutel + Chibro-Kerakain (Augenverätzung), 50 Antidotum Thalii Kaps. à 250 mg (Thallium), T. Aponal forte (Drogenentzug), 100,0 Atropin 1% (E 605), Branddecke (Verätzungen), Locacorten Schaum (Verätzungen), 2 Fertigspr. Adrenalin (Herzstillstand, Allergie), 1 Fertigspritze Lidocain (Digitalis), Rezeptblock, Kassenzepte, Visitenkarten, Kuli, Spritzen, Kanülen

Postoperative Antidote

Anamnese	Morphinüberdosierung (Fentanyl)	Atropin Scopolamin u. a. Anticholinergika	Benzodiazepine Nebenwirkung (Dormicum)
Klinik	Miosis Atemdepression	Mydriasis Erregung Atemdepression	Verwirrtheit
Therapie (Präparat)	Naloxon (Narcanti®)	Physostigmin (Anticholium®)	Flumazenil (Anexate®)

Gegengift-Indikationen

Ersttherapie des Notarztes am Unfallort

Gift	Schnellnachweis	Therapie
Ätzmittelingestion (Säuren, Laugen)	pH-Papier	H_2O oder mit PEG 400 von der Haut spülen
Alkohol	Visidex-Blut	Glukose i. v. (100 ml 50%ig)
Blausäure (Brandgas!)	Dräger + Blausäure 2a	4-DMAP (3 mg/kg KG i. v.) und Natriumthiosulfat (100 ml 10%ig)
Kohlenmonoxid	Dräger + CO-HG	O_2
Lungenreizstoffe	Dräger + Chlorgas. Nitrosegas	Dexamethason-Spray (5 Hübe alle 10 Min. bis zum Sistieren der Beschwerden)
Phosphorsäureester	Dräger + Systox. 2/a	Atropin (5–50–500 mg i. v.)
Paraquat	Na-Dithionit (C. Roth)	Kohle-Pulvis, toxikol. Zentrum
Fluor, Flußsäure	Dräger + Chlorgas	Calciumglukonat 10 ml 10%ig i. v. (oral)
Metallsalze	Testpapiere	DMPS i. v. oder oral (2 Kaps. à 100 mg)
Methämoglobinbildner (Nitrite u. a.)	evtl. Nitur-Test	Toluidinblau (2 mg/kg i. v.)

Giftnotfall – Erste Hilfe

Folgende Medikamente und Hilfsmittel sollten in einer Hausapotheke oder im Erste-Hilfe-Raum eines Betriebes (Sanitätsraum) vorhanden sein:
- Auxiloson Dosier Aerosol **(G 7)**
- 4-DMAP, Einmalspritze, **(G 17)**
- Isogutt Augen-Spülflasche **(G 23)**, Chibro-Kerakain **(G 13)**
- Kohle-Pulvis **(G 25)**
- Locacorten Schaum **(G 31)**
- Roticlean **(G 33)**
- Novalgin-Tropfen **(G 42)**
- pH-Papier, z. B. Merckotest
- Rettungs-Aluminiumdecke, z. B. Fa. Soehngen
- Valium Tabl. **(G 60)**
- Verbandpäckchen, Heftpflaster,

Wundpflaster, Wasserglas, Kaffeelöffel, Seife
– Dimaval-Kaps. (G 63)
Vor jeglicher Anwendung von Medikamenten sollte unbedingt der zuständige Arzt telefonisch um Rat gefragt werden.

Giftunfall-Verhütung
Wenn entsprechende Vorsorgemaßnahmen zur Unfallverhütung beachtet würden, könnten viele Unfälle verhindert werden. Erforderliche Maßnahmen:
1. Geeignete Schutzkleidung tragen. Unterwäsche und Kittel sollten aus Material bestehen, das bei Hitzeeinwirkung nicht schmilzt, wie Baumwolle, Wolle oder Rayon. Die Schuhe sollten rutschfest und möglichst geschlossen sein.
2. Schutzbrillen mit Seitenschutz sollten ständig getragen werden; bei gefährlichen Arbeiten sollte eine Vollschutzbrille oder ein Gesichtsschutz getragen werden.
3. Atemschutzgeräte sollten bei Arbeiten mit schädlichen Gasen oder Dämpfen verwendet werden. Die Maske muß gasdicht, das Filter nicht verfallen sein. Jeder muß seine eigene Maske haben.
4. Nicht essen am Arbeitsplatz. Keine Nahrungsmittel dort aufbewahren. Keinen Alkohol oder Schlafmittel vor oder während der Arbeit zu sich nehmen, da hierdurch die Reaktionsfähigkeit wesentlich beeinträchtigt wird.
5. In Laboratoriumsräumen darf nur mit ausdrücklicher Genehmigung des Laboratoriumsleiters geraucht werden; es sollen bei explosionsgefährdeten Arbeiten keine offenen Flammen, nur explosionsgeschützte Elektrogeräte, keine heißen zündfähigen Oberflächen verwendet und elektrostatische Entladungen vermieden werden.
6. Arbeitsplatz wirksam belüften, eventuell auch am Boden, bei Gasen, die schwerer als Luft sind. Fenster nie verstellen. Abzug routinemäßig kontrollieren. Ausreichende Beleuchtung anschalten.
7. Sicherheitsvorschriften auf den Packungen der Chemikalien beachten, Chemikalien nicht verwechseln. Hochwirksame Gifte unter Verschluß aufbewahren.
8. Arbeiten nur nach Literaturvorschrift. Keine eigenmächtigen Laboratoriumsarbeiten. Kenntnis der chemischen Reaktion beziehungsweise der dabei entstehenden Verbrennungswärme und freiwerdenden Gase (Cyanide und Säuren → Blausäure).
9. Beim Umfüllen von Chemika-

lien aus der Originalpackung die neue Packung sofort ausreichend beschriften und mit Warnsymboletiketten versehen. Niemals in Getränkeflaschen umfüllen.
10. Chemikalien niemals in der Nähe von Lebensmitteln aufbewahren.
11. Chemikalien vor dem Zugriff von Kindern sicher aufbewahren.
12. Gefährliche Flüssigkeiten nur mit Sicherheitspipetten ansaugen.
13. Gefährliche Abfallstoffe und brennbare Flüssigkeiten nicht in den Hausmüll oder in den Ausguß geben, sondern fachgerecht beseitigen.
14. Reaktionen, bei denen giftige Gase freiwerden, sollten nur von einer Person und unter dem Abzug durchgeführt werden.
15. Regelmäßige Löschübungen und Kontrolle der Lösch- und Rettungsgeräte. Art und Umfang müssen der Brandgefahr entsprechen.
16. Sorgen, daß Fluchtwege in ausreichendem Umfang vorhanden, ständig freigehalten werden, jederzeit benutzbar sind und auffällig gekennzeichnet sind.
17. Beim Verlassen des Labors alle Hähne am Arbeitsplatz und zentral verschließen.
18. Gelegentlich im Labor Beschäftigte wie Handwerker sind auf besondere Gefahren in ihrem Arbeitsbereich hinzuweisen, wenn sich diese Gefahren nicht beseitigen lassen.

Giftnotrufzentren

Bundesrepublik Deutschland

Folgende Informationsstellen sind Tag und Nacht bereit, Auskünfte über Diagnostik und Therapie bei Vergiftungsfällen aller Art zu erteilen:

Medizinische Kliniken

Berlin
Reanimationszentrum der Freien Universität im Klinikum Westend
Spandauer Damm 130
1000 Berlin 19
Durchwahl:
(0 30) 30 35-4 66/22 15/4 36
Zentrale: (0 30) 30 35-1

Braunschweig
Medizinische Klinik des Städtischen Krankenhauses
Salzdahlumer Straße 90
3300 Braunschweig
Durchwahl: (05 31) 6 22 90
Zentrale: (05 31) 69 10 71

Giftnotrufzentren

Hamburg
II. Medizinische Abteilung des Krankenhauses Barmbek, Giftinformationszentrale, Rübenkamp 148, 2000 Hamburg 60
Durchwahl: (0 40) 63 85-3 45/34

Kiel
Zentralstelle zur Beratung bei Vergiftungsfällen an der
I. Medizinischen Universitätsklinik Kiel
Schittenhelmstraße 12, 2300 Kiel
Durchwahl: (04 31) 5 97-32 68
Zentrale: (04 31) 5 97-1
Pförtner: (04 31) 5 97 24 44/24 45

Koblenz
Städtisches Krankenhaus Kemperhof,
Medizinische Klinik
Koblenzer Straße 115–155
5400 Koblenz
Durchwahl: (02 61) 4 60 21, App. 324

Ludwigshafen
Städtische Krankenanstalten Ludwigshafen,
Entgiftungszentrale
Bremserstraße 79
6700 Ludwigshafen
Durchwahl: (06 21) 50 34 31
Zentrale: (06 21) 50 31

Mainz
II. Medizinische Universitätsklinik und Poliklinik, Intensivtherapiestation u. Entgiftungszentrale
Langenbeckstraße 1, 6500 Mainz
Durchwahl: (0 61 31) 19 27 41 oder
(0 61 31) 19 24 18, (0 61 31) 2 23 33

München
Toxikologische Abteilung der
II. Medizinischen Klinik rechts der Isar
der Technischen Universität
Ismaninger Straße 22
8000 München 80
Durchwahl: (0 89) 41 40 22 11
(0 89) 41 40 24 66
Zentrale: (0 89) 4 14 01
Fernschreiber: 05-24-404 klire d

Münster
Medizinische Klinik und Poliklinik
Westring 3, 4400 Münster
Durchwahl: (02 51) 83-6 67 oder
(02 51) 83-62 01/62 02
Zentrale: (02 51) 83-1
Spez. toxikol. Fragen: (02 51) 83 55 10

Nürnberg
II. Medizinische Klinik der Städtischen Krankenanstalten,
Toxikologische Abteilung
Flurstraße 17, Abholfach
8500 Nürnberg 5
Durchwahl: (09 11) 3 98 24 51
Zentrale: (09 11) 3 98-1

Privater Träger
München
TOXCENTER MÜNCHEN e. V.
Weinstr. 11
8000 München 2
Tel.: (0 89) 77 77 77, 79 43 97

Speziell für Vergiftungsunfälle bei Kindern

Berlin
Beratungsstelle für Vergiftungserscheinungen an der Universitäts-Kinderklinik
Huebnerweg 6, 1000 Berlin 19
Durchwahl: (0 30) 3 02 30 22

Bonn
Universitätskinderklinik und Poliklinik Bonn, Informationszentrale gegen Vergiftungen
Adenauerallee 119, 5300 Bonn 1
Durchwahl: (0 22 21) 21 35 05/21 70 51
Fernschreiber: 88 69 548 KLBO D

Freiburg
Universitätsklinik Freiburg,
Informationszentrale für Vergiftungen
Mathildenstraße 1, 7800 Freiburg
Durchwahl: (07 61) 2 70 43 61
Pforte: (07 61) 2 70 43 01
Zentrale: (07 61) 27 01

Giftnotrufzentren

Homburg/Saar
Universitäts-Kinderklinik Homburg/Saar,
Informationszentrale für Vergiftungen

6650 Homburg/Saar
Durchwahl: (0 68 41) 16 22 57 oder
(0 68 41) 16 28 46

Zentren mit noch nicht durchgehendem 24-Stunden-Dienst

Medizinische Kliniken

Bremen
Zentralkrankenhaus
Allg. Anästhesieabt.
St.-Jürgen-Straße, 2800 Bremen
Diensthabender Arzt:
(04 21) 4 97 34 05
(Montag bis Freitag, 8.00 bis 16.00 Uhr)

Verbrennungsbetten
Zentrale Vermittlung
Tel.: (0 40) 24 82 88 37, 24 82 88 38

Kinderkliniken

Göttingen
Universitätskinderklinik und Poliklinik
Humboldtallee 38, 3400 Göttingen
Zentrale: (05 51) 39 62 10/11
(Vermittlung an den diensthabenden Arzt)
Poliklinik (05 51) 39 62 39

Papenburg
Marienhospital – Kinderabteilung
2990 Papenburg
Zentrale: (0 49 61) 20 44
(Vermittlung an den diensthabenden Arzt der Kinderabteilung)

Europäisches Ausland

Zentren mit durchgehendem 24-Stunden-Dienst

Belgien
1060 Bruxelles, Centre National de Prévention et de Traitement des Intoxications, Rue Joseph Stallaert, Nr. 15
Tel.: 02/3 45 45 45, 02/6 49 29 29.
Sprachen: Franz., Holl., Engl. (Deutsch).

Bulgarien
Sofia, Centre anti-Poisons, Clinique Toxicologique, boulev. Totlebene 21
Tel.: 52 11 61, 52 50 11.
Sprachen: Französisch, Deutsch, Russisch.

Dänemark
2100 Copenhagen Ø, Centrallaboratoriet Rigshospitalet Blegdamsvej
Tel.: Dänemark 01.39 42 33, Lokal: 30 11.
Sprachen: Dänisch, Englisch.

Frankreich
69-Lyon 3è, Centre anti-Poisons,
Service d'information toxicologique.

Service de Toxicologie Clinique et de Médecine Légale Hôpital Edouard Herriout, Pavillon N, Place d'Arsonval
Tel.: (91 33) 78/60 99 50, 78/84 74 11, App.: 253.
Sprache: Französisch.

13-Marseille (9b), Centre anti-Poisons
Hôpital Salvator, 249
Bd. Ste Marguerite
Tel.: 91/75 25 25. Sprachen: Französisch, Englisch.

Nancy 54, Clinique Toxicologique
Centre Hospitalier et Universitaire,
Service de Réanimation, Centre anti-Poisons, 29, avenue de Lattre de Tassigny
Tel.: 28/52 92 10. Sprache: Französisch.

Großbritannien
Cardiff (Wales), Clinical Chemistry Cardiff Royal Infirmary

55

Giftnotrufzentren

University of Wales, Hospital, Heath Park
Tel.: Cardiff: 3 31 01. Sprache: Englisch.

Edinburgh 3 (Scotland), Clinical Chemistry Royal Infirmary, Regional Poisoning, Treatment Centre, Lauriston Place
Tel.: 0 31/229.2477.
Sprache: Englisch.

London S. E. 14 (Engl.), Laboratory of the Poisons Unit New Cross Hospital, Avonley Road
Tel.: 01-407-7.600. Sprache: Englisch.

Holland
Utrecht, Nationaal Vergiftigingen Informatie Centrum Rijks Instituut voor de Volksgezondheid, Sterrenbos 1
Tel.: 0 30-78 91 11 App.: 12 22 u. 13 75.
Sprachen: Holländisch, (Französisch), (Englisch), (Deutsch).

Antonie van Leeuwenhoekl N° 9, Postbus 1,
Tel.: 0 30-78 91 11 App.: 12 22 u. 13 75.
Sprachen: Holländisch, (Französisch), (Englisch), (Deutsch).

Irland
Dublin, Poisons Information Jervis Street Hospital,
Tel.: Dublin 45 588, Sprache: Englisch.

Italien
Milano, Centro antiveleni, Servizi de Informazione. Ospedale Maggiore di Milano, Piazza Ospedale Maggiore 3
Tel.: 02/6 42 85 56. Sprache: Ital.

00161 Roma, Centro antiveleni Instituto di Medicina Legale della Universita di Roma, Viale Regina Elena 336
Tel.: 06/49 06 63. Sprache: Italienisch.

10.126 Torino, Centro antiveleni dell'Universita di Torino, Corso Polonia, 14
Tel.: 0 11/63 76 37.
Sprachen: Italienisch, Französisch, Englisch.

Norwegen
Blindern, Oslo 3, Giftkartoteket Farmakologisk Institutt, Universitet i Oslo Odontologibygst
Tel.: 46 68 00 ext. 90 63 (von 8.30–15.30 Uhr) 46 18 70 ext. 76 28 bzw. 77 99 (durchgehend). Sprache: Norwegisch.

Österreich
1090 Wien, Universitätsklinik.
Lazarettgasse 14
Tel.: Wien (02 22) 43 43 43 oder 43 68 98.
Sprache: Deutsch.

Polen
Krakow, Klinika Chorob, Zawodowyck Oddzial Ostrych Zatruc, UL. Kopernika, 26
Tel.: 2 41 70.
Sprachen: Polnisch (Englisch).

Portugal
Lisboa, S.O.S. Centro Informativa de Intoxicacoes, Avenida Elias Garcia, 81
Tel.: 76 11 76, 76 77 77, 76 34 56.
Sprachen: Portugiesisch, Französisch, Englisch.

Schweden
Stockholm, Giftinformationscentralen, Poison Control Center Karolinska Sjukhuset
Tel.: 08/34 05 00. Sprachen: Schwedisch (Englisch).

Schweiz
8028 Zürich, Schweizerisches Toxikologisches Informationszentrum (Centre Suisse d'information toxicologique, Institut de Médecine Légale de l'Université de Zürich), Klosbachstr. 107
Tel.: 01/2 51 51 51. Sprachen: Französisch, Englisch, Deutsch (Italienisch).

Spanien
Madrid 4, Instituto Nacional de Toxicologia, Ministerio de Justicia, Farmacia 9
Tel.: 2 32 33 66. Sprache: Spanisch.

Tschechoslowakei
Prag 2, Poisons Information Center, Clinic for Occupational Diseases, Vysebradska 49
Tel.: 24 68 96. Sprachen: Englisch, Deutsch, Französisch.

Giftnotrufzentren

Zentren mit noch nicht durchgehendem 24-Stunden-Dienst

Dänemark
75-2900 Hellerup, Statens Institut for Arbejdshygiene, Baunegardsvej, 73
Tel.: Denmark ask: Gentofte, 98 68 (tgl. 9.00–16.00 Uhr), samstags: 9.00–12.00 Uhr). Sprachen: Dänisch, Englisch.

Frankreich
59-Lille, Hôpital Calmette,
Bd. Prof. Leclercq
Tel.: 20/54 55 56 (von 9.00–18.00 Uhr).
Sprache: Französisch.

Spanien
Barcelona 9, Laboratoire de Toxicologie Instituto Nacional de Toxicologia, Apartado de Correos, 2.408, Bruch, 100-2°
Tel.: 2 58 51 13 (tgl. 10.00 bis 13.00 Uhr), (außer Sonnabendnachmittag).
Sprachen: Spanisch, Französisch.

Norwegen
Oslo, 3, Statens Rettstoksikologiske Institutt, Sognsvannsveien. 28
Tel.: Oslo, 60 85 80 (office-hours during the week). Sprachen: Norwegisch, Englisch.

Oslo, 3. Yrkeshygienisk Institutt, Gydas Vei, 8
Tel.: Oslo, 46 68 50 (office hours during the week). Sprachen: Norw., Engl., Deutsch.

Diagnostik

Diagnostik einer Vergiftung

Verdacht		
Asservate:	**Fremdanamnese:**	Ätzschorf, Amaurose
Tablettenreste	Beobachter	Anisocorie, Anurie,
Speisereste (Pilze)	Miterkrankter	Augenmuskellähmung,
Erbrochenes		Augenschmerzen,
Luftprobe	**Eigenanamnese:**	Bradykardie
(Unfallort)	Nahrungsmittel	Brechdurchfall,
Stuhl (Lebensmittel,	(Pilze)	Dekubitus
Schwermetalle)	Gewerbliche Gifte	Erregung, Farbsehen
Tatortbegehung	Drogen	Gewichtsverlust, Geruch
(Polizei, Arzt)	Soziale Situation	Gesichtsfarbe,
Mitvergiftete	(Selbstmord, Mord)	Halluzinationen
(Vorbefunde)		Herzrhythmusstörungen
Eigenanamnese	**Untersuchungsbefund:**	Hörstörungen,
Fremdanamnese	Verätzungen	Hyperpnoe
Ursache:	Mageninhalt	Hypersalivation,
Unfall	(diagnostische MS)	Hyperthermie
gewerblich	Ausatemluft	Hypothermie, Ikterus
suizid	(typ. Geruch)	Konjunktivitis
Mord?	Injektionsnarben	Kopfschmerz, Krämpfe
	(i. m./i. v.)	Lungenödem
	Giftreste in Vagina	Magen-Darm-Blutung
	oder After	Miosis, Mydriasis
		Potenzverlust
		Psychose/Parästhesien
		Ptosis, Risus sardonicus
		Sehstörungen,
		Schweißausbruch
		Schwindel, Strabismus
		Tachykardie, trockener Mund
		Urinbeschaffenheit
Beweis		
Toxikologische	Toxikol. Untersuchung	Blutdruck, Puls
Untersuchung der	Mageninhalt (qual.)	Ekg, EEG
Asservate	Blut (quant.)	Blut-Urin-Werte
	Stuhl (quant.)	Rö-Thorax
	Urin (qual.)	Rö-Abdomen
	Liquor	Sonogramm Magen
	Ausatemluft	Konsil Neurologie,
		HNO, Augen, Gyn.
		Psychiater

Hinweissymptome

Giftwirkung

Hinweissymptome

Abortiva
Aloe, Apiol (Petersilie, Petroselium sativum), Anricaflavon (Arnika, Arnica montana), Asaron (Haselwurz, Asarum europaeum), Benzol, Blei, Bryonin (schwarzbeerige Zaunrübe, Bryonia alba; rotbeerige Zaunrübe, Bryonia dioica), Cantharidin (spanische Fliege, Lytta vesicatoria), Chinin, Chlorate, Crocin (Safran, Crocus sativus), Dicumarol, Ergotamin, Glyzerin (intrauterin), Kaliumpermanganat, Koloquinten, Myristicin (Muskatnuß, Myristica fragrans), Nitrobenzole, Phosphor, Pulegon (Poleiminze, Mentha pulegium), Quecksilberpräparate, Sabinol (Sadebaum, Juniperus sabinae), Schwefelkohlenstoff, Secale cornutum (Mutterkorn, Claviceps purpurea), Taxin (Eibe, Taxus baccata), Tetrachlorkohlenstoff, Thallium, Thujon (Rainfarn, Chrysanthemum vulgare; Salbei, Salvia officinalis; Thuje, Thuja occidentalis; Wermut, Artemisia absinthium), Triethylenmelamin, Zyanide, Zytostatika.

Achylie
Alkohol, Kohlenwasserstoffe, flüssige, Schwefelkohlenstoff, Vitamin D

Akne
ACTH, Brom, Chlor, chlorierte Naphthaline und Diphenyle (PCB), Cortison, Thallium

Akrodynie (infantile)
Kalomel u. a. Quecksilber-Präparate

Akrozyanose
Arsen

Akustikusschädigung
Acidum acetylosalicylicum (Aspirin®), Aconitin (Sturmhut, Aconitum napellus), Ascaridol (Gänsefuß, Chenopodium anthelminthicum), Bacitracin, Chinin und Chinidin, Dimethylanilin, Dinitrobenzol, Etakrynsäure, Halogenkohlenwasserstoffe (Methylbromid, Trichloräthylen usw.), Kanamycin, Kohlenoxyd, Kohlendioxyd, Methylalkohol (chronisch), Neomycin, Pyridin, Quecksilber, Quecksilber-Alkylverbindungen, Salizylate, Schwefelkohlenstoff, Streptomycin (vor allem Dihydro-Streptomycin), Thallium, Trichlorethylen, Viomycin, Zyanide

Alkoholunverträglicheit (Acetaldehyd-Syndrom)
Butyraldoxim, Cefamandol (Mandokef®), Cefoperazon (Cefobis®), Cefotiam (Halospor®, Spizef®), Disulfiram (Antabus®), Faltentintling (Coprinus atramentarius), INH (Isonikontinsäureanhydrid), Kalziumzyanamid (Kalkstickstoff), Lamoxactam (Festamoxin®, Moxolactam®), Metaldehyd (Meta®), Methämoglobinbildner 279, Nitrefazol (Altimol®), Nitroglykol (= Ethylenglykolnitrat), Schlafmittel, Schopftintling, Coprinus comatus, Thiuran, Thyomoleptika, Tolbutamid, Tranquillantien

Allergie (Zahnarzt)
Zwölf der am häufigsten, in der Zahnheilkunde verwendeten allergenen Substanzen: Benzocain, Formaldehyd, Jodoform, Kaliumdichromat, Kolophonium, Merkaptobenzothiazol, Metakrylsäuremethylester, Nickelsulfat, Perubalsam, Tetracain, Phenylmercurinitrat, metallisches Quecksilber

Amaurose
Absinth, Acetanilid, 8-Aminochinolderivate (Primaquin etc.), Antiparkinsonmittel, Arsenpräparate, Aspidinol (Wurmfarn, Aspidium filix mas), Broxyquinolin, Chinin und Chinidin, Chloroform, Chloroquin (Resochin®), Clioquinol (Vioform®), Dinitrobenzol, Dinotrophenol, Ethylalkohol (in Kombination mit Nikotin), Ethylbromid, Jod, Kohlenoxyd, Melleril, Methanol, Methylalkohol, Methylbromid, Methylchlorid, Methyljodid, Methylazetat, Morphium (chron.), Natriumjodat (chron.), Nikotin (zus. mit Alkohol), Optochin, 8-Oxychinolinderivate, Quecksilber, Salizylate, Santo-

59

Hinweissymptome

nin, Sauerstoff (Frühgeburten), Schwefelkohlenstoff, Tetrachlorkohlenstoff (akut), Thallium, Thioridazinum (Melleril®), Trichlorethylen, Vitamin A (Papillen-Ödem, „Pseudotumor")

Amenorrhoe, Dysmenorrhoe
Arsen, Benzol, Blei, Drogenabhängigkeit, Kohlenwasserstoffe, chlorierte und nitrierte Derviate, Nitroglyzerin, Schwefelkohlenstoff, Senfgas, Tetrachlorkohlenstoff, Thallium, Trinitrotoluol, Vitamin A, Zytostatika

Analgesie
Alkohol, Benzin, Bromide, Kohlenmonoxid, Methanol, Schlafmittel, Quecksilber

Anämie, aplastische
Apronalid, Antidiabetika, Antikonvulsiva, Arsen, Arsphenamin, Azetazolamid, Benzol, Chloramphenicol, Chlorbenzole, Chlordan, Dimethylaminoantipyrin, Dioxan, Fluoride, Glykole, Glykolmonomethylether, Gold, Hexachlorcyclohexan (Lindan), Hydantoin, Kaliumperchlorat, Lithiumkarbonat, Lindan, Nitrobenzole, Parathion, Phenylbutazon, Podophyllin, radioaktive Substanzen, Saluretika, Sulfonamide, Terpentin, Tetrachlorkohlenstoff (chron.), Thiamphenicol, Tridion, Trinitrotoluol, Zytostatika

Anämie, hämolytische
Aethylium paraaminobenzoicum, Amanitin (Knollenblätterpilz, Amanita phalloides), Ameisensäure, Amylnitrit, Arsenwasserstoff, Aspinidol (Wurmfarn, Aspidium filix mas), Blei, Bor, Chinin, Chinidin, Chlorate (z. B. Kaliumchlorat), Chrom, Diethylendioxid, Essigsäure, Fluor, Glykole, Hydrochinon, Kresol (Lysol®), Kupfersulfat, Methyldopa, Methyl- und Dimethylhydrazin, Nickeltetrakarbonyl, Nitrite, Phenole, Phosgen, Phosphorwasserstoff, Primaquin, Pyrogallol, Schlangengifte, Schwefelkohlenstoff, Seifen und Detergentien, Tenside, Terpentinöl, Tetrachlorethan, Thyrothrycin, Vicin (Saubohne, Vicia fava), Xylenolum (= Kresol)

Anämie, makrozytäre (Perniziosa)
Arsen, Benzol, Hydantoin-Derivate, Kohlenoxyd, Lithiumkarbonat, Nitrofurantoin, Mepacrinum chloratum (Atebrin®), Primidonum

Anämie, sideroblastische
Arsen, Blei, Turberkulostatika (PAS, INH)

Anhidrose
Chlorethazine, Chlorpromazin, Thallium, Zytostatika

Anisokorie
Alkohol, Schlafmittel (Barbiturate, Methaqualon)

Anosmie
Ammoniak, Amphetamine, Arsen, Azetaldehyd, Azetanilid, Azetessigsäure, Cadmium, Chromate, Dichlorethylen, Ether, Formaldehyd, Jodoform, Kohlenoxyd (zentrale Wirkung), Kokain, Meskalin, Methylhalogene, Nitrose Gase, Osmiumtetroxyd, Ozon, Phosgen, Quecksilber, Säuredämpfe, Selendioxid, Selenwasserstoff, selenhaltige Medikamente (z. B. geg. Seborrhoe), Schwefeldioxid, Trichlorethylen

Anurie
Arsen, Atropin, Chinin, Ethylenglykol, Formaldehyd, Isopropylalkohol, Morphin, Oxalsäure, Phenol, Phosphor, Quecksilber, Sufonamide, Terpentin, Tetrachlorkohlenstoff, Trinitrotoluol

Arteriosklerose
Blei, Kohlenoxyd, Nikotin, Schwefelkohlenstoff

Asthma bronchiale
Acidum acetylosalicylicium (Aspirin®), Acrolein, Alkylphosphate, Betarezeptorenblocker, Bicycloheptadiendibromid, Chinin, Diazomethan, Dichlordiethylether, Emetinum hydrochloricum (Emetin®), Essigsäureanhydrid, Federn (Vogel-), Heparin und Heparinoide, Hölzer, tropische, Insekten-

Hinweissymptome

stiche (Bienen, Wespen), Jodide, Jodoform, Ipecahuana, Isozyanat, Pelzhaare, Penicillin, Pferdehaare, Phosgen, Phosphortrichlorid, Phosphoroxychlorid, Phosphorpentachlorid, Phosphorpentasulfid, Phosphorhalogenide, Pilocarpingruppe, Platin, Pilze (Schimmel-), Pollen, p-Phenylendiamin, Pyrethrum, Quecksilberpp. org., Rizin, Schwefeldioxyd, Senfgas, ,,Smog" (verstärkt Asthma), Tetryl, Ursole usw., Wolle

Asthma bronchiale

Agens	Beruf
Ampicillin	Antibiotikaherstellung
Azo- und Anthrachinonfarben	Chemische Fabriken
Bakterielle Enzyme	Waschmittelherstellung
Rhizinusbohnen	Ölherstellung
Chloramin-T	Antibiotikaherstellung
Chrom, Nickel	Metallverarbeitung
Cortex quillajae	Seifenherstellung
Diphenylmethan-Diisozyanat	Polyurethanschaumherstellung und -verarbeitung
Getreidestaub	Landwirtschaft, Getreidesilo, Mühlen
Gummi	Druckereien
Henna-Farben	Friseure
Insekten	Forschungslabors
Meeresfrüchte	Austernfischer, Verarbeitung
Miako (japanische Speise)	Lebensmittelherstellung
Pankreasenzyme	Pharmazeutische Industrie
Papain	Pharmazeutische Industrie, Fleischverarbeitung
Paraphenylendiamin	Gummiherstellung, Pelzindustrie, Haarfarben
Penicillin	Antibiotikaherstellung
Phenylglyzin	Antibiotikaherstellung
Phthalsäureanhydrid	Epoxidplastik und -farben, Fleischverpackung
Platinsalze	Fotografie, Metallveredlung
Psylliumsamen	Pharmazeutische Industrie
Sojabohnen	Verarbeitung
Spiramycin	Antibiotikaherstellung
Sulfathiazol	Antibiotikaherstellung
Sonnenblumensamen	Verarbeitung und Verpackung
Staub von grünem Kaffee	Kaffee-Röster und -transport
Tabakblätter	Zigarettenherstellung
Trimellitinanhydrid	Epoxidplastik und -farben
tropische Hölzer	Holzverarbeiter
Weizen- und Roggenmehl	Bäcker, Müller

Hinweissymptome

Ataxie mit Tremor
Alkylphosphate, Allyldibromid, Antihistaminika, Barbiturate, Benzin, Bleitetraethyl, Bromide, Chlornitrobenzol, Chlorphenothan (DDT®), Chlorpromazinum und Derivate, Cytisin, Dichlorphenoxyazetat (MCPA), Dinitrobenzol, Diphenylhydantoin (Dilantin®), Ethylalkohol, Ethylenchlorhydrin, Gelsemin, Giftfische (Tetraodontiae), Hyoscyamin (Bilsenkraut, Hyoscyamus niger), Hydrazin, Kohlenoxyd, Kokain, Lysergsäure, MCPA, Menthol, Mescalin, Metadämpfe (Metaldehyd), Methylalkohol, Methylbromid, Methylchlorid, Methyljodid, Morphin, Muscarin (Giftpilze), Naphthalin, Nickeltetrakarbonyl, Nitrochlorbenzol, Paraldehyd, Petrol, Phenetolcarbamid (Dulcin®), Phosphorpentachlorid, Piperazin, Pyridin, Quecksilber, Rotenon, Schwefelkohlenstoff, Streptomycin, Thallium, Thiuram, Trichlorethylen, Trimethadionum (Tridion®), Zyanwasserstoff

Ataxie
Alkohol, Atropin, Blei, Carbamazepin, Cocain, Gluthetimid, Halluzinogene, Hydantoine, Lithium, Mangan, Methanol, Nikotin, Opiate, Psychopharmaka, Quecksilber, Thallium

Atemstillstand
Alkohol, Barbiturate, Blausäure, Cyanide, Isopropylalkohol, Kohlenmonoxid, Lidocain, Nickel, Opiate, Phenol, Phosphorsäureester (E 605), Procain, Schlafmittel, Streptomycin, Strychnin, Theophyllin, Zyanide

Ätzschorf an der Mundschleimhaut
gelb – Salpetersäure, Pikrinsäure; weiß – Salzsäure, Phenole; schwarz – Schwefelsäure; grün – Nickel; braun – Ameisensäure, Essigsäure, Kaliumpermanganat; blutig – Laugen; samtartig gerötet – Oxalsäure

Augenmuskellähmung
Botulismus

Augenschmerzen
Ätzmittel Bromacetophenon (Tränengas), Lost

Azidose
Aceton, Ammoniumchlorid, Formaldehyd, Metaldehyd, Methylalkohol, Säuren (Salicylsäure), Nierengifte, Schock bei allen Vergiftungen

Basophile Tüpfelung
Arsenwasserstoff, Anilin, Benzol, Blei, Gold, Jodkalium, Phenylhydrazin, Silber, Sublimat, Zink

Bauchschmerzen
Antimon, Arsen, Benzin, Blei, Cadmium, Chinin, Chloralhydrat, Cocain, Codein, Ethylenglykol, Fluoride, Gold, Isopropylalkohol, Mangan, Methanol, Morphin, Paraldehyd, Phenol, Procain, Psychopharmaka, Quecksilber, Salizylate, Thallium, Thiocyanate

Blasenatonie
Belladonna, Ganglienblocker, Opioide, Schlafmittel

Blasenbildung, Ulzera
Aescin (Roßkastanie, Aesculum hippocastanum), Ameisensäure, Anemonin (Anemonen), Aroin (Aronstab, Arum maculatum; Calla palustris, Schlangenkraut), Cantharidin (Spanische Fliege, Lytta vesicatoria), Chlorsalze, Chrom, Dichlorphenoxyazetat (Herbizid), Dicumarol, Dimethylsulfat, Fluor (Flußsäure), Furocumarin (Pastinak, Pastinaca sativa), Helleborein (Christrose, Helleborus niger, Grüne Nieswurz, Helleborus viridis), Iridin (Schwertlilie, Iris germanica), Kalomel, Kalziumzyanamid, Laugen, Lost, MCPA (Herbizid), Mezerein (Seidelbast, Daphne mezereum), Natrium-, Kalium-, Kalziumhypochlorit, Phenole, Phosphor, Protoanemonin (Christophskraut, Actaea spicata), Quecksilbersäuren, Schwefeldioxid, Senfgas, Tuberkulin (bei Sensibilisierung), Urushiol (Giftsumach, Rhus toxicodendron), Vitamin A (hohe Dosen), Wasserstoffperoxid (30–40%ig)

Blasenpapillome und Blasenkarzinome
4-Aminodiphenylmethan, Aminotriphenylmethan, 2-Azetylaminofluoren, β-Naphtylamin

Hinweissymptome

Blasenreizung
Anilin, Cantharidin, Chromate, Juniperus sabinae (Sadebaum), Kresol (Lysol®), Naphthalin, PAS (durch Hypoprothrombinämie), Phenol, Phenolphthalein, p-Phenyldiamin, Schwefelkohlenstoff, Terpentinöl, Thuja, Zytostatika

Blutiger Stuhl
Antimon, Arsen, Cumarin, Isopropylalkohol, Morphin, Phenol, Wismut

Bradykardie
Aconitin (Sturmhut, Aconitum napellus), Adonisit (Frühlingsteufelsauge, Adonis vernalis), Allyldibromid, Amanitin (Fliegenpilz, Amanita muscaria; Pantherpilz, Amanita pantherina), Barium, Blei, Bleitetraethyl, Blutdruckmittel, Cheiranthin (Goldlack, Cheiranthus cheiri), Chinidin, Chloroquin, Clitocybe, Convallarin (Maiglöckchen, Convallaria majalis), Delphinin (Rittersporn, Delphinum), Digitalis (Fingerhut, Digitalis), Ethylchlorvynol, Gelsemin, Helleborein (Christrose, Helleborus niger; Grüne Nieswurz, Helleborus viridis); Herzglykoside, Isopropylalkohol, Kohlenmonoxid, Lidocain, Morphinpräparate, Muscarin (Rißpilz, Inocybe lateraria), Naphazolinum nitricum (Privin®), Oleandrin (Oleander, Nerium oleander), Opiate, Physostigmin, Pilocarpin, Rauwolfia (Reserpin), Schlafmittel, Scillaren (Meerzwiebel, Scilla maritina), Strophanthoside, Taxin (Eibe, Taxus baccata), Vaccinin (Rauschbeere, Vaccinium uliginosum), Veratrin (Nieswurz, Veratrum)

Brechdurchfall
Aconitin, Alkohol, Antimon, Arsen, Benzin, Cadmium, Chloralhydrat, Cocain, Cyanide, Digitalis, Dipyridamol, Fluoride, Gold, Isopropylalkohol, Kohlenmonoxid, Methanol, Nahrungsmittel, Nikotin, Nickel, Pflanzen, Pilze, Phenol, Quecksilber, Schwermetalle, Selen, Thallium, Theophyllin, Wismut

Bronchialobstruktion
Azetylsalizylsäure, Phenacetin, Pyrazolone, Tartrazin (gelber Lebensmittelfarbstoff)

Bronchiektasen
Nach schweren Vergiftungen mit: Chlor, Nitrose Gase, Phosgen, Schwefeldioxyd, Vanadiumpentoxid

Cheyne-Stokes-Atmung, Atemlähmung
Aconitin (Sturmhut, Aconitum napellus), Alkohole, Alkylphosphate, Ammoniumsulfid, Anilin, Äther, Barbiturate u. a. Schlafmittel, Bariumpolysulfit, Benzin, Benzol, Botulin (Wurstgift, Clostridium botulinum), Bryonin (Schwarzbeerige Zaunrübe, Bryonia alba; Rotbeerige Zaunrübe, Bryonia dioica), Buxin (Eibe, Buxus baccata), Chloralhydrat, Chloroform, Cicutoxin (Wasserschierling, Cicuta virosa), Codein, Colchicin (Herbstzeitlose, Colchicum autumnale), Coniin (peripher) (gefleckter Schierling, Conium maculatum), Curare (peripher), Cytisin (Goldregen, Cytisus laburnum), Delphinin (Rittersporn, Delphinium consolida), Diacethylmorphinum (Heroin), Dichlorethan, Dinitrophenol, Ethylalkohol, Gelsemin, Glykoside, INH, Kobalt-Verbindungen ($CoCl_2$), Kohlenoxid, Kokain, Kohlenwasserstoff und Derivate, Methadon (Polamidon®), Methylalkohol, Morphin, Muscheln, giftige, Parathion und Derivate, Pethidin (Dolantin®), Petroleum, Phenole, Phophorwasserstoff, Rotenon, Sabinol (Sadebaum, Juniperus sabinae), Schlangengift, Schwefelkohlenstoff, Schwefelwasserstoff, Scopolamin (Tollkirsche, Atropa belladonna), Strychnin, Sulfite, Taxin (Eibe, Taxus baccata), Terpentinöl, Tetrachlorethan, Tetraodontiae (Giftfische), Thiuram

Chlorakne
Chlornaphthaline, polychlorierte Biphenyle (PCB), polychloriertes Dibenzodioxin (PCDD), polychlorierte Dibenzofurane (PCDF), Tetrachlorazobenzol (TCAB) und Tetrachlorazoxybenzol (TCAOB), Tetrachlordibenzodioxine (TCDD)

Cholestatische Hepatose oder Hepatitis
Atophan, 17-α-substituierte Östrogene (Ethinylöstradiol, Megestrol, Mestranol,

Stilböstrol), anabole Steroide (Norethisteron, Norethynodrel, Methandienon, Methylöstronil, Noräthandrolon, Methyltestosteron), Diamarole, Dinitrophenole; Thyreostatika (Thiouracil, Methimazol, Carbimazol), Antidiabetika (Tolbutamid, Chlorpropamid), Metahexamid, Phenformin, Psychopharmaka (Carbamazepin, Meprobamat, Haloperidol, Oxazepam, Diazepam, Chlordiazepoxid), Phenebrin, Phenindione, Pyrazincarbonsäure, Testosteron. Phenothiazine (Promazin, Chlorpromazin, Pherphenazin, Pericyazin, Pecazin), Tuberkulostatika (INH, Rifampicin), Erythromycin, Goldsalze, Antidepressiva Imipramin, Opipramin, Trimipramin, Antiarrhythmika (N.-Propyl-Ajmalin), Hydantoine, Phenylbutazon, Arsen-Verbindungen Arsphenamin, Syntharsan, Carbarson, Neosalvarsan, Diuretika und Urologika Furosemid, Chlorothiazid, Polythiazid, Nalidixinsäure, Nitrofurantoin, Meandomycin, Ovulationshemmer, Penicillin, Sulfonamide

Colitis ulcerosa
Chrom, Quecksilber, Wismut

Darmspasmen
Blei, Thallium

Demenz
Barbiturate, Ethylalkohol, Kohlenoxid, Quecksilber, Thallium

Dermatitis, entzündliche
Antimon, Arsen, Atropin, Barbiturate, Benzin, Beryllium, Bor, Bromide, Chinin, Chloralhydrat, Cocain, Codein, Digitalis, Ephedrin, Gold, Hydantoine, Methanol, Morphin, Nickel, Phenol, Quecksilber, Salizylate, Strychnin, Sulfonamide, Thallium, Thiocyanate, Wismut

Dermatitis exfoliativa generalisata, tödliche
Arsen und -derivate, Goldsalze, Penicillin, Sulfonamide

Diabetes mellitus
Kohlenmonoxid, Kortison

Diplopie
Methylalkohol, Nitrofurantoin

Doppelbilder
Alkohol, Arsen, Coffein, Chinin, Chloroquin, Cocain, Blei, Digitalis, Lidocain, Methanol, Morphin, Phenytoin, Primidon, Quecksilber, Kohlenmonoxid, Schlafmittel (chron.), Scopolamin

Durchfälle
Abrin (Robinie, Robinia pseudoacacia), Acetazolamid (Diamox®), Aescin (Roßkastanie, Aesculus hippocastanum), Aloe, Amanitin (Fliegenpilz, Amanita muscaria, Speiseorchel, Helvella esculenta), Ammoniak, Apiol (Petersilie, Petroselinum sativum), Arnicaflavon (Arnika, Arnica montana), Arsen, Aroin (Aronstab, Arum maculatum; Schlangenkraut, Calla palustris; Dieffenbachia seguine), Asaron (Haselwurz, Asarum europaeum), Aspidinol (Wurmfarn, Aspidium filix mas), Äthylalkohol, Barium, Bor, Bryonin (Schwarzbeerige Zaunrübe, Bryonia alba; Rotbeerige Zaunrübe, Bryonia dioica), Cadmium, Calomel, Cantharidin (Spanische Fliege, Lytta vesicatoria), Chelidonin (Schöllkraut, Chelidonium maius), Chlorphenothan (DDT®), Chrom, Colchicin (Herbstzeitlose, Colchicum autumnale), Colocynthin, Coniin (Gefleckter Schierling, Conium maculatum), Cyclamin (Alpenveilchen, Cyclamen europaeum), Cytisin (Goldregen, Cytisus laburnum), Detergenzien, Diethylenglycol, Dimethylhydrazin, Dinitrobenzol, Dinitrophenol, Emetin, Euphorbon (Zypressenwolfsmilch, Euphorbia cyparissias), Fagin (Buche, Fagus silvaticus), Fluor, Fluoride, Formaldehyd, Formalin, Githaginglucosid (Kornrade, Agrostemma githago), Glyzerin (hohe Dosen), Helleborein (Christrose, Helleborus niger; Grüne Nieswurz, Helleborus viridis), Iatropha curca (Oleum infernale), Iridin (Schwertlilie, Iris lutea), Jod, Kaliumbromat, Koloquinten, Kresol (Lysol®), Kupfersalze (Kupfersulfat), Ligustrin (Liguster, Ligustrum vulgare), Lobelin (Wasserlobelie, Lobelia Dortmanna), Me-

Hinweissymptome

probamate, Metaldehyd (Meta®), Methylchlorid, Mezerein (Seidelbast, Daphne mezereum), Nikotin, Oleum crotonis, Oxalsäure, Parathion, Paristyphnin (Einbeere, Paris quadrifolia), Phasin (Bohne, Phaeseolus vulgaris), Phenetolcarbamid (Dulcin®), Phenol, Phenylhydrazin, Phosphor, Phosphorwasserstoff, Physostigmin, Pilze, Piperazin, Podophyllin, Protanemonin (Christophskraut, Actaea spicata; Hahnenfußgewächse, Ranunculaceae), Quecksilberpräparate, Ricin, Sabinol (Sadebaum, Juniperus sabinae), Santonin, Saponin, Schwefelkohlenstoff, Seifen, Staphylokokkentoxin, Sublimat, Sulfite, Taxin (Eibe, Taxus baccatae), Tenside, Terpentin, Tetrachlorkohlenstoff, Tetraethylpyrosphosphat, Thiuram, Thujon (Rainfarn, Chrysanthemum vulgare; Salbei, Salvia officinalis; Thuje, Thuja occidentalis), Triacetin (Spindelbaum, Euonymus europaeus), Trichlorethylen, Triorthokresylphosphat, Urushiol (Giftsumach, Rhus toxicodendron), Veratrin (Weißer Germer, Veratrum album)

Durst
Alkohol, Antimon, Arsen, Antihistaminika, Atropin, Blei, Chloralhydrat, Fluoride, Morphin (chron.), Salizylate

Einstichstellen
Amphetamine (chron.), Opiate (chron.), selten Barbiturate, Benzodiazepine

Ekzem und Exantheme
Aldehyd, Anilin, Arsen, Benzin, Beryllium, Bor (Psoriasis borica), Chlorpromazin, Chromate, Dekalin, Dinitrokresol, Dinitrophenol, Formaldehyd, Formalin, Kalziumzyanamid, Laugen, Nickel, Nitrobenzol, Perol, Phenylendiamin, Phenylchinolincarbonsäure (Atophan®), Phenylhydrazin, Phosphorsequisulfid (Augenlider), Platin, Pyrethrum, Quecksilber, Rizin, Seifen, Terpentin, Tetrachloretan, Tetrachlorkohlenstoff, Tetralin, Thallium, Thiaminhydrochlorid (Vit. B_1), Thiouracilderivate, Trichlorethylen, Trinitrophenol, Urushiol (Giftsumach, Rhus toxicodendron), Vanadium, Vitamin A (Desquamation, Rhagaden), Zement

Embryopathie
Aldosteronantagonisten, Alkylantien, Anabolika (Dianabol, Durabolin, Primobolan), Androgene (Testoviron), Antidiabetika, Antiepileptika, Antifibrinolytika, Antihelminthika, Antikonvulsiva, Antimetaboliten, Azathioprin, BCG-Impfung, Bephenicum, Betablocker, Biguanid, Cannabis, Carbamazepin, Chorcylizin, Chinin, Cyclamat, Cyclosphosphamid, Dicumarine, Dihydralazin, Diphtherie-Impfung, Ethambutol, Ethanolabusus, Ethinyltestosteron (Cumorit, Organmetril, Primolut – Nor), Folsäureantagonisten, Ganglioplegika, Gelbfieber-Impfung, Gentamicin, Gestagene, Glibenclamid, Gluthetimid, Harnstoff-Derivate, Halluzinogene, Immunsupressiva, Jod (radioaktives), Jodpräparate, Kanamycin, Kolchizin, Kontrazeptiva, Kumarine, Lebendimpfstoff, LSD, Masern-Impfung, Meclizin, Meprobamat, Methaqualon, Methyldopa, Monoureide, Mitosehemmer, Mumps-Impfung, Neomycin, Niclosamid, Nikotin, Nitrofurane, Östrogene (synthetische), Perchlorbiphenyl (PCB), Piperazin, Poliomyelitis-Impfung, Polymixin, Pyrazolone, Pyrimethamin (Daraprim), Quecksilberdiuretika, Radioaktive Strahlung, Rifampicin, Röteln-Impfung, Rubeolen-Impfung, Secale-Alkaloide, Steroide, Streptomycin, Sulfamethoxazol, Sulfonamide, TCDD, Tetrazykline, Thalidomid, Thyreostatika, Trimethoprim, Vitamin A (hochdosiert), Vitamin D (hochdosiert), Zytostatika

Endarteriitis obliterans
Nikotin, Schwefelkohlenstoff

Eosinophilie
Streptomycin, Viomycin

Erblindung
Kohlenmonoxid, Methanol (Arsen, Chloroquin, Alkohol, Blei, Chinin, Phenothiazine, Quecksilber, Salizylate, Thallium)

Erethismus
Aminophyllin, Amphetamine, Antimon, Arsen, Benzin, Benzol, Blei, Bleitetraethyl,

Hinweissymptome

CO (beginnende Vergiftung), Koffein, Jodide, Nitroglyzerin, Ozon, Quecksilber, Quecksilberalkyle, Paraldehyd, Phenacetin, Promethazin, Schlafmittelabusus, chron., Selen, Thymoleptika (Imipramin), Toluol usw., Trichlorethylen, Weckamine

Erregungszustände
Alkohol, Amphetamine, Anticholinergika, Antidiabetika, Atropin, Barbiturate, Blausäure, Benzin, Borsäure, Chinin, Coffein, Digitalis, Kohlenmonoxid, LSD, Phenacetin, Methanol, Nikotin, Phenol, Salizylate, Scopolamin, Strychnin, Sulfonamide, Trichlorethylen, Weckamine

Exophthalmus
Jodismus, Vitamin A

Extrapyramidales Syndrom, Parkinsonismus
Antiemetika, Chlorpromazin und -derivate, Kohlenoxyd, Mangan, Methylalkohol, Perphenazinum, Phenothiazine, Reserpin, Schlafmittel, Schwefeldioxyd, Schwefelkohlenstoff, Thallium, Tremorin (Psychokampfstoff)

Farbsehen
Alkohl, Aconitin (Sturmhut, Aconitum napellus), Barbiturate, Bromide, Blei, Cannabis, Chinin, Digitalis, Herzglykoside (Digitalis), Kohlenmonoxid, LSD, Methanol, Piperazin, Salizylate, Santonin, Solanin (Nachtschatten, Solanum), Thioridazinum (Melleril®)

Fazialisparese
Pyridin, Thallium

Fieber (Hyperpyrexie) und Schüttelfrost
Antidepressiva, Amphetamine, Anilin, Atropin, Beryllium, Bleitetraethyl, Calomelkrankheit, Chinidin, Chinin, Dinitrokresol, Dinitrophenol, Hexachlorbenzol, Kohlendioxid, Kohlenoxyd, Kokain, Metaldehyd, Metalldampffieber, Methylbromid, Methylchlorid, Polytetrafluorethylen (Plastikdämpfe), Salizylsäure, Sulfonamide u. Antidiabetika, Teflon, Tetrachlorethylen, Tetrachlorkohlenstoff

---

Fieber

Amphetamine bzw. amphetaminähnliche Verbindungen	geringe Temperaturerhöhung ist häufig. Erheblicher Temp.-Anstieg ist beschrieben.
Amphotericin B Ampho-Moronal	Fieber manchmal bei Beginn der Behandlung.
Anticholinergika	bei durch Anticholinergika verursachten Intoxikationen wurde bei 18% der Erwachsenen (von 71 Patienten) und 14% der Kinder (von 48) Fieber beobachtet
Cimetidin Tagamet	Fieber kann als Ausdruck einer allergischen Reaktion vorkommen
Hydralazin bzw. Dihydralazin Nepresol	frühe Fieberreaktionen sprechen für eine allergische Symptomatik
Ibuprofen Brufen	Fieber ist Teil einer allergischen Reaktion
Jodhaltige Präparate	Fieber ist Ausdruck einer Idiosynkrasie
Methyldopa (Presinol, Aldometil)	bei ca. 3% der beschriebenen Patienten trat Fieber als Ausdruck einer allergischen Reaktion auf

Hinweissymptome

Fieber	
d-Penicillamin (Metalcaptase)®, Trolovol® Procainamid Novocamid	vorübergehende fieberhafte Reaktionen wurden bei einer Vielzahl von Patienten beschrieben Fieber wird durch allergische Reaktionen hervorgerufen
Chinidin	es wird über 20 Fälle mit fieberhaften Reaktionen berichtet
Rifampicin (Rimactan®, Rifa®)	Fieber ist ein Teil der allergischen Reaktion
Salicylate	Fieber wurde bei 7 Vergiftungsfällen beschrieben
Tolmedin (Tolectin®)	Fieber ist Teil der allergischen Reaktion
Tubocurarinchlorid (Curarin®)	löst Fieber im Sinne einer zentralen Hyperthermie aus

Fingernagel-Saum
Arsen, Thallium

Geruch der Umgebung oder Ausatemluft nach

Aceton	– Aceton, Isopropylalkohol, Methanol, Salicylate;
Alkohol	– Ethanol, Phenol, Chloralhydrat;
Bittermandeln	– Blausäure (Cyankali), Nitrobenzol, Zyanwasserstoff, Nitrobenzol (Mirbanöl);
Faules Heu	– Phosgen;
Geranien	– Lost;
Knoblauch	– Phosphor(-wasserstoff), Schwermetalle (Selen, Tellur, Thallium), Arsin, Azide, Amylmercaptan, Parathion (E605);
Naphthalin	– Phenylbenzol (Diphenyl);
Rettich	– Diallylether;
Senf	– Schwefellost (Senfgas);

Geschmacksstörungen
Besonders ausgeprägt sind sie beim Tetrachlorethan

Gesichtsfarbe, rot
Acetaldehydsyndrom (s. dort), Alkohol, Amylnitrit u. a. Nitrite, Anticholinergika, Arsen, Atropin, Benzol, Blausäure, Bor, Brandgase, Cyanide, Ethylalkohol, Insulin, Kohlenmonoxid (schwere Verg.), Nitrite, Nitroglyzerin, Psychopharmaka, Prometh-azin (Phenergan®), Rauwolfia-Alkaloide, Reserpin (Serpasil® in tox. Dosen), Salizylate (Aspirin®), Stickstoff-Wasserstoffsäure, Tranquillizer, Yohimbin

Gleichgewicht
Acrolein, Arsen, Barbitursäure, Blausäure, Bleitetraethyl, Cadmium, Chloroform, Colchicin (Herbstzeitlose, Colchicum autumnale), Coniin (Gefleckter Schierling, Conium maculatum), Cytisin (Goldregen, Cytisus la-

burnum), Dichlorbenzol, Digitalis, Dinitrobenzol, Dinitrotoluol, Ergotamin, Gentamicin, Halogen-Kohlenwasserstoff, Herzglykoside, Kohlenoxid, Kohlendioxyd, Nitrobenzol, Phenacetin, Phenol, Quecksilber und Derivate, Salizylate, Saponin, Streptomycin, Sulfonamide, Thallium, Trichloräthylen, Trinitrotoluol, Vanadiumpentoxyd, Viomycin, Zyanide

Gynäkomastie
Aldactone, Busulfan (Myleran®), Digitalis, Griseofulvin

Haarausfall
ACTH und Cortison (teilw. Ausfall), Arsen, Arsenik, Blei, Bor, Chloralhydrat, Chloropren, Chloroquin, Coco de mono (Affennuß), Colchicin, Demecolcin (Colcemid®), Dicumarolpräparate, Gold, Heparin, Morphin, Senfgaspräparate, Thallium, Thiocyanate, Vitamin A (hohe Dosen), Zytostatika (Cyclophosphamid, Dactinomycin, Doxorubicin, Etoposid, Vinblastin, Vincristin, Vindesin)

Haarverfärbung
Anilinderivate, Nitrokörper, Pikrinsäure, Tetryl, Trinitrotoluol, Trotyl

Hämaturie
Arsen, Benzin, Blei, Cumarin, Chlorate, Methanol, Pflanzen, Phenol, Salizylate, Sulfonamide, Thallium

Halluzinationen
Alkohol, Aminophyllin, Anticholinergika, Antihistaminika, Atropin, Amphetamine, Barbiturate, Blei, Borsäure, Cannabis, Cocain, Coffein, DDT, Ergotamin, Haschisch, Kohlenmonoxid, LSD, Methanol, Morphin, Methylbromid, Paraldehyd, Phenylcyclidin, Psychopharmaka, Schlafmittel (chron.)

Hämoglobinurie
(s. Hämolyse)

Hämolyse bei G-6-PD-Mangel, Glutathion-Reduktase-Mangel etc. mit Heinzschen Innenkörperchen
Alle Nitro- und Anilinabkömmlinge (evtl. mit gleichzeitiger Methämoglobinbildung). Die häufigsten sind: Acetanilid (Antifebrin®), Aethylium paraaminobenzoicum (Anaesthesin®), 8-Aminochinolinderivate, Aminoderivate, aromat. Kohlenwasserstofe, Anilin, Benzidin, Dinitrobenzol, Dinitrophenol und -kresol, Dinitrotoluol, Diphenyldisulfone, Glutethimid, Hydrochinon, Hydroxylamin, Kresole, Methylnaphtohydrochinon = Vit. K4 (Synkavit®), Naphthalin, Naphthol, Nitrobenzole, Nitroderivate, aromat. Kohlenwasserstoffe, Nitrofurantoin, Nitroglykol (= Äthylenglykoldinitrat), Nitrolacke (bei Glutathion-Reduktase-Mangel), Plastiksprengstoff, Paracetamol, Paranitroanilin, Paraphenylendiamin, PAS (Verunreinigungen), Phenacetin (Saridon® usw.), Phenetolcarbamidum (Dulcin®), Phenicarbazidum (Cryogénine®), Phenole, Phenothiazin, Phenylhydrazin, Primaquinum, Pyrogallol, Resorcin, Salazosulfapyridinum (Salazopyrin®), Sulfone, Tetryl, Toluidin, Toluylendiamin, Trinitrotoluol, Trotyl

Hämolyse
Arsen, Benzin (sofort), Blei, Chinin, Kohlenmonoxid (chronisch), Mangan, Methanol, Phenol, Quecksilber, Sulfonamide.

Hinweissymptome

Hämolytische Anämie

Noxe	Besondere Laborbefunde	Komplikationen
Blei	Blutblei, δ-ALS, Loproprophyrin III, basophile Tüpfelung	Bleilähmungen, Enzephalopathie
Arsen	gelegentlich Met-Hb, basophile Tüpfelung, Aniso-Poikilozytose	Haut- und Schleimhautveränderungen, Hautkrebs, Nerven-, Herz-, Leberschäden
Natriumchlorat	Heinz-Körper, Leukozytose	Anurie, Leberschäden
Kaliumchlorat		
Kupfersulfat	Sphärozytose	Nierenschädigung, gastrointestinale Blutungen
(Acetyl-)Phenylhydrazin	basophile Tüpfelung, Heinz-Körper,	Met-Hämoglobinämie, Sulph-Hämoglobinämie, aplastische Anämie, akute oder chronische myeloische Leukämie
Benzol	gelegentlich Met-Hb, gelegentlich Leukopenie, selten Leukozytose	
Nitrobenzol	Erythrozyten, Hämoglobinurie, Paraamidophenol im Urin erhöht	Met-Hämoglobinämie
Anilin	Heinz-Körper	Met-Hämoglobinämie
Nitrophenole	Heinz-Körper	
Naphthalin	häufiger GSH-Instabilität, G-6-PD-Mangel, Sphärozyten, gelegentlich Heinz-Körper	
Phosgen		Reizzustände der Haut und Schleimhäute, evtl. Lungenödem
Terpentinöl		Hautekzem Nierenversagen

Weitere Substanzen:
Arsenwasserstoff	Nickeltetracarbonyl	Seifen
Bor	Nitrite	Tetrachlorethan
Fluor	Phosphorwasserstoff	
Glykole	Pyrogallol	
Hydrochinon	Schwefelkohlenstoff	

Mit Heinz-Körper-Bildung:
Dinitrophenole	Nitroglykol	Toluidin
u. -kresol	Paranitroanilin	Dinitrobenzol
Hydroxylamin	Paraphenylendiamin	p-Amidophenol
Kresol	Sulfone	p-Amidophenol

Hautpigmentation
Arsen, Chlorpromazin, Griseofulvin (Porphyrine), Phenacetin (Hämochromatose), Silber (Argyrie)

Hinweissymptome

Haut	
blaß	– s. Gesicht;
gelb	– s. Ikterus;
rot	– Amphetamine, Antihistaminika, Arsen, Atropin, Blei, Codein, Cyanide, Ephedrin, Ethanol, Kohlenmonoxid, Morphin, Paraldehyd, Salizylate, Scopolamin, Quecksilber;
trocken	– Benzin, Borsäure, Arsen, Atropin, Ephedrin, Ethanol, Heroin, Methanol, Morphin, Phenytoin, Scopolamin, Thallium, Thiocyanate;
zyanotisch:	– s. blaues Gesicht

Hepatitis, chronische
Alkohol, Chlorpromazin, Halothan, Nitrofurantoin, Phenylbutazon

Hepatitis, toxische
Chlorpromazin, Halothan, Isoniazid, alpha-Methyldopa, Nitrofurantoin, Oxyphenisatin, Paracetamol, Phenylbutazon, Phosphor, Rifampicin, Tetrachlorkohlenstoff, Thuja

Herpes zoster
Arsenpräparate, Zytostatika

Herzinfarkt
Blei, Ergotamin (Gynergen), Gase (Stick-), Kohlenmonoxid

Herzrhythmusstörungen
Aconitin (Sturmhut, Aconitum napellus), Adonidosid (Frühlingsteufelsauge, Adonis vernalis), Adrenalin, Alkylphosphate, Amanitin (Knollenblätterpilz, Amanita phalloides), 8-Aminochinolinderivate (Primaquin etc.), Aminophenazin; Antiarrhythmica, Amitriptylin (Laroxyl®), Amphetamine, Anticholinergika, Antidepressiva, trizyklische, Antimon, Arsen, Arsenwasserstoff, Atropin, Azide, Barbiturate (hohe Dosen), Barium, Benzin, Benzodiazepine, Benzol, Betarezeptorenblocker, Blei, Calcium, Cheiranthus Cheiri (Goldlack), Chinidin, Chinin, Chloroform, Cocain, Coffein, Colchicin (Herbstzeitlose, Colchicum autumnale), Convallarin, Maiglöckchen (Convallaria majalis), Cyanide, Dibenzepin (Noveril®), Dibromethan, Digitalis, Ergotamin, Ethylalkohol, Ethylenglykol, Gluthetimid, Halog. Kohlenwasserstoffe Helleborein (Christrose), Helleborus niger (Nieswurz), Helleborus viridis, Herzglykoside, Imipramin (Tofranil®), Insulin, Isoniazid, Kaliumverlust (Hypokaliämie), Kobalt, Kohlenmonoxid, Lidocain, LSD, Magnesium, Meprobamat, Methanol, Methaqualon, Methylalkohol, Methyprylon, Oleandrin (Oleander, Nerium oleander), Nitrite, Opipramol (Insidon®), Oxalate, Phenol, Phenothiazine, Phosgen, Phosphor, Phosphorsäureester, Procainamid, Psychopharmaka, Quecksilber, Rauwolfia, Salizylate, Schlafmittel, Schwefelwasserstoff, Schwermetalle, Scillaren (Meerzwiebel), Scilla maritima, Selen, Stickstoffoxyde, Stickstoffwasserstoffsäure, Strophanthoside, Taxin (Eibe, Taxus baccata), Tetrachlorkohlenstoff, Thallium, Thymoleptika, Trichlorethylen, Urethan, Veratrumalkaloide, Vitamin D (hohe Dosen, Myokardnekrose), Wismut.

Hirndruckzeichen
Blei, Hypoxiefolge bei allen schweren Vergiftungen (Alkylphosphate, Blausäure, Kohlenmonoxid, Schlafmittel)

Hinweissymptome

Hirsutismus
Androgene Hormone, Antidepressiva, Antiepileptika, Barbiturate

Hodenschädigung
Arsen, Blei, Ethylalkohol, Kokain, Mangan, Morphium (chron.), Östrogene, radioaktive Substanzen, Schwefelkohlenstoff

Hornhautschädigung
Alkalien, Ammoniak, Anilinfarbstoffe, Calciumhydroxyd (Ätzkalk), Cantharidin (Spanische Fliege, Lytta vesicatoria), Chinin, Chromate, Dichlorethan, Dimethylsulfate, Ethylenoxyd, Euphorbon (Wolfsmilch, Euphorbia cyparissias), Formaldehyd, Kaliumpermanganat, Kupfersalze, Laugen, Methylviolett, Osmium, Säuren, Schwefelkohlenstoff, Schwefelwasserstoff, Senfgas, Strontiumhydroxyd, Tetrachlorkohlenstoff, Vitamin D, Wasserstoffsuperoxyd, Zinkchlorid

Hypercholesterinämie
Alle Lebergifte, Schwefelkohlenstoff, Thyreostatika

Hyperglykämie
ACTH, Adrenalin, Cortisonp., Kohlenmonoxid, Methylalkohol (terminal), Schlafmittel, Zyanchlorid

Hyperkalzämie
Vitamin D

Hyperkeratose
Arsen, Asbest

Hyperkoagulopathie
Amanitin (Knollenblätterpilz, Amanita phalloides), Bromcarbamide, Colchizin (Herbstzeitlose, Colchicum autumnale), Ethylendichlorid, Isocyanat, Isoniazid, Magnesiumsulfat, Methylenchlorid, Opium, Paraquat, Quecksilberchlorid, Salizylat, Schlangenbisse (Crotaliden), braune Spinne, Tetrachlorkohlenstoff

Hyperpnoe
Amphetamine, Atropin, Barbiturate, Blausäure, Borsäure, Bromide, Coffein, Chinin, Chloralhydrat, Cocain, Digitalis, Ethanol, Kohlenmonoxid, Kohlendioxid, LSD, Methanol, Nikotin, Phenol, Pilze, Salizylsäure, Strychnin, Sulfonamide, Trichlorethylen.

Hyperproteinämie
Brom

Hypersalivation
Ätzmittel (Laugen, Säuren), Blei, Chloroquin, Chinin, Clomethiazol, Cocain, Digitalis, Fluoride, Kobalt, Mangan, Morphin, Muscarin (Giftpilze), Nikotin, Phenol, Phosphorsäureester, Physostigmin, Pilocarpin, Quecksilber, Saponine, Strychnin, Thallium, Wismut

Hypersiderämie
Alkohol (chronisch), Eisenpräparate, Phenacetin

Hyperthermie
Arsen, Atropin (Tollkirsche, Atropa belladonna), Aufputschmittel, Chinin, Dinitrophenol, Ephedrin, Ethanol, Heroin, Metalldampf (Kupfer, Zinn), Nikotin, Pflanzenschutzmittel (Dinitrokresol, Dinitrophenol), Psychopharmaka, Salizylate

Hyperthyreoidismus (Entkoppelung der oxydativen Phosphorylierung
Bleitetraethyl, DDT®, Dinitrophenol und -kresol, Jode, Jodide, Jodopyrin, Kokain, Kohlenoxyd, Lobelin, Pentachlorphenol, Thallium (akute), Thyroxin

Hypertonie
ACTH, Adrenalin, Amphetamine, Barium, Blei (chronisch), Cortison, Ephedrin, Kadmium, Kampfer, Kohlenmonoxid, Kohlenoxyd (akute), MAO-Blocker, Metaldehyd, Nikotin, Phenylcyclidin, Thallium, Vanadiumpentoxyd, Vitamin D

Hyperurikämie
Saluretika, Zytostatika

Hyperventilationstetanie
Atropin, Blausäure, Ergotamin, Ethanol,

Hinweissymptome

Ether, Guanidin, Lungenreizstoffe, Kohlenmonoxid, Salizylate

Hypochlorämie
Amanitin (Knollenblätterpilz, Amanita phalloides), Arsen, Helvellasäure (Lorchel, Helvella), Quecksilberpräparate, Triacetin (Spindelbaum, Euonymus europaeus)

Hypoglykämie
Alkylphosphate, Barbiturate, Hydrazin, Insulin, Iridin (Liliazeen), Salizylate, Tolbutamid (Rastinon®) und andere orale Antidiabetika

Hypokaliämie
Acidum acetylosalicylicum (Aspirin®), Arsen, Amanitin (Knollenblätterpilz, Amanita phalloides), Barium, Bor, Chlorothiazid, Chlorpromazin, Cortison, Digitalis, Diuretika, Glutethimid, Liquiritia, Lithium, Pilzvergiftung, Tetrachlorkohlenstoff

Hypokalzämie
Alkylphosphate, Fluor, Fluorkarbonverbindungen, Fluoride, Oxalsäure, Tetrachlorkohlenstoff, Zitronensäure

Hypophysen-Schädigungen (HVL-HHL)
akute Kohlenoxydvergiftung, reversible, durch Cortison

Hypoproteinämie
alle Lebergifte, alle Nierengifte

Hypoprothrombinämie
Acidum acetylosalicylicum (Aspirin®), Amanitin (Knollenblätterpilz, Amanita phalloides), Dichlorhydrin, Dicumarol, Eisen, Helvellasäure (Lorchel, Helvella), Paraaminosalizylsäure (PAS), Phosphor, Salizylate, Sulfonamide, Tetrachlorkohlenstoff

Hypothermie
Aconitin, Alkohol, Anilin, Antipyretika, Arsenik (akute), Barbiturate, Bleitetraethyl, Chloralhydrat, Chlorpromazin, Gelsemin (Gelbe Jasminwurzel, Gelsemium sempervirens), Klebemittel, Morphin, Nitrite, Opiate, Opium, Oxalsäure (Klee) und Salze, Phenole, Pyrazolonderivate, Schlafmittel (Barbiturate u. a.), Thiuram

Hypothyreoidismus
Aminothiazol, Chlorate, Jodopyrin, Kobalt, Methimazol, Thiozyanate, Thiouracilpräparate

Ikterus
Antimon, Arsen, Benzin, Chloralhydrat, Fluoride, Gold, Amanitin (Knollenblätterpilz, Amanita phalloides), Nitrobenzol, Phenothiazine, Phosphor, Pikrinsäure: vorgetäuscht!, Sulfonamide

Ileus, paralytischer
Anticholinergika (Atropin), Besenginster, Botulismus, Ganglienblocker, Hexamethonium, Opioide, Plastikklebestoffe (Obturationsileus), Schellack

Impotenz
Benzin, Cortison, Ganglienblocker, Kohlenmonoxid, chron., Kohlenwasserstoffe, Schwefelkohlenstoff, Quecksilber; Antihypertonika: Catapresan, Ganglienblocker, α-Methyldopa, Reserpin; andere Pharmaka: Atropin, Digitalis (selten), Androgene (selten); Östrogene, Psychopharmaka: Amphetamin, Amitriptylin, Desipramin, Imipramin, Haloperidol, MAO-Hemmer, Nortriptylin, α-Rezeptoren-Blocker; Genußmittel und Drogen: Alkohol, Cannabis, Morphin-Derivate, Nikotin (selten)

Juckreiz
Arsen, Atropin, Barbiturate (Schlafmittel), Bor, Bromid, Chinin, Chloride, Chloroquin, Chrom, Gold, Jod, LSD, Opiate, Salizylate, Scopolamin, Thiocyanate

Kachexie
Antimon, Arsen, Blei, Bleitetraethyl, Bor, Dinitrokresol, Dinitrophenol, Drogenabhängigkeit (Alkohol, Morphiate, Kokain, Schlafmittel, Amphetamine), Hexachlorbenzol, Mangan, Quecksilberverbindungen,

Hinweissymptome

Radioaktive Substanzen, Schwefelkohlenstoff, Thallium, Vitamin A (hohe Dosen)

Kammerflimmern
Aconitin (Sturmhut, Aconitum napellus), Adrenalin bei chlorierten Kohlenwasserstoffen, Alkylphosphate (z. B. Parathion), Amphetamin, Barium, Benzol (akute), Chloroform, Chlorothiazid, Digitalis und andere Herzglykoside, Emetin (Überdosierung), Fluor-Verbindungen, Hypokaliämien (z. B. durch Diuretika oder Barium), Imipramin, Kohlenwasserstoff, Strophanthin, Tetrachlorethylen, Tetrachlorkohlenstoff, Toxogonin, Trichlorethylen

Katarakt
Ammoniak (lokal), Arsenik, Chlorpromazin, Dekalin, Dinitrokresol, Dinitrophenol, Ergotamin (chron.), Naphthol, Quecksilber, Radium und Röntgenstrahlen, Tetralin, Zytostatika

Knochenmarkdepression
Busulfan (Myleran), Carmustin (Carmubris), Dacorbacin (DTIC), Lomustin (CI-NU), Melphalan (Alkeran)

Koliken
Blei

Koma
Acetaldehyd, Amphetamine, Antiepileptika, Antihistaminika, Antimon, Atropin, Barbiturate u. a. Schlafmittel, Benzin, Benzodiazepine, Blei, Borsäure, Bromide, Chinin, Chloralhydrat, Kohlenmonoxid, Chloroquin, Cyanide, Diazepam, Ethanol, Ethylenglykol, Gluthetimid, Isopropylalkohol, Lithium, Meprobamat, Methanol, Methaqualon, Narkotika, Paraldehyd, Opiate, Phenol, Salizylate, Scopolamin, Pflanzenschutzmittel, Psychopharmaka

Konjunktivitis
Alkohol, Anilin, Ammoniak, Formalin, Formaldehyd, Laugen, Reizgase, Säuren, Schwefelkohlenstoff, Schwefelwasserstoff, Senfgas (Lost), Tränengas

Konjunktivitis (Hornhautschädigung)
Albrin (Paternostererbse, Abrus praecatorius), Aldehyd, Alkali, Allyldibromid, Ameisensäure, Ammoniak, Anilinfarbstoffe, Arsen, Chlor und Chlorderivate, Diazomethan, Dimethylsulfat, Essigsäureanhydrid, Formaldehyd, Formalin, Glycidaldehyd, Keten, Lost, Mezerein (Seidelbast, Daphne mezepreum), Phosphoroxychlorid, Phthalsäureester, Phthalsäureanhydrid, Pyridin, Rizin, Schwefeldioxyd, Schwefelkohlenstoff, Schwefelwasserstoff, Seidelbast, Senfgas, Vanadium, Vitamin D, Zyanchlorid

Kopfschmerzen
Aceton, Ajmalin (Neo-Gilurytmal®), Alkohol, Alkoholdehydrogenasehemmer (Disulfiram), Antiarrhythmika, Antibiotika (Metronidazol, Nalidixinsäure), Antidiabetikum (Carbutamid), Antiepileptika (Carbamazepin, Tremethadion), Antifibrinolytikum (ε-Aminokapronsäure), Antihistaminika (Benzylphthalazon, Tripelenamin), Antihypertensiva, Antikoagulans (Marcumar®), Antimalariamittel (Chlorochindiphosphat), Antimon, Antimykotikum (Amphotericin B), Antiparkinsonmittel (Amantadin, Profenamin), Antipyretika/-rheumatika (Azetylsalizylsäure, Chinin, Goldsalze, Indometazin, Phenacetin), Atropin, Benzin, Blausäure, Blei, Cadmium, Captopril (Lopirin®), Carbochromen (Intensain®), Chelatbildner (D-Penicillamin), Chinidin, Cholinesterasehemmer (Neostigmin, Paraoxon), Cholinesterase-Reaktivator (Pralidoxim), Clonidin (Catapresan®), Cocain, Coffein, Cyanide, Diazoxid (Hypertonalum®), Digitalis, Digitalisglykoside α-Methyldopa (Presinol®), Dihydralazin (Nepresol®), Dipyridamol (Persantin®), Diuretika (Mersalylsäure, Triamteren), Disopyramid (Rhythmodul®, Norpace®), Ephedrin, Fibrinolytikum (Streptokinase), Fungistatikum (Griseofulvin), Glukokortikoide, Histamin, Isopropanol, Kalziumantagonisten, Kohlenmonoxid, Koronar»dilatatoren« Nitrate/Nitrite, Lidoflazin (Clinium®), Lipidsenker (Clofibrat), Lorcainid (Remivox®), Methanol, Mexitilen (Mexitil®), Molsidomin (Corva-

Hinweissymptome

ton®), Morphin (chron.), Neuroleptika (Reserpin), Nikotin, Paraldehyd, Parathormon, Phenol, Prazosin (Minipress®), Prenylamin (Segontin®), Propafenon (Rytmonorm®), Reserpin, Röntgenkontrastmittel (Biligrafin®), Salizylate, Scopolamin, Selen, Spasmolytika (Nikotinsäure, Papaverin), Sympathikolytika (Ergotamin, Reserpin, Yohimbin), Sympathikomimetikum (Mephenterin), Thrombozytenaggregationshemmer (Clofibrat, Dipyridamol), Thymeretika (Monoaminooxydase-Hemmer), Thyreostatika (Methylthiouracil, Thiamazol), Tocainid (Xylotocan®), Tuberkulostatika (Äthionamid, Kalziumaminosalizylat), Virostatika (Amantadin), Vitamin D

Korsakow
Brom, Ether, Ethylalkohol, Kohlendioxyd, Schlafmittel, Trichlorethylen

Krämpfe
Absinth, Acidum acetylosalicylicum (Aspirin®), Aconitasehemmer, Aconitin (Sturmhut, Aconitum napellus), Ätherische Öle (Eukalyptus, Kampfer, Terpentin usw.), Aldrin, Amidopyrin, 8-Aminochinolinderivate, Aminophyllin, Aminopyridin, Amphetamine, Antihistaminika, Apomorphin, Arsen, Arsenik, Aspidium, Asplit, Atropin, Barium, Benzin, Benzodiazepine, Benzol, Blei, Borane, Bromate, Bryonin (Schwarzbeerige Zaunrübe, Bryonia alba, Rotbeerige Zaunrübe, Bryonia dioica), Buxin (Buchsbaum, Buxus sempervirens), Cadmium, Cardiazol, Castrix®, Chenopodium, Chinin, Chloramin, Chloroquin, Chlorpromazin, Cicutoxin (Wasserschierling, Cicuta virosa), Cocain, Coffein, Colchicin (Herbstzeitlose, Colchicum autumnale), Coniin (Gefleckter Schierling, Conium maculatum), Coriamyrtin, Cyanide, Cycloserin®, Cytisin (DDT®), Decaboran, Diacetylmorphin (Heroin), Diboran, Dichlormethan, Dichlorphenoxyazetat (MCPA), Dimethydrazin, Dimethylaminoantipyrinum (Pyramidon®), Dinitrobenzol, Dinitrophenol, Endrine®, Entzug bei: Alkohol, Schlafmitteln (Barbituraten, Benzodiazepinen, Bromiden u. a.), Ephedrin, Ergotamin, Ethchlorvynol, Ethylenchlorhydrin, Ethylenglykol, Ethylmerkaptan, Eukalyptus, Euphorbon (Wolfsmilch, Euphorbia cyparissias), Filicin (Wurmfarn, Filix mas), Fluor, Fluorazetat, Fluoressigsäure, Fluoride, Fluorkarbonsäurederivate, Gelsemin (Gelbe Jasminwurzel, Gelsemium sempervirens), Giftfische (Tetradontiae), Glykol, Helvellasäure (Lorchel, Helvella), Hexachlorbenzol, Hydantoine, Hydrazine, Imipramin (Tofranil®), Insektizide (chlor. Kohlenwasserstoffe), Insulin, Iproniazid, Isoniacid, Isonikotinsäurehydracid (INH), Isopropylalkohol, Jervin (Nieswurz, Veratrum), Jodoform, Kampfer, Koffein, Kohlendioxyd, Kohlenoxyd, Kokain, Kornrade, Kresol (Lysol®), Lithium, Lobelin, Mangan, MCPA, Mepacrin, Meprobamat, Merkaptan (Ethylmerkaptan), Metaldehyd (Metadämpfe), Metcaraphen, Methadon, Methanol, Methaqualon, Methotrexat, Methylalkohol, Methylbromid, Methylchlorid, Myristizin (Muskatnuß, Myristica), Narcissin (Narzisse, Narcissus), Neostigmin, Nervenkampfstoffe, Nicethamid, Nickel, Nikotin, Nitrobenzol, Opiate, Paratoluolsulfochlorid, Penicillin, Pentaboran, Pentetrazol, Perphenazin, Pethidin, Phenetolcarbamid, Phenol, Phosphor, Physostigmin, Pikrotoxin, Pilocarpin, Piperazin, Poleiminze, Psychopharmaka, Pulegon, Pyrethrum, Pyridin, Quecksilber, Ranunculazeen, Resochin, Rizin, Rotenon, Saccharin, Sadebaum, Salizylate, Salvia officinalis, Santonin, Saponin, Sauerstoff, Schädlingsbekämpfungsmittel, Schlafmittel chron., Schwefeldioxyd, Schwefelkohlenstoff, Strychnin, Tabun, Taxus (Taxin), Terpentin, Tetracain, Tetrachlorethan, Tetrachlorkohlenstoff, Tetraethylpyrophosphat, Tetramethylendisulfotetramin, Thallium, Theophyllin, Thiocyanate, Thiodan, Thiozyanate, Thujon (Rainfarn, Chrysanthemum vulgare; Thuje, Thuja occidentalis), Thymoleptika (ausgenommen Nortriptylin), Trimethyltrinitroamin, Trinitrotoluol, Vitamin D, Weckamine, Wurmfarn, Yohimbin, Zinn-Alkylverbindungen, Zyanwasserstoff

Hinweissymptome

Kristalle im Urin
Antimon, Arsen, Ethylenglykol (Oxalate), Gold, Sulfanilamid.

Kußmaulsche Atmung
Acidum acetylosalicylicum (Aspirin®), Ammoniumchlorid, Azeton, Formaldehyd, Metaldehyd, Methylalkohol, Salizylsäure, Säurevergiftungen, Urämie

Laktatazidose
Biguanide

Laktation, abnorme
Chlorpromazin

Latenzzeit von Organschäden
Blei, Botulismus, Ethylenglykol, Knollenblätterpilz, Methanol, Paracetamol, Perchlorethylen, Quecksilber, Tetrachlorkohlenstoff, Thallium, Trichlorethylen, Paraquat

Lateralsklerose, myatrophische
Blei, Mangan, Triorthokresylphosphat

Leberdystrophie, akute gelbe
Acetazolamid (Diamox®), Amanitin (Knollenblätterpilz, Amanita phalloides), Antimon, Arsenik, Atophan, Chlordiphenyle, Chlornaphthalin, Chloroform, Dinitrobenzol, Dinitrophenol, Diphenyle, chlorierte, Goldsalze, Gerbsäure (hohe Dosen), Halothan (b. Sensibilisierung), Helvella (Lorchel), Iproniazid, Naphthaline, chlorierte, Paracetamol, Paraquate, PCB, Phenylbutazon (Butazolidin®, Irgapyrin®), Phenylchinolinkarbonsäure (Atophan), Phenylhydrazin, Phosphor, Pikrinsäure, Salvarsan, Sulfonamide, Taxin (Eibe, Taxus baccata), Tetrachlorkohlenstoff, Toluidin, Toluilendiamin, Trichlornaphthalin, Trinitrotoluol

Lebergifte
Weniger toxisch: Acetaldehyd, Acetazolamid (Diamox®) (bei vorgeschädigter Leber durch NH$_3$-Vergiftung), Ammoniumchlorid (bei vorgeschädigter Leber durch NH$_3$-Vergiftung), Anilin, Antimonverbindungen, organische, Apiol (Petersilie, Petroselinum sativum), Arsen, Arsenwasserstoff, Asplit, Atophan, Benzin, Benzole, chlorierte, Beryllium, Borane, Bromate, Cadmium, Chlorate, Chlor-Benzole, Chlordiphenyle, Chlorkohlenwasserstoffe (z. B. Fluothane®), Chlornaphthaline, Chloroform, Chlorpromazin, Chlortetracyclinum (Aureomycin®), Chromate, Cycloserin®, Diaminodiphenylmethan, Diethylendioxid, Diethylnitrosamin, Dibromethan, Dichlorethan, p-Dichlorbenzol, Dichlorhydrin, Dimethylnitrosamin, Dinitrobenzol, Dinitrokresol, Dinitrophenol, Dinitrotoluol, Dioxan (Nekrosen ohne Ikterus), Diphenyle (PCB), Eisensulfat, Erythromycin, Ethakrinsäure, Ethylalkohol, Filicin (Wurmfarn), Filix mas, Formalin, Glycidaldehyd, Goldsalze, Halothan, Helvellasäure (Lorchel, Helvella), Hydrazin, Hydrochinon, INH, Isozyanat, Kobalt, Koloquinten, Kresol (Lysol®), Kupfersalze (akut), MAO-Blocker, MCPA, Mepacrin (Atebrin®), Molybdän, Naphthaline, chlorierte, Naphthol, Nickeltetrakarbonyl, Nitrobenzole, Nitrodimethylamin, Oleandomycin, Oxalsäure, Paracetamol, Paratoluolsulfochlorid, Phenacetin, Phenylchinolinkarbonsäure (Atophan), p-Phenylendiamin, Phosgen, Phosphor, Phosphorwasserstoff, Plastikhärtemittel (Diaminodiphenylmethan), Pyrazincarbonsäureamid (Pyrazinamid®), Quecksilberpp., Resorcin, Ricin, Salizylate, Selenium, Senfgas, Tanninsäure (kutane Resorption), Tellurium, Tetrachlorethan, Tetrachlorkohlenstoff, Thallium, Thiocyanat (selten), Thiosemicarbazon, Thiouracil (selten), Toluilendiamin, Trinitrotoluol, Uranium, Urethan, Viomycin (hohe Dosen), Vitamin A (Hepatomegalie)

Lebergifte
Hochtoxisch: Amanitin (Knollenblätterpilz, Amanita phalloides), Helvellasäure (Lorchel, Helvella), Isozyanat, Paraquat, Phosphor, Primaquin, Taxin (Eibe, Taxus baccata), Tetrachlorkohlenstoff, Trinitrotoluol

Leberzirrhose
Anilinderivate, Arsen, Ethylalkohol, Kadmium, Phenylchinolinkarbonsäure, (Ato-

Hinweissymptome

phan), Phosphor, Tetrachlorethan, Tetrachlorkohlenstoff, Trinitrotoluol

Leukämien
Benzol und Benzolderivate, Chloramphenicol, radioaktive Substanzen (Thorotrast), Röntgenstrahlen, Teersubstanzen, Thorium

Leukopenie
Antimon, Arsen, Benzin, Blei, Carbamazepin, Chloramphenicol, Hydantoine, Isoniazid, Kohlenmonoxid, Mangan, Methotrexat, Phenol, Sulfonamide.

Leukopenien und Agranulozytosen
Acetophenitidin, Acetazolamid, Aminopterin, Anilinderivate, Antidiabetika, Antihistaminika, Antimon, Antiparkinsonmittel, Arsenpräparate (Salvarsan®), Aspergillus fumigatus (Fumagallin), Atebrin, Barbiturate, Benzol und Derivate, Carbutamid, Chloramphenicol, Chlorophenotan (DDT®), Chlorpromazin, Chlorpropamid, Colchicin (Herbstzeitlose, Colchicum autumnale), Demecolcin, Dimethylaminoantipyrin (Pyramidon®), Dinitrophenol, Nitrofurantoin, Glycidaldehyd, Gold, Hexachlorcyclohexan (Lindan), Hydantoin-Derivate, Imipramin (Tofranil®), Kaliumperchlorat, Lithiumkarbonat, Mepacrinum chloratum (Atebrin®), Meprobamat, Methimazol, Methyldopa, Novaminsulfonum (Novalgin®), Novobiocin, PAS, Penicillin (sehr selten), Persedon®, Phenacetin, Phenylbutazonum, Phenylhydrazin, Podophyllinderivat, Promazin, Quecksilberpräparate, radioaktive Substanzen, Ristocetin, Salidiuretika, Sulfonamide, Streptomycin (sehr selten), Thiamphenicol, Thioridazin (Melleril®), Thiouracilpräparate, Thoriumdioxid (Thorotrast®), Tranquilizer, Trihexyphenidyl (Artane®), Trimethadion (Tridion®), Urethan, Zytostatika

Liquorveränderungen
Brom, Kohlenmonoxyd, Schlafmittel (akute), Schwefelkohlenstoff, Thallium, Triorthokresylphosphat

Lungenblutungen
Benzin, Schlangenbisse

Lungenemphysem
Cadmium, Chlor, Dichloridethylether, Kresol (Lysol®), Nitrose Gase, Ozon, Phenol, Phosgen, Phosphorhalogenide, Phosphoroxychlorid, Schwefeldioxid, Vanadium

Lungenfibrosen und Pneumokoniosen
Aluminium (Kryolith), Asbest, Bariumsulfat, Beryllium, Busulfan (Myleran®), Byssinose (reversible Sensibilisierung auf Baumwolle), Deiquat, Eisen, Eisenoxyde, Hexamethonium, Hydantoin, Kalkstaub, Kohle, Lost-Derivate, Mecamylamin, Methysergid, Nebelpatronen (Militär), Oleum iodatum (Lipiodol®), Paraquat, radioaktive Substanzen, Sauerstoff (reiner), Schellack, Senfgas (Lost), Silizium (Quarz, Talk, Kaolin), Wolfram, Zinkoxyd

Lungenkarzinome
Asbest, Benzpyren und Verwandte, Chrom, Chromate, Eisenerze, Nickel, Nickeltetrakarbonyl, radioaktive Substanzen (Schneeberger Lungenkrebs), Senfgas (Loste), Tabakrauch, Teerstoffe

Lungenödem, kardiales
Adrenalin, Pilocarpin

Lungenödem
Alkylphosphate, Barbiturate (Schlafmittel), Clomethiazol, Metalldämpfe, Opiate (Heroin), Reizgase, Säuredämpfe

Lungenreizstoffe
Acrolein, Akrylethylester, Akrylsäure, Akrylsäurebutylester, Alkylphosphate (Parathion etc.), Allylalkohol, Allylamin, Allylbromid, Allylchlorid, Aluminiumchlorid, Aluminiumtriethyl, Ameisensäure, Ameisensäurebutylester, Ameisensäureethylester, Ammoniak, Ammoniakgas, Ammoniumchlorid, Ammoniumfluorid, Ammoniumhydrogenflurid, Ammoniumhydrogensulfid, Ammoniumhydroxid, Ammoniumsulfid-Lösung, n-Amylamin, Amylazetat, n-Amylchlorid, Amylmerkaptan, Amylnitrit, Anilin, Anilinhydrochlorid, (Antidot Auxiloson-Spray!), Antimon,

Hinweissymptome

Antimonpentachlorid, Antimonpentafluorid, Antimonpentasulfid, Antimontribromid, Antimontrisulfid, Antimonwasserstoff, Arsen (Tracheobronchitis), Arsenide, Arsentrichlorid, Arsentrisulfid, Asplit, Azetylbromid, Azetylchlorid, Azetylen, Bariumsulfid, Benzin, Benzoperoxid, Benzotrichlorid, Benzotrifluorid, Benzoylchlorid, Benzylamin, Benzylbromid, Benzylchlorid, Beryllium, Borane, Borax, Borhalogenide, Bortribromid, Bortrichlorid, Bortrifluorid, Brandgase, Brom, Bromazeton, Bromazetophenon, Brombenzol, Brommethan, Bromwasserstoff, Bromwasserstoffsäure, Buthylhydroperoxid, Butylamin-, γ-butylketon, i-Butyraldehyd, Chlor, ω-Chloracetophenon, Chloracetylchlorid, Chloral, Chlorameisensäureallylester, Chlorameisensäureethylester, 2-Chlorbenzaldehyd, Chlorbrommethan, 1-Chlor-2,4-Chlordioxid, 1-Chlor-2,3-Chloressigsäureethylester, Chlordan, Chlordioxid, 2-Chlorethanol-(1), Chloroform, 2-Chloropren, Chloroxid, m-, o-, p-Chlorphenol, Chlorpikrin und ähnliche Kriegsgase, Chlorpropan, a-Chlorpropinsäure, Chlorsulfonsäure, Chlorwasserstoff, Chromate, Chromsäure, Chromschwefelsäure, Chromtrioxid, Clophen, Cumol, Cumolhydroperoxid, Cyclohexanol, Cyclohexanonperoxid, Cyclohexylamin, Cyclopentadrin, Cyclopentan, Cyclopentanon, i-Decanol, Diacetyl-morphinum (Heroin), Diallylamin, Diazomethan, Diboran, Dibrommethan, Dibutylamin, Dichlorazetylchlorid, 1,4-Dichlorbutan, Dichlordimethylether, Dichlorethyl, 1,1-Dichlorethylen, 1,2-Dichlorethylen, Dichlorhydrin, Dichlormethan, 2,4-Dichlorphenoxyessigsäure, 1,2-Dichlorpropan, Dichlorpropene, Diethylamin, Diethylaminethanol, Diethylanilin, Diethylenglykolmonobutylether, Diethylenketon, Diethylensulfat, Diethylentriamin, Diisobutylen, Diisopropylamin, Dimethoxystrychnin, Dimethylamin, Dimethylazetamid, Dimethylether, Dimethylethynolamin, Dimethylhydrazin, Dimethylsulfat, Dinatriumphosphat, Dinitro-o-kresol, 4,6-Dinitro-o-kresol, Dinitrophenole, Dinoxan, Diprophylenglykolmethylether, Dipyridinium, n-Dodecan, Dodecylmercaptan, Epochlorhydrin, Essigsäure, Essigsäure-n-amylester, Essigsäureanhydrid, Essigsäurebutylester, Essigsäure-n-butylester, Essigsäureethylester, Essigsäuremethylester, Ethylalkohol, Ethylbromid, Ethylenamin, Ethylenbromid, Ethylenchlorhydrin, Ethylendiamin, Ethylendibromid, Ethylendichlorid, Ethylenglykolmonoethyleter, Ethylglykolmonomethyletherazetat, Ethylhexanol, 2-Ethylhexanol, Ethylhexylamin, Ethylmerkaptan, Ethyloxid, Ethylpolyglykol, Fluor, Fluoride, Fluorwasserstoff, Flußsäure, Formaldehyd, Formalin, Furfuralkohol, Furfurol, Galliumarsenid, Glycidaldehyd, n-Heptan, i-Heptane, Heptene, Heroin, Hexamethonium, Hexamethylendiamin, Hexamethylendiisozyanat, n-Hexan, Hexanol-1, Hexen-1, Hydrazin, Hydrazinhydrat, Hydrochinon, Isopren, Isozyanat, Isopropylazetat, Jod, Jodmethan, Jodwasserstoffsäure, Kadmium, Kadmiumoxid, Kadmiumverbindungen, Kalium, Kaliumdichromat, Kaliumhexaflurvaliuminat, Kaliumhypochlorit, Kaliumjodid, Kaliumkarbonat, Kaliumnitrat, Kaliumperchlorat, Kaliumperoxid, Kaliumpersulfat, Kaliumsulfid, Kalziumchlorat, Kalziumhypochlorit, Kalziumkarbid, Kalziumoxid, Kalziumperoxid, Kalziumzyanamid, Keten, Kieselfluorwasserstoffsäure, Königswasser, Krotonaldehyd, Maleinsäureanhydrid, Mangan (Pneumonie), Mangandioxid, Mecamylamin, Mesityloxid, Metakrylsäure, Metanilsäure, Methoxybutanol, Methylbenzylbromid, Methyljodid, Methylalkoholamin, Methylbromid, Methylchlorid, Methylenchlorid, Methylfluorsulfat, Methylformiat, Methylisobutylcarbinol, Methylisothiozyanat, Methylisozyanat, Methylmerkaptan, 2-Methylpentan, 3-Methylpentan, N-Methylpyrrolidon, n-Methylpyrrol, Methylzyklohexan, Möbelpolitur (Petrol), Monofluoressigsäure, Monotrichlormethan, Morpholin, 1-Naphthyl-thioharnstoff, Natriumborhydrid, Natriumchlorat, Natriumchlorit, Natriumdithionit, Natriumethylat, Natriumfluorid, Natriumfluorsilikat, Natriumhexafluoraluminat, Natriumhydrogen-

Hinweissymptome

sulfit, Natriumhydrosulfid, Natriumhypochlorit, Natriumjodid, Natriummethylat, Natriumperoxid, Natriumsulfid, Nickelkarbonyl, Nickeltetrakarbonyl, Nitrochlorbenzol, Nitroethan, Nitrofurantoin, Nitromethan, 1-Nitropropran, Nitrose Gase, Nitrotoluole, i-Nonanol, Octen-1, Oleum, Opium (Lungenödem), Orthochlorphenol, Osmiumtetroxid, Ozon, Paraformaldehyd, Paraquat (Lg-Induration), Parathion, Paratoluolsulfochlorid, PAS, Pentachlorphenol, Pentolinium, Pentylamin, Perchlorethylen, Perchlormethylmerkaptan, Perchlorsäure, Peressigsäure, Permanganate, Petrol, Phenol, Phenolphthalein, Phenylisozyanat, Phosgen, Phosphalone, Phosphin, Phosphor-Gelb, Phosphoroxidchlorid, Phosphoroxychlorid, Phosphorpentachlorid, Phosphoropentoxid, o-Phosphorsäure, Phosphorstaub roter, Phosphortribromid, Phosphortrichlorid, Phosphortrisulfid, Phosphorwasserstoff, Phoxim, Pilocarpin, Piperidin, Polychlortrifluorethylen, Polyesterharze, Polystyrol-Schaumstoffe, Polytetrafluorethylen, Polyvinylchlorid, Propinanhydrid, Propinbutylester, Propinethylester, Propinmethylester, Propinpropylester, Propinsäure, Propionaldehyd, i-Propylamin, n-Propylamin, n-Propylbenzol, 2-Propylchlorid, n-Propylchlorid, 1,2-Propylenoxid, Pyrrolidin, Quecksilber, Rauchgase, Salpetersäure, Salzsäure konzentrierte, Schwefel, Schwefelchlorid, Schwefeldioxid, Schwefelhexafluorid, Schwefelkohlenstoff, Schwefelsäure, Schwefeltrioxid, Schwefelwasserstoff, Seifen u. Detergentien, Selen, Selendioxid, Selenhexafluorid, Selenium, Selenwasserstoff, Senfgas, Silbernitrat, Silberzyanid, Siliziumtetrachlorid, „Smog", Stearinsäure, Stickstoffdioxid, Styrol, Styroloxid, Sulfanilsäure, Sufurylchlorid, Tellurhexafluorid, Testbenzin, Tetrachlorkohlenstoff, Tetrachlorvinfos, Tetranitromethan, Thionylchlorid, Thomasschlacke (Pneumonie), Titanchlorid, Titantetrachlorid, Tolylendiisozyanat, Tri-n-amylamin, Trichlorethan, Triessigsäure, Triethylamin, 1,2,2-Trifluor-trichlorethan, Trilone, Trimethylamin, Trinatriumphosphat, 1,2,3-Trioxan, Tripropylamin, Trisilan, Tributylphosphat, Uranhexafluorid, Uranium, Vandiumpentoxid, N-Vinyl-2-pyrrolidon, Xylenole, o-Xylylpromid, Zimtaldehyd, Zinkchlorid, Zinkethyl, Zinkzyanid, Zyanamid, Zyanchlorid

Lupus-erythematodes pos. (LE-Zelltest)
Carbamazepin, Dihydralazin, Diphenylhydantoin, Gold, Griseofulvin, Guanoxan, Hydantoin u. a. Antiepilektika (Trimethadion), Hydralazin (Apresolin®), Isoniazid, Methsuximid, Methyldopa, PAS, Penicillin, Phenolphthalein, Phenylbutazon (Butazolidin®), Phenytoin, Procainamid (Pronestyl®), Streptomycin, Sulfamethoxypyridazine, Sulfonamide (Sulfadiazin), Tetrazykline, Thiouracil

Lyell-Syndrom
Acetazolamid (Diamox®), Azetylsalizylsäure (Aspirin®, Aspro®, Phenacetin, Codeinphosphat); Meractinomycin (Sanamycin®), Aethoform (Anaesthesin®), Aminophenazon (Pyramidon®), p-Aminosalicylsäure, Aminothiazol, Amobarbital, Ancoloxin, Antibiotika und Tuberkulostatika, Antikonvulsiva, Antirheumatika, Barbiturate, Belladonna-Alkaloide, Benzathin-Penicillin G (Tardocillin®), Butobarbital, Carbutamid (Oranil®), Chloramphenicol, Chlorjodochin (Vioform®), m-Chlorphenol, Chlorpromazin, Contraneural®, Dyspepsol®-Granulat, Eusedon®, Fenistil retard® (Dimethylpyridin), Formitrol® (Paraformaldehyd), Ingelan®, Irgapyrin® (Phenylbutazon + Aminophenazon), Isoniazid, (Isoprenalinsulfat + Salizylsäure), Meclozin, Melabon®, Mephenytoin (Mesantoin®), Neomycin, Neuralgin®, Nitrocarbazol, Oleum Chenopodii, Oxyphenbutazon (Tanderil®), Paraldehyd, Penicillin (Procain-), Pethidin, Phenazon (Antipyrin), Phenobarbital (Luminal®), Phenothiazine, Phenylbutazon (Butazolidin®), Phthalsäurederivate, Primidon (Mylepsin®), Promethazin (Phenergan®), (Prophenazon, Phenacetin, Coffein), Pulvis Doveri (Salicylamid, Phenacetin, Coffein), Salizylate, Saridon®, Serum antitetanicum (Silber-Eiweiß-Acetyltannat), Spiramycin,

Streptomycin, Stringiet®, Sulfamethoxydiazin (Durenat®), Sulfamethoxypyridazin, Sulfamethyldiazin (Pallidin-Saft®), Sulfametoyl, Sulfathiazol, Sulfonamidverbindungen, Sulthiam (Ospolot®), Targesin®, Tetrachlorethylen, Tetracycline, Tinctura Capsici, Tomanol® (Isopyrin + Phenylbutazon), Vitamin B_6

Lymphknotenschwellung
Hydantoin, Kaliumperchlorat (Lymphadenopathie), Mesantoin, PAS, Phenobarbital, Pyrazincarbonsäureamid, Sulfonamide

Lymphopenie
Arsen, Chlorambucilum (Leukeran®), Chlorethazine, Demecolcin, Imurel® Trimethylenmelamin, Urethan, Zytostatika

Magenblutung
Benzol, Butazolidin, Cortison, Indomethacin, Kaliumpermanganat, Laugen, Metaldehyd, Oxalsäure, Salizylate (Acidum acetylosalicylicum), Säuren

Magen-Darm-Blutung
Alkohol, Arsen, Colchicin (Herbstzeitlose, Colchicum autumnale), Laugen, Nikotin, Pilze, Pflanzenschutzmittel (Dinitrobenzol, Dinitrophenol), Rheumatabletten, Säuren, Schwermetalle

Magengeschwüre
ACTH, Aroin (Dieffenbachia seguine), Asplit, Barbiturate (Streßulkus b. schwerer Verg.), Blei, Bor (chron. Verg.), Butazolidin, Cortison, Indomethacin, Methylviolett, Nikotin, Paratoluolsulfochlorid, Schwefelkohlenstoff, Tetrachlorkohlenstoff

Magenperforation
Aldehyde, Laugen, Kaliumpermanganat, Säuren

Methämoglobin ohne Heinzsche Innenkörper
Ammoniumnitrat, Bismutsubnitrat, Chlorate (Kaliumchlorat!), Detergentien (Tenside)-Instillationen (Uterus), DMAP, Nitrite, Nitrose Gase, Seifen (Instillationen Uterus), Spinatwasser, Sulfite

Miosis
Aceton, Barbiturate, Benzodiazepine, Carbamate, Chloralhydrat, Codein, Coffein, Nervenkampfstoffe, Nikotin, Opiate, Parasympathikomimetika, Phosphorsäureester, Physostigmin, Pikrotoxin, Pilocarpin, Pilze, Prostigmin, Pyramidon, Schlafmittel.

Muskelatonie
Alkohol, chron., ebenso Barbiturate, chron., Chlorthiazid, Cortison, Diuretika, Meprobamat, Opiate, chron., Tranquilizer

Muskelneurose
Kohlenoxyd, Schlafmittel, Seeschlangengift

Muskelschwäche
Alkohol, Arsen, Blausäure, Blei, Chinin, Cyanide, Ethylenglycol, Hexachlorbenzol, Kohlenmonoxid, Mangan, Methanol, Morphin, Nikotin, Propranolol, Selen, Thallium, Thiocyanat.

Mydriasis
Aconitin (Sturmhut, Aconitum napellus), Alkohol, Amphetamine, Antihistaminika, Atropin, Cocain, Colchicin (Herbstzeitlose, Colchicum autumnale), Ethylenglykol, Kohlenmonoxid, Kreislaufmittel (Adrenalin), LSD, Methanol, Nikotin, Opiatentzug, Pilze (Atropin), Psychopharmaka, Schlafmittel, Scopolamin, Thallium.

Myoglobinurie
Kohlenmonoxyd, Seeschlangen, Schlafmittel

Nagelfarbe
Antimalariamittel, gelbgrüne Fluoreszenz: Atebrin.

Nagelwachstumsstörungen
Arsen (,,Meessches Nagelband''), Thallium (,,Meessches Nagelband), Vanadium

Hinweissymptome

Narkose
Amylazetat, Antihistaminika, Azeton, Azetylen, Barbiturate, Benzin, Benzol, Butanon, Butylalkohol, Butylazetat, Bromethyl, Chlorethyl, Chlorbenzalmalonitril, Chloroform, Chlorpromazin, Dichlorethan, Dioxan, Ether, Etherische Öle, Ethylalkohol, Ethylenoxyd, Ethylmerkaptan, Eukalyptus, Glykole, Halogenkohlenwasserstoffe, Kohlendioxid, Kohlenoxid, Lachgas, Monochlorbenzol, Metaldehyd, Methylalkohol, Morphine, Myristicin (Muskatnuß, Myristica), Neuroleptika, Opiate, Propylalkohol, Quaternäre Ammoniumverbindungen, Schwefelkohlenstoff, Skopolamin, Terpentin, Tetrahydrofuran, Toluol, Tranquilizer, Xylol

Nasengeschwüre
Arsen, Chrom (Zementstaub, Chromatdämpfe), Kokain (lokale Einwirkung), Kupfersalze, Mehlstaub (Bäcker), Säuredämpfe (z. B. Kalzinieren d. Rohsoda)

Nebennierenschädigung
Arsen, Blei, Cortison, Quecksilber, Schwefelkohlenstoff, Thallium, Zytostatika

Nephrolithiasis
Cadmium

Nephrosklerose
Blei, Schwefelkohlenstoff

Nierenkalzinose
Dihydrotachysterin (AT$_{10}$®), Sublimat, Vitamin D

Nierengifte
Acetessigsäure, Acidum acetylosalicylicum (Aspirin®) (hohe Dosen), Akridin-Farbstoffe, Aldehyde, Aloe, Amanitin (Pantherpilz, Amanita pantherina; Knollenblätterpilz, Amanita phalloides), Ameisensäure, Anilin (chronisch), Antimon, Apiol (Petersilie, Petroselinum satirum), Arsenpräparate, Arsenwasserstoff, Ascaridol (Gänsefuß, Chenopodium), Aspidinol (Wurmfarn, Aspidium filix mas), Azetolamid, Bacitracin, Barbiturate, Bariumsalze, Benzin, Benzol, Berylliumbichromat, Blei, Blei-Stearat, Bor, Borane, Cadmium, Cantharidin (spanische Fliege, Lytta vesicatoria), Chinin, Chlorate, Chlortetracyclin (Aureomycin®), Chromate, Chrysarobin, Colchicin (Herbstzeitlose, Colchicum autumnale), (Nephrose), Orellanin (Gift-Hautkopf, Cortinarius orellanus) (Nephrose), Dichlorethan, Dichlorhydrin, Diethylendioxyd, Diethylenglykole, Dihydrotachysterin (AT$_{10}$®), Dinitrokresol, Dinitrophenol, Dioxan, Hg-Diuretika, CaNa$_2$-EDTA, Eisenchlorid, Ergotamin, Ethylendichlorat, Ethylenglykole, Fluoride, Formalin, Glycidaldehyd, Glycole, Goldsalze, Helvellasäure (Lorchel, Helvella), Hexamethylentetramin, Hydantoin, Hydrochinon, Isonikotinsäurehydrazid (INH), Isopropylalkohol, Jod (Anurie und Hämaturie), Jodkontrastmittel, Kaliumchlorat, Kaliumperchlorat (Nephrose), Kanamycin (selten), Kohlenoxyd (Schockmechanismus), Kresol (Lysol®), Kupfersalze, Mandelsäure, MCPA, Mepacrinum chloratum (Atebrin®), Mephenesin, Mercaptan, Methylalkohol, Methylbromid, Methylchlorid, Methyljodid, Methylsalicylat, Molybdän, Morphium, Naphthalin, Naphthol, Natriumchlorat, Neomycin, Nitrate, Nitrobenzol, Nitrochlorbenzol, Oxalate, Oxalsäure, Pamaquin (Plasmochin®), Paracetamol, Paraquate, Permanganate, Phenacetin (interstitielle Nephritis), Phenidion, Phenol, Phenolphthalein, Phenylbutazonum, β-Phenylendiamin, Phosphor, Phosphorwasserstoff, Pikrinsäure, Pilze (Amanita u. Cortinarius), Polymyxin, Primaquine, Probenecid, Propylenglykol, Pyridin (oral), Pyrogallol, Quecksilberpräparate, Resorcin, Rhus toxicodendron (Giftefeu), Ricin, Sabinol (Sadebaum, Juniperus sabinae), Safran, Salizylate, Santonin, Schlangengifte, Schwefelkohlenstoff (vaskulär), Seifen, Selen, Silber, Stickoxydule, Sublimat, Sulfonamide, Tellurium, Terpentinöl, Tetrachlorethan, Tetrachlorethylen, Tetrachlorkohlenstoff, Tetracyclin-Zerfallsprodukte (reversibles „Fanconi-Syndrom"), Thallium, Thiocyanate, Thujon

Hinweissymptome

(Thuje, Thuja occidentalis), Trimethadion, Trinitrotoluol, Tungsten, Uranium, Urethan, Urushiol (Giftsumach, Rhus toxicodendron), Vinylzyanamid, Viomycin, Vitamin D (Kalkzylinder), Wismut, Yohimbin, Zinkchlorid

Nierenversagen (direktes)
Anilin, Arsen, Borsäure, Chlorat, Chromate, Dichlorethan, Deiquat, Paraquat, Eisenverbindungen, Essigsäure, Ethylenglykol, Lysol, Kupferverbindungen, Lithium, Methotrexat, Oxalsäure, Paraldehyd, Quecksilbersalze, Salizylate, Tetrachlorkohlenstoff, Thallium

Nystagmus
Alkohol, Arsen, Barbiturate, Benzodiazepine, Cocain, Cyanide, Ethylenglykol, Hydantoine, Kohlenmonoxid, Phenylcyclidin, Primidon, Schlafmittel, Sedativa, Schwefelkohlenstoff, Thiouracil

Obstipation
Antimon (chron.), Barbiturate u. a. Schlafmittel (chron.), Blei, Codein, Ephedrin (Abmagerungsmittel), Fluoride (chron.), Ganglienblocker, Opiate (chron.), Nikotin (chron.), Selen, Schwefelkohlenstoff, Strychnin, Thallium

Optikusneuritis
Alkohol, Disulfiram: Antabus, Tuberkulostatika, Isoniazid (INH), Neoteben, Rimifon, Tebesium, Tb-Phlogin
Ethambutol
Myambutol
Cycloserin
Dionamid: Fatiolamid
Chloroquin: Resochin
Arsenverbindungen
Carbarson: Trikolphon
Acetarsol: Vagramin
Chloramphenicol
Orale Kontrazeptiva
Penizillamin: Metalcaptase, Trisorcin B_6, Trolovol

Halogenisierte 8-Hydroxy-Chinoline
Dijodhydroxychinolin: Entero-sediv
Broxyquinolin: Dysentrozym, Fenilor, Intestopan, Sandoin, Sandoin C
Clioquinol: Diarstop, Entero-Vioform, Mexaform S, Mexase
Haloquinol: Combiase Spezial, Diaroent, Dignoquine, Flamutil, Mexaform plus, Mexase plus
Uzara plus
Monoaminooxidase-Hemmer
Tolbutamid: Artosin, Rastinon
Ethchlorvynol
Chinin

Osteomalazie
Fluor, Kadmium

Osteoporose
Cortison, Fluor, Kadmium, Phosphor, Radiumpräparate, Vitamin D

Osteosklerose
Fluor, Vitamin A

Pankreatitis
Alpha-Methyldopa, Azatioprin, Barbiturate, Benzin, Chlorothiazide, Dicumarol, Furosemid, Glukokortikoide, Heparin, Isozianid, L-Asparaginase, Ovulationshemmer, Paracetamol, Pervitin, Phenformin, Salazopyrin, Sulfonamide, Tetrachlorkohlenstoff

Photosensibilisierung
Acridin, Anthracen, Bengal-Rosa, Bonzgronum, Bergamotteöl, Chlorothiazide, Chlorpromazin, Dimethylchlortetracyclin, Furocumarine (Pastinak, Pastinacea sativa), Griseofulvin, Hämatoporphyrin, Methoxypsoralen, Nalidixinsäure (Pastinak, Pastinacea sativa), Phenantren, Phenothiazine, Protoporphyrin, Pyridin, Sulfonamide, Sulfonylharnstoff, Teerdämpfe, Tetrazykline, Zyklamat

Hinweissymptome

Plötzliche Todesfälle
Aconitin (Sturmhut, Aconitum napellus), Adrenalin, Alkylphosphate (Parathion usw.), Amphetamin, Antiarrhythmika, Beta-Blocker (Provokation von Asthma bronchiale), Chromate, CO, CO_2, Eisenpräparate (Kinder), Kokain, LSD, Nickel, Nikotinlösung, Schwefelwasserstoff, Strychnin, Teerstoffe, Zyan und Zyanide

Polyzythämie
Arsen, Benzin, Blei, Kohlenmonoxid, Mangan, Methanol, Quecksilber

Polyglobulie
Benzol, Kobalt, Kohlenoxid (chronische), Mangan

Polyneuropathie
Acrylamid, Aconitin (Sturmhut, Aconitum napellus), Alkohol, Alkylphosphate, Arsen, Arsen und seine Derivate, Ascaridol (Gänsefuß, Chenopodium), Barbiturate, Benzin, Benzol, Blei, Bleitetraethyl, Chenopodium, Chlorjodoquin (Vioform®), Chlorochin (Resochin®), Coniin (Schierling, Conium maculatum, Dichlorphenoxyazetat, Dinitrokresol, Dinitrophenol, Ether, Ethylalkohol, Gold, Goldsalze, Hydralazin (Apresolin®), Isonikotinsäurehydrazid (INH, Rimifon®), Jodethyl, Kalium, Kohlenmonoxid, Kohlenoxyd, Lathyrismus (Platterbse, Lathyrus sativus), Methaqualon, Methylalkohol, Methylbromid, Methylchlorid, Morphin, Muscheln (giftige), Nikotin, Nitrofurantoin (sensorische), 8-Oxychinolin (jodierte Derivate), Pentachlorphenol, Petrol, Phenolrot (Cauda-equina-Syndrom bei intrathekaler Anwendung), Phthalazinderivate, Plankton (Schellfisch), Polymyxin, Quecksilber, Quecksilberderivate, -methyl, Schlafmittel, Schwefelkohlenstoff, Schwefelwasserstoff, Streptomycin (intralumbal), Sulfone, Tabun, Tetrachlorethan, Tetrachlorethylen, Thallium, Thiuram, Trichlorethylen, Trinitrophenol, Triorthokresylphosphat, Vioform®

Polyradikulitis Guillain-Barré
Blei, Quecksilber

Polyurie
Aconitin (Sturmhut, Aconitum napellus), Alkohol, Amphetamin, Anilin, Benzin, Blei, Coffein, Digitalis, Diuretika, Scopolamin, Theophyllinpräparate, Quecksilber, Schwefelkohlenstoff, Saluretika, Sabinol (Wacholder, Juniperus communis; Sadebaum, Juniperus sabinae)

Porphyrinurie
Apronalid (Sedormid), Aromatische Nitro- und Aminoverbindungen, Barbiturate, Benzol, Blei, Griseofulvin (akute), Hexachlorbenzol (= Benzolhexachlorid) (Porphyria cutanea), Ovulationshemmer, Selenwasserstoff, Sulfonamide, Tetrachlorkohlenstoff, Tetrachlorethan, Thallium

Potenzverlust
Alkohol (chron.), Blei (chron.), Opiate (chron.), Quecksilber (chron.)

Priapismus
Cantharidin, Capsicum, Isozyanat, Yohimbin

Proteinurie
Alkohol, Arsen, Benzin, Blei, Cadmium, Chinin, Ethylenglykol, Fluoride, Gold, Methanol, Methaqualon, Morphin, Quecksilber, Salizylate, Selen, Sulfonamide, Thallium, Thiocyanate

Pseudo-Krupp
Lungenreizstoffe, Menthol-Inhalation (Spray, Nasentropfen)

Pseudoikterus (Farbstoffe)
Mepacrinchlorat (Atebrin®), Novobiocin, Pikrinsäure

Psychose
ACTH, Alkohol, Amanitin (Pantherpilz, Amanita pantherina), Amphetamine, Anticholinergika, Antihistaminika, Antimon, Arsen, Aspidinol (Wurmfarn, Aspidium),

Hinweissymptome

Atropin (Tollkirsche, Atropa belladonna), Barbiturate, Benzin, Benzodiazepine, Bromide, Blei, Bleitetraethyl, Chenopodium, Coffein, Cocain, Codein, Corticoide, Cycloserin®, Digitalis, Ephedrin, Ganglienblokker, Gluthetimid, Glykolderivate, Haschisch, Halluzinogene, Hydantoine, Hyoscyamin (Bilsenkraut, Hyoscyamus niger), Jodide, Jodoform, Kokain, Kohlenmonoxid, LSD, Mangan, Methanol, Methylbromid, Morphin, Muscarin (Fliegenpilz, Amanita muscaria), Nikotin, Pentazocin, Phenol, Phosphorwasserstoff, Procain, Thiazide, Quecksilber, Rauwolfia, Salizylate, Schlafmittel, Schwefelkohlenstoff, Scopolamin, Secale (Mutterkorn), Selen, Sulfonamide, Sympathikomimetika, Thallium, Thiocyanate, Thyroxin, Trichlorethylen, Zyanide.

Ptosis
Botulismus (Fleisch- und Fischvergiftung), Gelsemin (Gelbe Jasminwurzel, Gelsemium sempervirens), Thallium

Pulmonale Hypertension
Amphetamine, Menozil

Purpura, vaskuläre
Meprobamat, Quecksilberpräparate, Schlangengift, Sulfonamide, Tranquilizer

Pylorusstenose
Ätzmittel, Laugen, Säuren

Quincke-Ödem
Acidum acetylosalicylicum (Aspirin®), Chinidin, Chinin, Insektenstiche, Teerstoffe

Retroperitoneal-Fibrose
Methysergid (Deseril®)

Rhinitis
Ameisensäure, Ammoniak, Cadmium, Chlor, Essigsäureanhydrid, Jod, Isozyanate, Naphazolin nitricum (Privin®, chron. Abusus)

Risus sardonicus
Tetanus, Coniin (gefleckter Schierling, Conium maculatum)

Salivation
Alkylphosphate, Amanitin (Fliegenpilz, Amanita muscaria), Ammoniak, Blei, Bleitetraethyl, Botulismus, Brom, Buxin (Buchsbaum, Buxus sempervirens), Cantharidin (spanische Fliege, Lytta vesicatoria), Castrix, Chinin, Cicutoxin (Wasserschierling, Cicuta virosa), Coniin (Gefleckter Schierling, Conium maculatum), Coriamyrtin, Curare, Cytisin (Goldregen, Cytisus laburnum), Emetinuum hydrochloricum, Fluoride, Glycidaldehyd, Jodismus, Kobaltverbindungen, Kresol (Lysol®), Mangan, Metaldehyd (Meta®), Mezerein (Seidelbast, Daphne mezereum), Neostigmin (Prostigmin®), Nikotin, Phenol, Phosphor (chron.), Physostigmin, Pikrotoxin, Pilocarpin, Quecksilber, Salzsäure, Santonin, Saponin, Silbernitrat, Strychnin, Tetraethylpyrophosphat, Tabun, Thallium, Trichloethylen, Xylol, Zyanwasserstoff

Schlaflosigkeit
Amphetamine, Anilin, Barbiturate (chron.), Bleitetraethyl, Kadmium, Kohlenoxyd, Nitrose Gase, Phenazetin-Abusus, Quecksilber, Schwefelkohlenstoff

Schock
Acetanilid, Amylnitrit u. a. Nitrite, Anilin und Derivate, Arsenik, Barbiturate, Chloralhydrat, Chlorothiazid, Chlorpromazin, Dinitrobenzol, Disulfiram (Antabus® + Alkohol), Diuretika, Ganglienblocker, Hexamethonium, MAO-Blocker, Meprobamate (hohe Dosen), Naphazolinum nitricum (Privin®) (Spätstadium), Nitrite, Nitroglykol, Nitroglyzerin, Quaternäre Ammoniumverbindungen, Rauwolfiapp. (Reserpin®, Serpasil® etc.), Schlafmittel, Schlangengifte, Sulfite, Sympathikus-Blocker (Guanethidinum), Tetrachlorkohlenstoff, Thallium, Tranquillantia, Thiuram

Hinweissymptome

Schweißneigung
Acidum acetylosalicylicum (Aspirin®) und Salizylate, Alkylphosphate (z. B. Parathion), Amanita (Fliegenpilz, Amanita muscaria), Amylnitrit, Cadmium, Dinitroorthokresol, Insulin, Isozyanat, LSD, Mangan, Naphazolinum nitricum (Privin)®, Nitrose Gase, Pilocarpin, Weckamine

Sprue (Malabsorption-Syndrom)
Arsen (chron.), Neomycin

Stomatitis
Aroin (Dieffenbachia seguine), Arsenik, Blei, Folsäureantagonisten (Aminopterin®, Amethopterin®), Hydantoinpp., Merkaptopurin (Puri-Nethol®), Thallium, Quecksilber, Wismut

Tachykardie
Abrin (Robinie, Robinia pseudoacacia), Acetaldehyd, Acetanilid, Adrenalin, Alkohole, Amanitin (Fliegenpilz, Amanita muscaria; Pantherpilz, Amanita pantherina), 8-aminchinolinderivate (Primaquin etc.), Aminophyllin, Amphetamine, Analeptika, Antihistaminika, Arsenik, Atropin, Chlorpromazin u. Derivate, Coffein, Cytisin (Goldregen, Cytisus laburnum), Dinitrophenol, Disulfiram (Antabus®) × Alkohol, Hexachlorbenzol, Kohlendioxyd, Ephedrin, Epinephrin-Derivate, Ethylmerkaptan, HN_3 (Stickstoff-Wasserstoffsäure), Kohlenoxyd, Kokain, Imipramin, Methämoglobinbildner, Naphazolinum nitricum (Privin®), Nikotin, Nitrite, Nitrobenzole, Paranitrochlorbenzol, Procain, Promethazin (Phenergan®), Pyribenzamin, Thallium, Theophyllin, Thymoleptika, Yohimbin, Zyanamid, Zyanwasserstoff

Teratogene
Arsen, Alkohol, Amphetamin, Blei, Cannabis, Chlorpromazin und Derivate, Cortison, LSD, Neuroplegika, PCB, Phenothiazinderivate, Radioaktive Stoffe, TCDD, Thalidomid, Thallium, Thymoleptika, Zytostatika

Thrombose, Lungenembolie
ACTH, schwere Barbituratvergiftung, Cortison, Kohlenoxyd, Ölige Injektionsmittel, Ovulationshemmer

Thrombozytopenien
Acetazolamid (Diamox®), Acidum phenylcinchonicum (Atophan®), Amobarbital, Apronalid, Benzol und seiner Derivate, Bor, Carbutamid (Nadisan®), Chloramphenicol (Chloromycetin®), Chlorthalidon (Hygroton®), Chinin und Chinidin, Chlorothiazid-Derivate, Colchicin, Digitoxin, Azetyldigitoxin, Glykole, Gold, Hg-Präparate, Hydantoin-Derivate, Indomethacin, Isonikotinsäurehydrazid, Kaliumperchlorat, Lithiumkarbonat, Meprobamat, Methimazol (Tapazole®), Phenothiazin, Phenylbutazon (Butazolidin®, Irgapyrin®), Podophyllinderivate, Salizylate, Ristocetin, Saluretika, Sulfone, Thiamphenicol, Thiouracil, Zytostatika

Tremor
Acrylamid, Alkohol (chron)., Analeptika, Aminophyllin, Alkylphosphate, Bleitetraethyl, Brom, Chlorpromazin, Coffein, Cycloserin®, Diethylether (chron)., Imipraminum (Tofranil®), Iproniazid (Marsilid®), Kohlenwasserstoffe, Mangan, Methylalkohol, Phenacetin, Quecksilber, Rotenon, Schlafmittel, Schwefeldioxyd, Schwefelkohlenstoff (chron.), Tetrachlorethan, Thallium, Thymoleptika, Trichlorethylen (chron.)

Trigeminusneuralgie und -lähmung
Trichlorethylen

Trockene Nase
Amphetamine, Amylazetat, Cadmiumoxyd, Chlorpromazin, Dihydralazin, Mezerein (Seidelbast, Daphne mezereum), Nepresol®, Naphazolinum nitricum (Privin®), Rauwolfia (Reserpin®, Serpasil®), Trinitrotoluol

Trockener Mund
Aconitin (Sturmhut, Aconitum napellus), Amphetamine (Benzedrin®), Antihistami-

Hinweissymptome

ka, Arsen, Atropin (Tollkirsche, Atropa belladonna), Barium, Chlorpromazin, Delphinin (Rittersporn, Delphinium), Diphenhydramin (Benadryl®), Hyoscyamin, Lobelinum hydrochlor. (Lobelin®), Opiate, Scopolamin, Solanum, Trihexyphenidyl (Artane®)

Tüpfelzellen
Antimon, Blei, Wismut

Übelkeit
Acetaminophen, Aceton, Alkohol, Antihistaminika, Antimon, Arsen, Atropin, Benzin, Benzodiazepine, Blausäure, Blei, Bor, Bromide, Cadmium, Carbamazepin, Cocain, Codein, Coffein, Cyanide, Digitalis, Ephedrin, Ethylenglykol, Fluoride, Gold, Hydantoine, Isoniazid, Isopropanol, Kohlenmonoxid, Kupfer, Lidocain, Lithium, LSD, Methanol, Methotrexat, Opiate, Nikotin, Nickel, Paraldehyd, Phenol, Procainamid, Propoxyphen, Quecksilber, Salizylate, Schädlingsbekämpfungsmittel, Streptomycin, Strychnin, Succinimide, Sulfonamide, Thallium, Theophyllin, Thiocyanate, Wismut

Ulzera im Mund, Pharynx
Zytostatika (Bleomycin, Dactinomycin, Coxorubicin, Fluorouracil, Methotrexat)

Urin – Blut
s. Hämaturie

Urin – Farbe

Orange	Fleischwasserfarben	Rot
Chrysarobin	Cumarin	Aminophenazon
Eosin	Glykol	Anilinfarben
Laxantien	Kantharidin	Antipyrin
(Chrysolinsäure)	Terpentin	Azoangin
Rhabarber	Hämoglobin (bis blutrot)	Brombeeren
(Rubazonsäure)		Euvernil
Santonin		Fuchsin
Senna		Hämoglobin
Sulfonamide		Heidelbeeren
(Fieber)		Istizin
Urobilin		Myoglobin
		Phenolphthalein
		Phenolrot
		Porphyrine
		Prontosil
		Pyramidon
		Pyridin
		Rote Rüben
		Salicylsäure
		Santonin
		Sulfonal
		Trypaflarin
		Veramon

Hinweissymptome

Dunkelbraun-Schwarz	Rot-Braun	Grün-Blau
Anilin	Amionopyrin	Anthrachinon
Cadmium	Bilirubin	Biliverdin
Chinin	Blut	4-DMAP
Chlorbenzole	Bohnen	Gallepigment
Chlornaphthalin	Hämoglobin	Indigokarmin
Hämoglobin in größeren	Methämoglobin	Karbolsäure
Mengen	Phenacetin	Lysol
Hydrochinon	Penidon	Methylenblau
Kresol	Phenolphthalein	Nickel
Naphthol	Porphyrin	Resorcin
Nitrite	Pyrazolon	Tetrahydronaphthalin
Nitrobenzol	Pyridinium	Tetralin
Melinin	Rote Rüben	Thymol
Methämoyl	Rifamparin	
Metronidazol	Santonin	
(Flagyl)	Spasmo-Euvernil	
Phenol	Urate	
Phenylsalicylat		
Porphyrine		
Pyrogallol		
Resorcin		
Salizylsäure		
Santonin		
Senna		
Thymol		
Trinitrotoluol		
(Gallenfarbstoffe,		
Ikterus)		

Rosarot	Fleischwasserfarben	Orange
Aminophenazon	Cumarin	Laxantien
Rote Beete	Glykol	(Chrysolinsäure)
Brombeeren	Kantharidin	Sulfonamide
Phenolphthalein	Terpentin	(Fieber)

Urin – Geruch
Veilchen – Terpentinöl

Urin – Ketone
Aceton, Isopropylalkohol, Methanol, Salizylate

Urin – Zucker
Atropin, Blei, Coffein, Digitalis, Kohlenmonoxid, Morphin, Nikotin, Salizylate

Urobilinogen im Urin
Antimon, Arsen, Benzin, Blei, Chinin, Chloralhydrat, Cocain (akut), Fluoride, Phenol, Phenothiazine, Salizylate, Selen.

Vasokonstriktion, Gangrän
Adrenalin, Barium, Blei, Nikotin, Noradrenalin (Arterenol®), Oxalsäure, Phenol (lokal), Safran, Secale

Hinweissymptome

Verhornung
Arsen, TCDD, Thallium.

Zahnsaum
Antimon violett-schwärzliche Farbe, Arsen violett-schwärzliche Farbe, Blei blauschwärzliche Farbe, Cadmium gelbliche Farbe, Quecksilber bläulich-schwarze Farbe, Wismut tiefschwarze Farbe.

Zahnsaum
chron.: Blei, Quecksilber, Wismut.

ZNS-Erregung
Acrylamid, Alkohole, Aminophyllin, Amphetamine, Analeptika, Amanitin (Pantherpilz, Amanita pantherina), Antihistaminika, Antiparkinsonmittel, Atropin, Azetanilid, Benzin, Benzol, Blei, Bleitetraethyl, Brom (chronisch), Brotvergiftung, Chenopodium, Coffein, Colchicin (Herbstzeitlose, Colchicum autumnale), Cytisin (Goldregen, Cytisus laburnum), Dichlorhydrin, Digitalis, Ergotamin, Ether, Githaginglucosid (Kornrade, Agrostemma githago), Glykole, Glyzerin (hohe Dosen, Kinder), Halluzinogene, Helvellasäure (Lorchel, Helvella), Herzglykoside, Hyoscyamin (Bilsenkraut, Hyoscyamus niger), Jodoform, Kampfer, Koffein, Kokain, Meprobamate, Methylalkohol, Methylbromid, Methylchlorid, Methyljodid Myristicin (Muskatnuß), Pantherinasyndrom, Phenetolcarbamid (Dulcin®), Phenol, Pikrotoxin, Piperazin, Procain, Promethazin (Phenergan®), Pyridin, Quecksilber und Quecksilberalkyle, Salizylate (Aspirin®), Santonin, Saponin, Schlafmittelabusus, chron., Schwefelkohlenstoff, Schwefelwasserstoff, Secale, Solanin, Terpentin, Thallium, Thiozyanate, Toluol, Tranquilizers (Meprobamat etc.), Trichloräthylen, Trinitrotuluol, Vaccinin (Rauschbeere, Vaccinium uliginosum), Xylol, Weckamine

Zyanose
Ammoniumsulfid, Amylnitrit, Anästhesin, Anilin und Derivate, Antihistaminika, Butanaloxim, Chloramphenicol (bei Frühgeburten und Säuglingen), Dinitrobenzol, Dinitrokresol, Dinitrophenol, Diphenyldisulfone, Disulfiram (Antabus®) (bei Alkoholkonsum), Ethylenoxyd, Ethylmerkaptan, Ethylnitrit, Faltentintling (Corprinus atramentarius: bei Alkoholeinnahme), Glyzerin, Hydrochinon, INH (Isonikotinsäureanhydrid), Isozyanat, Jodkontrastmittel, Kaliumchlorat, Kalkstickstoff (nach Alkoholeinnahme), Kohlenmonoxid (anfangs), Kohlensäure, Metaldehyd, Methylalkohol, Methylbromid, Morphium, Naphthalin (Dämpfe), Nickeltetrakarbonyl, Nitrite, Nitrobenzol, Nitrochlorbenzol, Nitrofurantoin (Methämoblogin), Nitrose Gase, Opium, Phenacetin, Phenetolcarbamid, Phenicarbazid, Thiouracil, Thiuram (nach Alkoholeinnahme), Yohimbin, Zyanamid (nach Alkoholeinnahme), Zyanwasserstoff (Spätstadium)

Differentialdiagnose

Differentialdiagnose des Komas

Bei jeder unklaren Bewußtlosigkeit sollte sofort in der Ausatmungsluft Alkohol (Alcotest) und Kohlenmonoxid (Dräger CO-Atem 2/a) ausgeschlossen, ebenso ein Blutzuckerschnelltest durchgeführt werden.

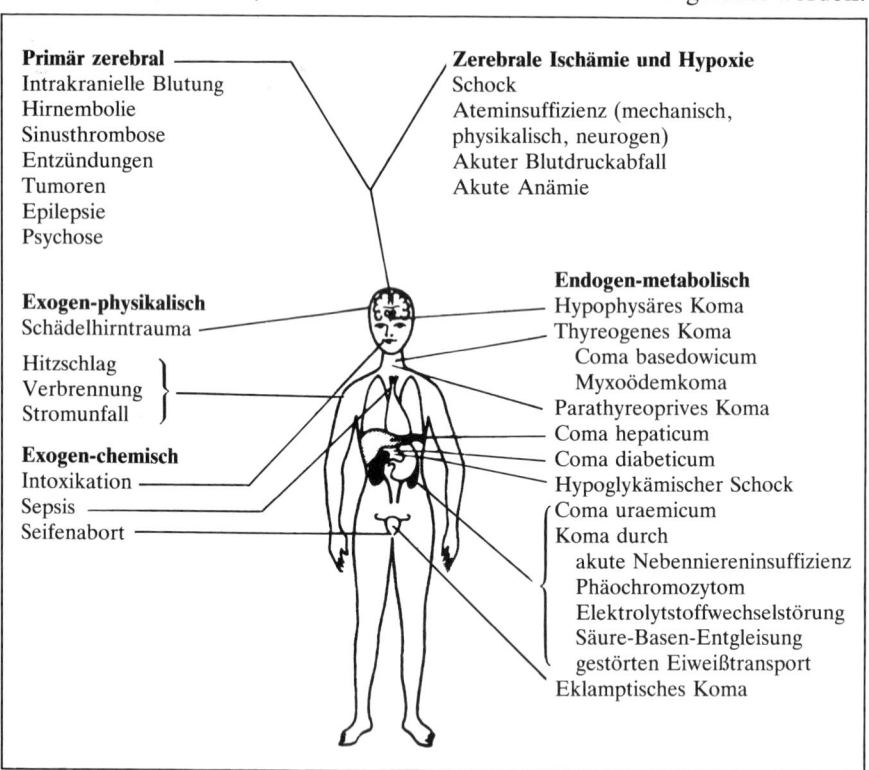

Primär zerebral
Intrakranielle Blutung
Hirnembolie
Sinusthrombose
Entzündungen
Tumoren
Epilepsie
Psychose

Exogen-physikalisch
Schädelhirntrauma
Hitzschlag
Verbrennung
Stromunfall

Exogen-chemisch
Intoxikation
Sepsis
Seifenabort

Zerebrale Ischämie und Hypoxie
Schock
Ateminsuffizienz (mechanisch, physikalisch, neurogen)
Akuter Blutdruckabfall
Akute Anämie

Endogen-metabolisch
Hypophysäres Koma
Thyreogenes Koma
Coma basedowicum
Myxoödemkoma
Parathyreoprives Koma
Coma hepaticum
Coma diabeticum
Hypoglykämischer Schock
Coma uraemicum
Koma durch
  akute Nebenniereninsuffizienz
  Phäochromozytom
  Elektrolytstoffwechselstörung
  Säure-Basen-Entgleisung
  gestörten Eiweißtransport
Eklamptisches Koma

Diagnose – Giftnachweis

Gerade um das Ausmaß und die eventuellen Schadensfolgen (z. B. für die Berufsgenossenschaft) exakt ermitteln zu können, ist es oft vor Therapiebeginn nötig, sämtliche Asservate (Blut, Erbrochenes, Urin, Verpackung) sicherzustellen, damit diese untersucht werden können. Die möglichst frühzeitige Einleitung dieser Untersuchungen ist für den Arzt in der Klinik bei vielen Giften Voraussetzung vor Einleitung einer Therapie.

Die Abnahmeart des Asservats (Edetat-Blut bei Blei) und die Untersuchungsstellen werden durch die nächste Giftinformationszentrale vermittelt.

Die Wichtigkeit des Labornachweises wird unterstrichen durch die Tatsache, daß bei 40% aller Vergif-

Differentialdiagnose

tungen, bei denen es lediglich Hinweise auf eine Vergiftung, wie Anamnese und Verpackungsreste gab, sich diese Hinweise durch den Labornachweis nicht bestätigen ließen, sondern daß hier kein oder ein anderes Gift gefunden wurde.

Von Helfern wird die Notwendigkeit eines exakten Giftnachweises in der Toxikologie oft viel zu gering geachtet.

Die Untersuchung des Erbrochenen eines bewußtlosen Vergifteten ist viel wichtiger als die Untersuchung des Trinkglases (z. B. mit Giftresten), das neben ihm gefunden wurde. Hier können verschiedene Gifte gefunden werden, und nur das aufgenommene Gift bestimmt die Organschädigungen.

Nach den – allerdings sehr wichtigen – Maßnahmen der Ersten Hilfe vergessen Helfer (z. B. Rettungssanitäter) sehr häufig die Notwendigkeit der Identifizierung des Giftes. Ganz entscheidend für die Behandlung mit Gegengiften ist es zum Beispiel, ob ein Schädlingsbekämpfungsmittel vom Typ E 605 oder der Carbamate (z. B. Unden) die Vergiftungsursache war. Ohne diese Kenntnis kann der Arzt keine korrekte Antidothandlung durchführen.

Bei Vergiftungen mit Reizgasen ist am Patienten kein Giftnachweis möglich, sondern nur durch Messung am Unfallort (Dräger Gasspürgerät), bei Narkosegasen kann man jedoch in der Ausatemluft oft die Konzentration messen.

Ohne quantitativen Giftnachweis im Blut würden Spezialabteilungen keine Dialysebehandlung (künstliche Niere) einleiten.

Es gelten folgende Regeln:
1. Reizgase – quantitativer Giftnachweis an der Luft des Unfallorts
2. Narkosegas – quantitativer Giftnachweis aus Ausatemluft (vor O_2-Behandlung!) Alkohol, CO
3. Unklare Bewußtlosigkeit – Schnellnachweis der Schlafmittel aus Erbrochenem und Magenspülflüssigkeit
4. Dialysebehandlung – quantitativer Giftnachweis (Verlaufskontrolle) im Vollblut
5. Ausschluß anderer Gifte, Nachweis chronischer Vergiftungen (Sucht) – qualitative und quantitative Untersuchung des Urins (diese Untersuchung ist sehr langwierig und aufwendig und eignet sich in der Regel *nicht* bei einer akuten Behandlung!)

Diagnose in der Ausatemluft

Leitsymptom	Gift	Drägerröhrchen	Durchführung
Bewußtlosigkeit u. hellrotes Gesicht	Alkohol	Methanol 50/a	qualitativ: passiv mit Gasspürgerät am Mund ansaugen
		Alcotest	quantitativ: in einem Atemzug Tüte vollblasen weißes Stück am Mund 0,8‰ = bis zum grünen Rand

Differentialdiagnose

Leitsymptom	Gift	Drägerröhrchen	Durchführung
Bewußtlosigkeit u. hellrotes Gesicht	Methylalkohol	Methanol 50/a oder Formaldehyd 0,002 + Alcotest	5 Hübe grauschwarz Formaldehydnachweis mit Gummischlauch aus Kohlenmonoxid-Päckchen vor Alcotest: beides positiv = Methylalkohol (Formaldehyd: rosa; Alkohol: grün)
Brandgase	Blausäure	Blausäure 2/a	5 Hübe rot, gleiche Menge Blut und Salzsäure, mit Pumpe entweichendes Gas messen
(anfangs Zyanose) Brandgase	Kohlenstoffmonoxid	Kohlenstoffmonoxid 2/a	Trockenröhrchen vor Tüte, 10 Hübe braungrün
Erregung	Lösungsmittel	Aceton 100/b	10 Hübe gelb
		Benzol 0,05 Kohlenwasserstoff 0,1% b	2–20 Hübe hellbraun 3–15 Hübe braungrau
		Methylbromid 5/b	5 Hübe braun
		Schwefelkohlenstoff 0,04	1–15 Hübe gelbgrün
		Tetrachlorkohlenstoff 5/C	Säureampulle brechen, senkrecht halten, 5 Hübe blau (grün – negativ!)
		Toluol 5/a	5 Hübe braun
		Trichlorethan 50/b	2 Hübe (+ 3 Desorptionshübe) braunrot
Zyanose + Bewußtlosigkeit	Schwefelwasserstoff, Kohlenmonoxid	Schwefelwasserstoff 1/c Atem CO 2/a	1–8 Hübe hellbraun 10 Hübe schwarz
enge Pupillen + Speichel- + Schweißflut	Phosphorsäureester	Systox 1/a	20 Hübe orange-rot

Schnelltests im Urin (Magenspülwasser, Serum)

Psychose	Amphetamine	EMIT-ST	Schlaf	Benzodiazepine	EMIT-ST
	Alkohol	EMIT-ST		Methaqualon	EMIL-ST
Rausch	Cannabinoide	EMIT-ST		Opiate	EMIT-ST
	Hypoglykämie	Visidex-Blut		Psychopharmaka	EMIT
	Paracetamol	EMIT		Tricycl.,	
	Phenylcyclidin	EMIT-ST		Phenothiazine	Forrest
	Salizylate	Phenistix	Verätzung-	Paraquat	Dithionit
Schlaf	Barbiturate	EMIT-ST	Mund	Laugen, Säuren	pH-Papier

Differentialdiagnose

Schnelltests von Lösungsmitteln im mitgebrachten Asservat

1. Alcotest, positiv – Formaldehyd + Alcotest = Methanol
2. Kohlenwasserstoffe 0,1/2
3. Trichlorethylen
4. Tetrachlorkohlenstoff
5. weiter siehe Tabelle Diagnose in der Ausatemluft (S. 89)

weniger als
20 Tropfen	dünne Sirupe
40 Tropfen	Fluidextrakte
20 Tropfen	Wasser und wäßrige Flüssigkeiten
40–50 Tropfen	ätherische und fette Öle
50–60 Tropfen	Spiritus und dessen Präparate, Tinkturen
80 Tropfen	Äther

Giftaufnahme-Daten

Mengenangaben

Schluck	ca. 0,3 ml/kg KG
Tropfen	ca. 0,05 ml
Kaffeelöffel	ca. 5 ml
Kinderlöffel	10 ml
Eßlöffel	ca. 15 ml
Likörglas	23–50 ml
Wasserglas	200 ml
Messerspitze	0,5–1 g

Giftigkeit

Säuglinge	20×	⎫
1–3jährige	10×	⎬ des Erwachsenen
3–5jährige	5×	⎭
i. v.	10×	⎫ orale
parenteral	0,1–0,5×	⎭ Aufnahme

1 ml Wasser entspricht 1 g Wasser, Tinkturen sind etwa 10% spezifisch leichter, Sirupe und starke Salzlösungen etwa 10 bis 25% spezifisch schwerer als Wasser. Aufgrund der Zähigkeit liefert ein Normaltropfenzähler bei 15° C eine Flüssigkeitsmenge, die 1 g entspricht, mittels:

Mengengehalte einer Substanz an der Gesamtmenge

1. Nach dem Gewicht:
   Gewichtsprozent (Gew.-%);
   Gewichtspromille (Gew.-‰)
2. Nach dem Volumen:
   Volumenprozent (Vol.-%), Volumenpromille (Vol.-‰)
   Kubikzentimeter (Substanz) je Kubikmeter (gesamt):
   cm^3/m^3; auch als part(s) per million'' (ppm) bezeichnet;
3. Nach Molanteilen:
   $$\frac{\text{Mol gelöste Substanz}}{\text{Mol Lösemittel}} + 100$$
   (als Mol-%)

Giftnachweis: Einheit normalerweise mg/L ($\triangleq$ µg/mL)

Asservate: so früh wie möglich!

Ausatemluft ⎫	
Lumballiquor	
Speichel	
Waschflüssigkeiten	
vorgefundene	Gesamtmenge,
Giftproben	jedoch nicht
Blut	mehr als 200 ml
Erbrochenes	
Magenspülwasser	
Dialysat ⎭	
Haare	1,0 g (As, Tl, Br)
Stuhl	
Nägel	0,2 g/Tl)

Giftkonzentrationen im Blut
B = Blut, S = Serum, U = Urin
mg/Liter bzw. µg/ml

Gift	Asservat	Einheit	therapeutisch bzw. ungiftig	toxisch	letal
Acecarbromal	B	mg/L	10–20	25–30	100
Acetaldehyd	B	mg/L	15–77	270	1000
Acetaminophen	B	mg/L	1–20	300	
Acetohexamid	B	mg/L	2–6		
Aceton	S	mg/L	5–35	200	
	U	mg/L	25		
N-Acetylprocainamid	S	mg/L	2–12	30	
ACTH	B	pg/mL	80		
Adrenalin	S	pg/mL	53		
Ajmalin	S	mg/L	0,2		3
ALA s. Deltaaminolevulinsäure					
Aldosteron	S	ng/100mL	6–22		
	U	mg/L	0,2–2,6		
Allobarbital	S		5–20	25–30	50	100
Alprenolol	S	mg/L	30		
Aluminium	B	µg/L	0,21–0,35		
	S	mg/L	80–340		
	U	mg/L	0,03		
Ameisensäure	B	mg/L	15	30	
	U	mg/L	25		
Amikacin	S	mg/L	5	35	
Amitriptylin	S	mg/L	0,075–0,4	0,4	1
Aminophyllin	S	mg/L	2–10	20	50
Ammonium	S	mg/L	7,5–20		
	U	g/die	0,14–0,5	1,5	
Amobarbital	B	mg/L	5–8	30	50
Amphetamine	U akut	mg/L	10–15	50	200
	U chron.	mg/L	30–50		
	S akut	mg/L	0,02	0,25–5,5	
Ampicillin	S	mg/L	2–53		
Androsteron	U	mg/Tag	Männer: 5 Frauen: 2,5		
Antimon	U	mg/L	0,031	1	
Aprobarbital	S	mg/L	4–14	30	
Arsen	B	µg/L	4	15	
	U	µg/l	15	30	
	Haare	µg/100 g	65		
	Nägel	µg/100 g	180		

Giftkonzentrationen im Blut

Gift	Asservat	Einheit	therapeutisch bzw. ungiftig	toxisch	letal
Ascorbinsäure	S	mg/L	2–20		
	U	mg/Tag	15–60		
Atenolol	S	mg/L	1,3		
Azidocillin	S	mg/L	1–86		
Barbital			10–60	60–80	
Barbiturate, kurzw.	S	mg/L	1–5	5	50
Barbiturate, mittell.	S	mg/L	5–14	30	50
Barbiturate, langw.	S	mg/L	15–35	40	100
Barium	B	mg/L	0,005		
	S	mg/L	0,005		
	U	mg/L	0,001		
Benzin, s. Phenol					
Benzol	B	mg/L	0		
Beryllium	B	mg/L	0,004		
	U	mg/L	0,006		
Blausäure	S	mg/L	0,03–0,015	0,5	
Blei	B	µg/L	25	100	3000
	S	µg/L	25		
	U	µg/L	70	100	
Bor	B	mg/L	4	8	25
	S	mg/L	0,005	1,25	
	U	mg/L	0,42	30	
Brallobarbital			5–15	20–25	
Brom	B	mg/L	0,01		
Bromazepam			0,08–0,17	0,25–0,5	
Bromide	S	mg/L	5	50	100
	U	mg/L	0,025		
Bromisoval akut	B	mg/L	2–10	20	40
Butabarbital	S	mg/L	5–15	30	50
Butobarbital			5–15	20–25	
Cadmium	B akut	mg/L	0,02	0,4	
	chron.	mg/L	0,5		
Cadmium	U akut	ng/mL	10		
	chron.	ng/mL	40		
Calcium	B	mg/L	2,99		
	S	mg/L	4,89		
	U	mg/L	13,97		
Camazepam			0,1–0,6	2	
Carbamazepin	S akut	mg/L	1–4	9	
	chron.	mg/L	3–8	10	
Carbromal akut	B	mg/L	2–10	20	40
Carotin	S	mg/L	5–30		
Catecholamine	U	mg/L	1,8		
Ceruloplasmin	S	mg/L	230–580		
Chinin	S	mg/L	2–5	6	10

Giftkonzentrationen im Blut

Gift	Asservat	Einheit	therapeutisch bzw. ungiftig	toxisch	letal
Chloralhydrat (s. Trichlorethanol)	S	mg/L	1	10	25
Chloramphenicol	S	mg/L	12	24	
Chlorazepat (s. N-desmethyldiazepam)	S	mg/L	0,1–0,5		
Chlorazepatdikalium			0,25–0,75	1,5–4	
Chlordiazepoxid	S	mg/L	0,3	4,5	12
Chloroform	B	mg/L	0		
Chloroquin	U	mg/L	10–100		
Chlorpromazin	S	mg/L	0,35	0,75	1
Chlorpheniramin	S	mg/L		2–3	
Chlorpropamid	S	mg/L	3–14		
Cholinesterase	S	IE/L	1000–600	300	100
(Pseudocholinesterase)	S	IE/L	8000–3000	500	150
Chrom	B	mg/L	0,001		
	U	mg/L	0,0037		
Chinidin	S	mg/L	6	10	25
Cimetidin	S	mg/L	1		
Citronensäure	U	mg/L	300–900		
Clobazam			0,1–0,4		
Clonazepam	S akut	µg/L	3–19	50	
	S chron.	mg/L	0,04–0,06		
Clonidin	S	mg/L	0,001		
Clorazepat s. N-Methyldiazepam					
Cloxacillin	S	mg/L	0,5–40		
Codein	S	µg/L	10	250	5000
Coffein	S	mg/L	6–10	100	
	U	mg/L	6		
Colchicin	S	mg/L		0,04	
Cortisol	S	mg/L	0,5–2,5		
	U	ng/l	20–120		
Corticosteroide	U	mg/Tag	2–12		
Cumarin	B	mg/L	1–10		
Cyanacobalamin	S	µg/L	200–1000		
Cyanide	B	mg/L	1,5		
	Gewebe	mg/100 g	5		
Cyclobarbital	S	mg/L	0,2–0,5	6	
Dehydroepiandrosteron	U	mg/Tag	2		
Deltaaminolevulinsäure	U	mg/Tag	1,3–7	20	
N-Desalkyldiazepam	S	µg/mL	120	1000	

Giftkonzentrationen im Blut

Gift	Asservat	Einheit	therapeutisch bzw. ungiftig	toxisch	letal
Desalkylflurazepam	S	mg/L	0,01–0,1		
Desipramin	S	mg/L	0,02–0,1	0,2	1
N-Desmethyldiazepam	S	mg/L	0,1–0,9	1	7
Desmethyldoxepin	S	mg/L	0,09–0,25	1	
Demeton-5-methyl-sulfoxid (Metasystox®)	S	mg/L	0	Spur	3
N-Desmethylsuximid	S	mg/L	10–40		
Diazepam	S	mg/L	0,105–1,5	8	20
s. N-Desmethyldiazepam					
Dichlorethan	B	µg/dL	0		
Dichlormethan	B	µg/dL	0		
Dicloxacillin	S	mg/L	4–28		
Dicumarol	S	mg/L	120		5
Dieldrin	S	µg/L	0	0,4	5
Diethylpentenamid	S	mg/L	2–10	20–45	40
Digitoxin	S	µg/L	9–25	30	80
Digoxin	S	µg/L	0,5–2	2	10
Dimethoat	S	mg/L	0	Spur	1
Diphenhydramin			0,08–0,4	5–10	
Diphenylhydantoin	S	mg/L	10–20	20	40
Disopyramid	S	mg/L	0,5–3	8	
Dopamin	S	pg/mL	228		
Doxepin	S	mg/L	0,03/0,15		
s. Desmethyldoxepin					
Eisen	S	mg/L	6,5–17,5		
	U	mg/L	0,13–1,2		
Ethanol	B	mg/L	0,04	0,8	4
Ethchlorvynol	B	mg/L	0,5–7	20	150
Ethinamat			2–10		
Ethosuximid	S akut	mg/L	20–40	120	
	S chron.	mg/L	40–80		
Ethylalkohol	B	mg/L	0,04	0,8	4
Ethylbenzol	B	mg/L	0		
Ethylenglykol	S	mg/L	0,02	0,3	5
Ethylether	S	mg/L	90	100	140
Flunitrazepam	S	mg/L	5–20		

Giftkonzentrationen im Blut

Gift	Asservat	Einheit	therapeutisch bzw. ungiftig	toxisch	letal
Fluor	B	mg/L	0,11–0,45	1,5	
	S	mg/L	0,05–0,2		
	U	mg/L	0,18–1,85		
	U	mg/Tag	2	10	
Flurazepam s. Desalkylflurazepam	S	mg/L		2	
Folsäure	S	µg/L	25		
Gallium	S	mg/L	0,09		
Gentamicin	S	mg/L	2–8	12	
Germanium	S	mg/L	0,02		
	U	mg/L	0,4–2,1		
Glutamin	S	mg/L	0,6–1,5		
Glutethimid	S	mg/L	2–6	20	40
Gold	S	mg/L	0,007		
	U	mg/Tag	1		
alpha-HCH	B	mg/L	0,05		
beta-HCH	B	mg/L	0,09		
gamma-HCH	B	mg/L	0,07		
Heptabarbital			2–5	15–20	
Hexachlorbenzen	B akut	ng/mL	3		
	B chron.	ng/mL	40–800		
Hexachlorbutadien	B akut	ng/mL	3		
	B chron.	ng/mL	40–800		
Hexobarbital			2–10	15–30	
HGH	S	mg/L	0,005		
Hippursäure	U	g/L	2,6		
Histamin	B	mg/L	0,3–0,9		
Histidin	S	mg/L	0,12–0,24		
Hydralazin	S	mg/L	1		
Hydroxyethyl-flurazepam	S	mg/L	0,004–0,17		
Imipramin	S	mg/L	0,2	0,6	4
Indium	S	mg/L	0,021		
Indomethacin	S	mg/L	0,5–3	10	200
Insulin	S	U/mL	4–24		
Isoniazid	S	mg/L	0,5–12	25	
Isopropanol	B	mg/L	0,005	0,34	
Jod, proteingeb.	B	µg/l	38–60		10 000
Jodid	U	mg/Tag	0,191		
Kalium	B	mg/L	46		
	S	mg/L	4,5		
	U	mg/L	55		

Giftkonzentrationen im Blut

Gift	Asservat	Einheit	therapeutisch bzw. ungiftig	toxisch	letal
Kanamycin	S	mg/L	5	34	
Ketazolam			0,2–0,8		
Kobalt	S	mg/L	0,0066		
	U	mg/L	0,0008		
	U	mg/Tag	0,03		
Kohlenmonoxid	B	CO-Hb%	0,5–2	15	50
	B Raucher	CO-Hb%	9	20	50
Koproporphyrine	U	mg/L	12		
	U	mg/Tag	20		
Kresole	U	mg/L	0		
Kupfer	B	mg/L	0,72–1,24		
Lanthan	B	mg/L	0,002		
	U	mg/L	0,0002		
Lecithin	S	mg/L	12,5–30		
Lidocain	S	mg/L	2–6	9	40
Lidoflazin	S	mg/L	0,025–0,045		1
Lindan	S	µg/L	1	18	
Lithium	B	mval/L	0,3–1,2	1,5	20
	S	mval/L	0,3–1,1	1,5	20
	U	mg/L	0,043		
Loprazolam			0,005–0,01		
Lorzepam			0,02–0,2	0,3	
Lormetazepam			0,002–0,01		
Lysergsäure	U	mmol/L	0,25	15	
Magnesium	B	mg/L	2,8		
	S	mg/L	1,8		
	U	mg/L	15		
Mangan	B	mg/L	0,1–0,33		
	S	mg/L	0,04–0,1		
	U	mg/L	0,01		
Medazepam			0,1–0,5	0,6	
Meperidin	S	mg/L	0,4	0,5	3
Meprobamat	S	mg/L	15–25	35	100
Mephenytoin	S	mg/L	15–30	50	
Methadon	U akut	mg/Tag	0,1	1	4
	U chron.	mg/Tag	40–80		
Metamphetamin	S	mg/L			4
Methanol	B	mg/L	0,5	200	600
Methapyrilen	S	mg/L		3–5	
Methaqualon	S	mg/L	0,5–1	20	30
Methämoglobin	B	%	3	70	90
Methohexial			0,5–2		
Methotrexat	S	mg/L	1–20		

Giftkonzentrationen im Blut

Gift	Asservat	Einheit	therapeutisch bzw. ungiftig	toxisch	letal
Methsuximid s. N-Desmethylsuximid	S	mg/L	0		
Methylergometrin	S	mmol/L	4–6		
Methylphenobarbital			8–15		
Methylprylon	B	mg/L	10	30	
Metoprolol	S	mg/L	25		
Midazolam			0,08–0,25	0,05–1,45	
Milchsäure	B	mg/L	50–200		
Molsidomin	B	ng/mL	22±6		
Molybdän	S	mg/L	0,02–0,034		
	U	mg/L	0,02–0,1		
Morphin	S	mg/L	0,1–0,4		
Muramidase	S	mg/L	2,8–8		
	U	mg/L	2		
Natrium	B	mg/L	85		
	S	mg/L	145		
	U	mg/L	125		
Neomycin	S	mg/L	1	12	
Nickel	B	mg/L	0,053–0,062		
	U akut	mg/L	0,001		
	U chron.	mg/L	0,0076		
	S	mg/L	0,2	4,5	14
Nicotin	U akut	mg/L	0	0,5	1
	U chron.	mg/L	0,1–1		
Nifedipin	S	mg/L	0,25		
Nitrat	S	mg/L	0–6,4		
Nitrazepam	S	mg/L	0,05–0,2	2	
Nitrit	S	µg/ml	0–16		
Nitrofurantoin	S	mg/L	0,18		
Noradrenalin	S	pg/mL	190		
Nordiazepam			0,2–0,7		
Norpropoxyphen s. Propoxyphen	S	mg/L	0,6	3–14	
Nortriptylin	S	mg/L	0,05	0,2	7
Oxazillin	S	mg/L	0,3–12		
Oxalate	U	mg/Tag	40		
Oxazepam	S	mg/L	0,1–0,2	2	
Palladium	S	mg/L	0,01		
Paracetamol	S	mg/L	7	300	1000
Paraldehyd	S	mg/L	5	40	50
Parathion	S	mg/L	0	Spur	200
Paraquat	S	mg/L	0	Spur	1
Pentazocin	S	mg/L	2	5	

Giftkonzentrationen im Blut

Gift	Asservat	Einheit	therapeutisch bzw. ungiftig	toxisch	letal
Pentobarbital	S akut	mg/L	1	4–6	100
	S chron.	mg/L	15–35	40	100
Perchlorethen	B	µg/dL	0		
Phenobarbital	S akut	mg/L	15–35	40	100
	S chron.	mg/L	20–50	60	200
Phenol	S	mg/L	2–50	75	
Phensuximid	S	mg/L	40–60		
Phenytoin	S	mg/L	10–20	25	40
Phospholipide s. Lecithin					
Phosphor	B	mg/L	36		
	S	mg/L	13		
	U	mg/L	35		
Pindolol	S	mg/L	50		
Platin	S	mg/L	0,046		
Porphobilinogen	U	mg/Tag	2		
Prajmalin	S	mg/L	0,2		3
Prazepam			0,05–0,2	1	
Primidon	S akut	mg/L	5–10	12	40
	S chron.	mg/L	10–20	30	
Procainamid	S	mg/L	4–8	12	
s. N-Acetylprocainamid					
Probenecid	S	mg/L	10–20		
Propallylonal				5–10	
Propranolol	S	mg/L	0,04–0,085		
Propoxyphen	S	mg/L	0,2–0,4	0,5	5
Propylvaleriansäure	S	mg/L	40–100		
Protoporphyrine	B	mg/L	95		
Protriptylin	S	mg/L	0,25	0,5	
Pyridostigmin	S	ng/mL	50–100		
Pridoxalphosphat s. Vitamin B$_6$					
Quecksilber	B	µg/L	5	15	
	U akut	µg/L	5	50	
	U chron.	µg/24 h	50	100	500
Renin	S	mg/L	0,0025		
Rhodanid	S	mg/L	0,07–2,27		
Riboflavin s. Vitamin B$_2$					
Rifamipicin	S	mg/L	5	32	
Salicylat	B, S	mg/L	50–200	300	800
Schwefel	S	mmol/L	24–58		
	U	g/Tag	1,32		

Giftkonzentrationen im Blut

Gift	Asservat	Einheit	therapeutisch bzw. ungiftig	toxisch	letal
Secobarbital	B	mg/L	3	5	50
	S	µg/L	40–250		
Selen	U akut	mg/L	50	400	
	U chron.	mg/L	100		
Serotonin	B	mg/L	0,05–0,2		
Silber	S	µg/L	20	50	100
	U	mg/L	0,85		
Silicat	S	mg/L	3,5–13		
	B	mg/L	3,5		
	U	mg/L	1		
	Gewebe	%	0,2		
Streptomycin	S	mg/L	5	50	
Strontium	B	mg/L	0,005		
	S	mg/L	0,005		
	U	mg/L	0,001		
Strychnin	S	mg/L	0	0,1	1,5
Sulfadimethoxin	S	mg/L	8–10		
Sulfonamide	S	mg/L	50–200		
Suttiam	S	mg/L	6–10		
Streptomycin	S	mg/L	20–25		
Tellur	S	mg/L	0,049–0,107		
	U	mg/L	0,38		
Temazepam			0,35–0,85	1	
Tetracyclin	S	mg/L	10–15		
Thallium	S	mg/L	0		
	U	mg/L	0,00007–0,005	0,005	0,5
Theophyllin	S	mg/L	10	20	40
Thiamin s. Vitamin B_1					
Thiocyanat	S akut	mg/L	10	45	100
	S chron.	mg/L	50–100		
	U akut	mg/L	2		
	U chron.	mg/L	30		
Thiopental	S	mg/L	1	3,5	5
Tobramycin	S	mg/L	2–8	12	
alpha-Tocopherol s. Vitamin E					
Toluol	B	mg/L	1,5		
Trichlorethanol	B, S	mg/L	8–12	200	
Titan	B	mg/L	0,003		
	S	mg/L	0,003		
	U	mg/L	0,003		
Thioridazin	S	mg/L	0,004–0,03	0,1	

Giftkonzentrationen im Blut

Gift	Asservat	Einheit	therapeutisch bzw. ungiftig	toxisch	letal
Tolbutamid	S	mg/L	5–10		
Trimethobenzamid	S	mg/L	0,1–0,2		
Tubocurarin	S	mg/L	0,6±0,2		
Vanadium	B, S	mg/L	0,002–0,004		
	U	mg/L	0,0002		
Valproinsäure	S akut	mg/L	20–50	150	
	S chron.	mg/L	50–120		
Vinylbital	S akut	mg/L	3–10	15–20	
Vitamin A	S	mg/L	70–300	700	
Vitamin B_1	B	mg/L	1,6–4		
	U	mg/Tag	27–78		
Vitamin B_2	B	E	0,9–1,3		
Vitamin B_6	S	mg/L	0,0036–0,018		
Vitamin B_{12}	S	pg/mL	330–1025		
Vitamin C	S	mg/L	2–20		
	U	mg/Tag	15–60		
Vitamin D	S	mg/L	0,01–0,055		
Vitamin E	S	mg/L	5–20		
Warfarin	S	mg/L	2,2±0,4	9	
Wismut	S	mg/L	0,02	1	
	U	mg/L	0,02		
Wolfram	S	mg/L	0,018		
Zinn	B	mg/L	0,1–0,32		
	U	mg/L	0,015		
Zink	S	mg/L	3–6,1		
	B	mg/L	0,1–0,32		
	U	mg/L	0,14–0,8		
	U	µg/Tag	450		

Tox-Tabelle für den Notfall

Gift	Toxizität	Giftgruppe/Besonderheit	Blutung/Leberschädigung	Herzrhythmusst./Stillst.	Innere Erstickung	Lungenreizung	Magen-Darmreizung	Nierenschädigung	Pupillen eng	Pupillen weit	Schock	Spätschäden (Leber, Niere)	Verätzung, örtliche	ZNS-Schäden
Abbeizmittel	++	Benzol, Methanol, Laugen										+	+	+	+
Abflußrohrreiniger	+++	Natriumhydroxid					+						+	+	+
Abwasser	++	Phenole, Schwefelwasserstoff	+	+										+
Aceton	+	Schnüffelstoff, DL 75 ml				+								+
Acrolein	+					+								+
Ätzmittel	++				+	+						+	+	
Alkohol	+	Physostigmin verhind. Delir							+	(+)	+			+
Ameisensäure	+	verdünnen!				+	+					+	+	
Amphetamine	+			+						+				+
Ammoniak	++					+							+	
Amylalkohol	++	Hämodialyse!							+	(+)	+			+
Analgetika	+	s. Opiate, Paracetamol					+	(+)			+	+		
Anilin(derivate)	++	Farbstoff, Schnüffelstoff	+											+
Appetitzügler	+			+						+				+
Äther. Öle	+		+	+		+	+					+	+	+
Autoabgase	++	Kohlenmonoxid, Nitrose-Gase	+	+										+
Backofenreiniger	+++	starke Laugen					+					+	+	
Barbiturate	++	Hämodialyse							+		+	+		+
Benzin	+	Schnüffelstoff			+	+	+					+	+	+
Benzol	++	Lösungsmittel, karzinogen	+			+	+					+	+	+
Blausäure	+++			+	+	+								+
Bleichmittel	++	Säuren (Oxals., Perschwefels.) Chlorsalze, Peroxide, Laugen					+	+					+	+
Bodenreiniger	+	Ätzmittel, Glykole, Tri					+	+					+	+
Brennspiritus	+	vergällter Ethanol					+							+

Nachweis		Laie					Arzt								Gegengifte									
Gasspürgerät	Schnelltest	Beatmen/Herzmassage	Dexamethason-Spray	Haut und Augen spülen	Kohle oder erbrechen	Schockprophylaxe	Azidose/Natriumbikarbonat	Beatmen-Intubation	EKG/Antiarrhythmika	Elektrolytsubstitution	Krämpfe/Diazepam	Magenspülung/Kohle	Plasmaexpander/Dopamin	Reanimation/Adrenalin	Atropin	Calciumglukonat	Dexamethason-Spray	4-DMAP/Natriumthiosulfat	DMPS	Kohle (Medizinal-)-Magen	Naloxon	Polyethylenglykol 400 Haut	Physostigmin	Toluidinblau
+		+		+	+	+	+					+	+							+		+		
	+		+	+		+	+						+	+	+						+			
+		+	+				+							+	+	+		+						
+		+	+	+			+		+	+		+						+	+	+				
+		+					+								+									
	+		+	+		+	(+)	+					+	+	+					+				
+		+			+	+	+													+		+		
	+		+	+		+	+					+												
	+	+			+		+	+				+								+		+		
+		+	+	+		+	+								+									
+		+		+	+		+						+	+						+		+		
	+	+		+	+	+	+	+	+				+	+	+					+	(+)			
		+	+	+	+	+	+	+	+		+	+								+				+
	+	+		+		+	+	+			+									+		+		
		+		+	+	+	+		+				+	+						+		+		
+		+	+				+	+	+					+	+									
	+	+	+	+					+			+										+		
	+	+			+	+	+	+					+	+	+					+				
+		+		+	+	+	+	+	+	+	+	+										+		
+		+		+	+	+	+	+			+	+	+							+		+		
	+	+	+				+	+					+	+			+							
	+		+			+	+	+						+		+					+			
+	+		+	+	+	+	+				+	(+)						+		+	+			
+		+		+	+	+	+	+						+	+							+		+

103

Gift	Toxizität	Giftgruppe/Besonderheit	Blutung/Leberschädigung	Herzrhythmusst./Stillst.	Innere Erstickung	Lungenreizung	Magen-Darmreizung	Nierenschädigung	Pupillen eng	Pupillen weit	Schock	Spätschäden (Leber, Niere)	Verätzung, örtliche	ZNS-Schäden
Chlorgas	+				+						+			
Chloroform	+			+							+			+
Chromreiniger	+	Laugen (Salmiak)					+						+	
Clomethiazol	++	Hämodialyse			+		+		+					+
Cocain	+				+				+	+				+
Codein	+	Opiat/Abhängigkeit							+		+			+
Coffein	+						+		+					+
Dauerwellenmittel	+	Alkalisalze, Sulfite					+						+	
Desinfektionsmittel	++	Alkohol, Phenole, Metalls., Ätzm.					+	+				+	+	+
Dextropropoxyphen	++	Opiat/Abhängigkeit							+		+			+
Dichtungsmittel	++	Laugen, Lösungsmittel, Schwermetalle					+						+	
Düngemittel	+	Kaliumsalze, Laugen, Mangan, Selen, weiß. Phosphor					+	+					+	+
Entfärber	+	Schwefeldioxid, Sulfite			+	+								
Entfettungsmittel	+	Aceton, Benzin												+
Entfroster	++	Ethylenglykol, (Methyl-)Alkolid					+	+				+		+
Enthaarungsmittel	+	Laugen, Sulfite, Thallium! (Hersteller befragen!)					+						+	
Entkalker	++	Ameisensäure, Essigsäure, Salzsäure				+	+						+	
Farbstoffe	+	Anilin, Chromate												+
Fieberthermometer	+	Quecksilber												+
Fleckenentferner	++(+)	Tri, (M)ethanol, Oxalsäure										+	+	+

Nachweis		Therapie																						
		Laie					Arzt								Gegengifte									
Gasspürgerät	Schnelltest	Beatmen/Herzmassage	Dexamethason-Spray	Haut und Augen spülen	Kohle oder erbrechen	Schockprophylaxe	Azidose/Natriumbikarbonat	Beatmen-Intubation	EKG/Antiarrhythmika	Elektrolytsubstitution	Krämpfe/Diazepam	Magenspülung/Kohle	Plasmaexpander/Dopamin	Reanimation/Adrenalin	Atropin	Calciumglukonat	Dexamethason-Spray	4-DMAP/Natriumthiosulfat	DMPS	Kohle (Medizinal-)-Magen	Naloxon	Polyethylenglykol 400 Haut	Physostigmin	Toluidinblau
+		+	+	+			+									+								
+		+	+	+			+				+											+		
	+		+																			+		
		+			+	+	+	+				+	+	+						+				
+		+				+	+	+		+		+	+	+						+				
		+	+		(+)		+	+			(+)							(+)	+					
		+		+	+		+	+		+	+	+	+											
		+		+																+				
+	+	+		+	+	+	+	+	+			+	+	+	(+)			(+)	+					
		+	+		(+)	+	+	+				(+)	+	+				(+)	+					
+	+	+		+	+	+	+	+						+	+		+	(+)	+			+		
		+	+		+	+	+	+		+		+	+							+				
		+	+	+		+	+	+						+			(+)		+					
+			+	+			+													+		+		
+			+	+	+		+	+					+		+		(Alkohol)			+		+		
		+		+	+							+												
		+			+	+		+						+	+									
	+	+		+	+								+									+		(+)
+																				+				
+	+	+		+	+	+	+	+						+	+	+	(Alkohol)			+		+		

Gift	Toxizität	Giftgruppe/Besonderheit	Blutung/Leberschädigung	Herzrhythmusst./Stillst.	Innere Erstickung	Lungenreizung	Magen-Darmreizung	Nierenschädigung	Pupillen eng	Pupillen weit	Schock	Spätschäden (Leber, Niere)	Verätzung, örtliche	ZNS-Schäden
Fluor-Kohlenwasserstoffe	+	Schnüffelstoff, forc. Abatmg.	+	+								+	+	+
Flußsäure	+++	Schmerz = Leitsymptom	+			+	+				+		+	
Frostschutzmittel	++	Ethylenglykol, (M)ethanol					+					+		+
Fußbodenpflegemittel	++	Ethylenglykol, Laugen, Lösungsmittel, (M)ethanol					+	+				+		+
Geschirrspülmittel, maschinell	+++	Laugen, Säuren/Granulat					+					+	+	
Glastinten	+++	(Fluß-)säure					+					+	+	
Haarfärbemittel	++	Alkohole, Laugen, Anilin, Peroxide											+	+
Haarfestiger	+	Alkohole, Dichlormethon, Nitrose-Gase				+								+
Halogenkohlenwasserstoffe	+					+								+
Haschisch	+				+				+	+				+
Hautwässer	+	Alkohole, äther. Öle, Al, Lösungsmittel, Säuren, Phenole					+						+	+
Heizflüssigkeit	+	Glykole				+	+				+			+
Heizkörperuhrenlösg.	+	Methylbenzoat					+							
Herdputzmittel	++	Ammoniak, Lösungsmittel, (Schwefel-)säuren	(+)			+	+				+	(+)	+	(+)
Heroin	++	Opiat/Abhängigkeit, LD 50–75 mg							+			+		+
Hydroxide	++	Laugen/Verdünnen					+	+				+	+	
Insektenschutzmittel	+	Äther. Öle, Alkohole	+										+	+

Nachweis		Laie					Arzt								Gegengifte									
Gasspürgerät	Schnelltest	Beatmen/Herzmassage	Dexamethason-Spray	Haut und Augen spülen	Kohle oder erbrechen	Schockprophylaxe	Azidose/Natriumbikarbonat	Beatmen-Intubation	EKG/Antiarrhythmika	Elektrolytsubstitution	Krämpfe/Diazepam	Magenspülung/Kohle	Plasmaexpander/Dopamin	Reanimation/Adrenalin	Atropin	Calciumglukonat	Dexamethason-Spray	4-DMAP/Natriumthiosulfat	DMPS	Kohle (Medizinal-) -Magen	Naloxon	Polyethylenglykol 400 Haut	Physostigmin	Toluidinblau
+		+	+	(+)	+			+	+			+	+	+		+						+		
	+		+		+		+	+				+	+	+	+						+			
+			+									+					(Alkohol)				+			
+	+	+		+	+	+	+					+		+				(Alkohol)			+	+		
						+	+	+				+												
	+						+	+				+			+					+		+		
+	+	+		+				+				+			+								Kinder: +	
+			+													+								
+		+	+				+	+							+									
	+	+				+	+	+				+								(+)				
		+	+		+			+				+	+								+	+		
	+			+	+							+	+					(Alkohol)				+		+
			+														+							
+	+	+	+	+	+	+	+	+				+	!	+										
	+	+				+	+	+				(+)	+	+							+			
			+	+	+		+						+											
+		+		+	+	+	+					+	+	+	+							+		

Gift	Toxizität	Giftgruppe/Besonderheit	Symptome										
			Blutung/Leberschädigung	Herzrhythmusst./Stillst.	Innere Erstickung	Lungenreizung	Magen-Darmreizung	Nierenschädigung	Pupillen eng	Pupillen weit	Schock	Spätschäden (Leber, Niere)	Verätzung, örtliche	ZNS-Schäden
Isocyanate	+					+							+	
Isopropylalkohol	++	Schnüffelstoff				+								+
Kampfer	++	Krampfgift, Schnüffelstoff				+	+			+				+
Klebstoffe	+++	(M)ethanol, Lösungsmittel, Weichmacher, Metalloxide	+ +	+ +			+ +	+ +				+ +	+ +	+ +
Kochsalz	++	LD 1 g/kg KG Dialyse!				+								+
Kohlendioxid	+				+									+
Kohlenmonoxid	+++				+							+		+
Konservierungsmittel	+	Laugen, Säuren					+						+	
Kosmetika	(+)	TD>5 g/kg KG Puder: inhal. Lösg.: Alkohol				(+ Puder)								+
Kühlwasser	++	Ethylglykol				(+)	+					+		+
Kühlschrankflüssigkeit	++	Ammoniak (Industrie), Methylchlorid, Schwefeldioxid				+						(+)		
Lacke	+	Alkohole, Lösungsmittel				+	+ +					+ +		+
Laugen	++	Verdünnen				+	+					+	+	
Lösungsmittel	++	Ether, Alkohole, Tri, Ätzm.	+	+		+ +	+ +					+ +	+	+
Lungenreizstoffe	+					+					(+)			
LSD	+					+			+					+
Mercaptane	+						+					+		+
Metalldampffieber	(+)	Keine Therapie o. Antipyretika												
Metallputzmittel	+++	Ammoniak, Glykole, Lösungsmittel, Säuren	(+)	+		+	+	+				+	(+) +	+
Metylalkohol	+++	Methanol, Erblindung!										+	+	+
Mineralöle	+	Halogen KW, Glykole				+	+	+				+		

Nachweis		Therapie – Laie					Therapie – Arzt								Gegengifte									
Gasspürgerät	Schnelltest	Beatmen/Herzmassage	Dexamethason-Spray	Haut und Augen spülen	Kohle oder erbrechen	Schockprophylaxe	Azidose/Natriumbikarbonat	Beatmen-Intubation	EKG/Antiarrhythmika	Elektrolytsubstitution	Krämpfe/Diazepam	Magenspülung/Kohle	Plasmaexpander/Dopamin	Reanimation/Adrenalin	Atropin	Calciumglukonat	Dexamethason-Spray	4-DMAP/Natriumthiosulfat	DMPS	Kohle (Medizinal-)-Magen	Naloxon	Polyethylenglykol 400 Haut	Physostigmin	Toluidinblau
+		+	+	+			+									+								
+		+	+		+	+	+				+	+	+					+				+		
		+		+	+		+	+			+	+	+	+				+						
+		+		+	+		+	+							Alkohol, forc. Abatmung!									
+	+	+		+	+	+	+	+			+	+	+	+				+				+		
				+	+			+				+	+	+										
+		+					+	+																
+		+					+	+	+				+	+										
			+	+							+							+						
+		+		+	+	+	+				+													
				+	+		+		+	+														
+		+	+				+	+									+							
+	+	+		+	+	+						+	+							+		+		
	+			+	+							+												
+	+	+		+	+	+	+	+	+			+								+		+		+
+	(+)	+		+		+	(+)									+				+				
	+	+			+	+	+	+	+											+				
+		+			+	+	+						+	+						+				
+	+	+	+	+	(+)	+	+	+			+	+			+									
		+		+	+		+	+				+	+	+	Alkohol + Folsäure									
+			+	+			+						+			+								

Gift	Toxizität	Giftgruppe/Besonderheit	Blutung/Leberschädigung	Herzrhythmusst./Stillst.	Innere Erstickung	Lungenreizung	Magen-Darmreizung	Nierenschädigung	Pupillen eng	Pupillen weit	Schock	Spätschäden (Leber, Niere)	Verätzung, örtliche	ZNS-Schäden
Möbelpflegemittel	+	Äther, Öle, Laugen, Lösungsm.	(+)			+	+	(+)				(+)	+	+
Morphin	+	Opiat/Abhängigkeit							+					+
Nagellack (entferner)	(+)	Lösungsmittel (Aceton, Butanol, Ethylacetat, Xylol)					+					(+)		+
Nikotin	++			+			+							+
Nitrobenzol	+	Schnüffelstoff	+		+							+		+
Nitrose-Gase	++	Latenzzeit!				+								(+)
Ofenreiniger	++	Benzin, Kalilauge, Terpentin		+		+	+				+			
Opiate (synthet.)	+								+					+
Oxalsäure	+					+	+	+			+			
Paracetamol		LD 10 g, Antidot N-Acetylcysterin, innerhalb 10 h Analgetikum	+				+					+		
Perchlorethylen	+	Lösungsmittel, Schnüffelstoff				+						+	+	+
Phenole	++				+								+	+
Phosgen	++	Latenzzeit!				+								
Phosphor, weiß	+++	Latenzzeit!	+!			+	+				+	+	+	
Photoentwickler	++	Anilinderivate, Bromid, Chromate, Laugen-Säuren, Phenol		+	+	+				+	+	+	+	+
Polituren	+	Glyzerin, Öle, Lösungsm.												+
Puder	+	Al, Mg, Zn, Einatmen!				+								
Putzmittel	++	Laugen, Säuren, Lösungsmittel				+	+	+				+	+	+
Quecksilber	++	oral, ungiftig, inhal. hochtox.												+
Rattengift	++	Thallium (Cumarine harmlos)										+		+
Reinigungsmittel, chemische	++	Lösungsmittel (Tri, Tetra), Alkohol	+	+			+					+	+	+

Nachweis		Therapie																							
		Laie					Arzt								Gegengifte										
Gasspürgerät	Schnelltest	Beatmen/Herzmassage	Dexamethason-Spray	Haut und Augen spülen	Kohle oder erbrechen	Schockprophylaxe	Azidose/Natriumbikarbonat	Beatmen-Intubation	EKG/Antiarrhythmika	Elektrolytsubstitution	Krämpfe/Diazepam	Magenspülung/Kohle	Plasmaexpander/Dopamin	Reanimation/Adrenalin	Atropin	Calciumglukonat	Dexamethason-Spray	4-DMAP/Natriumthiosulfat	DMPS	Kohle (Medizinal-)-Magen	Naloxon	Polyethylenglykol 400 Haut	Physostigmin	Toluidinblau
+	+		+	+	+							+				+								
	+	+			+		+	+						+			+	+						
+				+																				
	+	+			+	+		+	+		+	+	+	+				+						
+		+			+		+	+														+		
+		+	+			+										+								(+)
+	+		+	+	+	+						+	+	+		+								
	+	+			(+)	+	+	+	+			(+)	+	+					+	+				
	+	+				+	+	+					+	+										
				+								+				+								
+			+	+	+		+	+		+	+	+								+	+			
+		+	+	+	+	+	+	+	+			+								+	+			
+		+	+	+				+									+							
	+	+	+	+	+	+	+	+	+	+		+	+	+						+				
+	+		+	+	+			+				+	+	+		(+)								
+		+	+				+					+								+	+			
		+															+							
+	+		+	+	+							+	+	+			+							
+				+										+				+						
			+									+			Berliner Blau									
+			+	+										+										

111

Gift	Toxizität	Giftgruppe/Besonderheit	Symptome											
			Blutung/Leberschädigung	Herzrhythmusst./Stillst.	Innere Erstickung	Lungenreizung	Magen-Darmreizung	Nierenschädigung	Pupillen eng	Pupillen weit	Schock	Spätschäden (Leber, Niere)	Verätzung, örtliche	ZNS-Schäden
Rohrreiniger	+++	Ätznatron, Natriumnitrat	+	+							+		+	+
Rostschutz	++	Antimonchlorid, Natriumnitrit	+	+							+	+	+	+
Rußentferner	++	Säuren, Kupfer-, Zinksalze	+								+	+	+	+
Säuren	++	anorg. gefährlicher					+	+			+	+	+	
Salzsäure	+++						+					+	+	+
Scheuermittel	++	Laugen, Säuren, Tenside	+	+									+	
Schlafmittel	++	Hämodialyse!	+					+			+	+		+
Schneckenmittel	++	Metaldehyd, Pentachlorphenol										+		+
Schuhpflegemittel	+	Benzin, Terpentinöl	+											+
Schwefeldioxid	+					+								
Schwefelkohlenstoff	+													+
Schwefelwasserstoff	+				+	+								
Schwermetalldämpfe	+	Latenzzeit!	(+)		+	+		+				+		+
Senf(öle)	++					+		+						
Silberputzmittel	+++	Benzin, Cadmiumsalze, Cyanide, Laugen, Säuren	+	+	+						+	+	+	
Sommersprossenmittel	+++	Quecksilber												+
Tetrachlorkohlenstoff	+++	Lösungsmittel, Dialyse	+!			+	+				+	+		+
Thallium	+++	Latenzzeit!				+						+		+
Tränengase	+	CS: s. Blausäure				+							+	(+)
Trichlorethan	+	Lösungsmittel, forc. Abatmung	+									+	+	+
Trichlorethylen	+	s. Phosgen										+		+
Toluol	+	Lösungsmittel	+									+		+
Weichmacher	++	Trikresylphosphat LD 1,5 g	+	+		+	+				+	+		+
Xylol	+	Lösungsmittel, Schnüffelstoff	+			+						+		+

Nachweis		Therapie																							
		Laie					Arzt								Gegengifte										
Gasspürgerät	Schnelltest	Beatmen/Herzmassage	Dexamethason-Spray	Haut und Augen spülen	Kohle oder erbrechen	Schockprophylaxe	Azidose/Natriumbikarbonat	Beatmen-Intubation	EKG/Antiarrhythmika	Elektrolytsubstitution	Krämpfe/Diazepam	Magenspülung/Kohle	Plasmaexpander/Dopamin	Reanimation/Adrenalin	Atropin	Calciumglukonat	Dexamethason-Spray	4-DMAP/Natriumthiosulfat	DMPS	Kohle (Medizinal-)-Magen	Naloxon	Polyethylenglykol 400 Haut	Physostigmin	Toluidinblau
		+	+	+	+	+	+					+	+	+	+									+
+	+	+	+		+	+	+						+	+	+									+
		+	+	+	+							+			+	+								
+			+			+	+	+					+	+										
+		+		+		+	+	+					+	+										
		+		+							?				+			?						
		+			+	+	+	+	+				+	+			+							
+		+													+									
+		+	+				+	+							+									
+		+					+	+														+		
+		+	+	+			+	+						+	+									
		+		+		+									+	+								
			+	+		+								+	+									
+		+	+	+	+	+	+	+					+	+	+	+	(+)	+						
				+	+													+						
+		+		+	+	+	+	+		+		+	+	+								+		+
Labor!			+							+					Berliner Blau!									
+		+	+	+			+	+									+	(+)						
+		+		+	+		+	+						+								+		+
+		+	+			+						+					+							
+		+					+				+						+							+
		+	+	+			+				+		+	+			+							+
+		+	+	+	+		+	+		+	+						+							+

Gruppenspezifische Therapie

Blutbildschädigung

Wirkcharakter: Toxische Schädigung der Blutbestandteile oder Hämolyse. Im Extremfall Anämie mit Leukopenie: (Abwehrschwäche) mit Erythrozytopenie (Kopfschmerzen, Schwindel, Schwäche), mit Thrombozytopenie, Blutungsneigungen, Blutungen). Bei einer Hämolyse kann es zu Nierenverstopfung mit Nierenversagen kommen (s. dort).

Schweregrad	leicht	mittel	schwer
Diagnose: Mio Ery/µl	4–3,5	3,5–2,5	< 2,5
Leukozyten Tsd/µl	4–3	3–2	< 2
Thrombozyten Tsd/µl	150–100	100–30	< 30
Knochenmark	Sternalpunktion		
Therapie	Expositionsstop		
	Kontrolle		
	alle 14 Tage	alle 8 Tage	sofort Frischbluttransfusion Gerinnungsfaktoren, evtl. Antibiotika

Nervengift

Wirkcharakter: Zunächst Erregung, Schwindel, Krämpfe, Gleichgewichtsstörungen, evtl. Halluzinationen, dann Atemdepression, Atemstillstand, Koma.

Schweregrad	leicht	mittel	schwer
Diagnose	Erregung	Krämpfe	Atemdepression
Therapie	Kohle 10 g oral		Magenspülung
	Beruhigen	Diazepam oral / i.v.	Intubation Künstliche Beatmung Curarisierung bei Krämpfen

Nierengift

Wirkcharakter: Schockbedingte oder toxische Tubulusschädigung Azidose, Hypophosphatämie, Tubulusnekrosen.

Schweregrad	leicht	mittel	schwer
Diagnose Kreatinin	– 2,5	– 5	> 7
Kalium mval/l	– 5	– 6	> 7
Therapie	Frühestmögliche Giftentfernung (Magenspülung), Kohle, frühestmögliche Schockprophylaxe mit Volumenzufuhr, Azidoseausgleich möglichst keine Kreislaufmittel (Dopamin < 4 µg/Min.)		
	Diuretika	Sorbisterit-Ca	Hämodialyse

Entgiftung

Entgiftung nach der Resorption
Forcierte Diurese – Peritonealdialyse – Hämoperfusion – Hämodialyse

Allgemeine Voraussetzungen
1. Keine ausreichende Antidotherapie möglich
2. Eliminierbares Gift
3. Zur Vermeidung einer Vitalgefährdung oder Organschädigung Elimination des Giftes erforderlich
4. Giftnachweis, da erfahrungsgemäß etwa 20% der anamnestisch angegebenen Gifte sich nicht im Giftnachweis bestätigen

Spezielle Voraussetzungen

	Forcierte Diurese	Peritonealdialyse	Hämoperfusion*	Hämodialyse
Giftnachweis quantitativ	–	–	+	+
Dialysestation, Shuntoperation	–	–	(+)	+
Besonders geschultes Personal	–	–	(+)	+
Laufende Laborüberwachung	(+)	–	(+)	+
Keine Thrombozytopenie	–	–	+	–
Keine Heparin-Kontraindikation	–	–	+	+

Indikationen

	Forcierte Diurese	Peritonealdialyse	Hämoperfusion*	Hämodialyse
Therapieresistenter Schock	–	+	–	(+)
Schwere Zweiterkrankung mit Beeinträchtigung der Vitalfunktionen (Herzinsuffizienz, Pneumonie)	–	+	+	+
Niereninsuffizienz, akut oder chronisch	–	+	+	+
Hypothermie	(+)	+	(+)	+
Verspäteter Therapiebeginn	–	(+)	+	+
Verschlechterung des klinischen Bildes trotz anderer Therapie	–	(+)	+	+
Schnelle Giftelimination	–	–	+	+
Atemstillstand	–	(+)	+	+
Überwässerung	–	+	–	+

HP: Immer mit XAD-4 (Quarz)

* Evtl. Kombination Hämoperfusion + Hämodialyse

Entgiftung

Bisher bekannte Gifteliminationsmöglichkeiten

(+) schwache Giftelimination, + gute Giftelimination,
++ sehr gute Giftelimination.

Gift	Forcierte Diurese E 11	Peritonealdialyse E 12	Hämoperfusion E 13	Hämodialyse E 14	Bemerkung
Aceton	−	−	−	+	
Ajmalin	−	−	++	+	
Allylalkohol	−	−	−	++	
Alpha-methyldopa	−	−	−	+	Physostigmin
Aluminium	+	−	−	++	Salze, Säuren
Ameisensäure	−	−	−	+	Blutaustausch (Hämolyse)
Amidopyrin, Aminophenazon	(+)	(+)	−	+	
Amitriptylin	−	−	+	−	
Ammoniak	−	+	−	++	
Ammoniumsalze	+	−	−	+	Lauge
Amphetamine	+	+	+	+	Antidot Physostigmin
Ampicillin	−	−	+	+	
Anilin	−	(+)	−	++	Antidot Toluidinblau
Antimon	−	−	−	+	Antidot Sulfactin
Arsen	+	+	+	++	Plasmaseparation
Atropin	−	−	−	(+)	Antidot Physostigmin
Barbiturate: kurzwirkende (Hexo-, Pentobarbital)	+	+	+	+	Alkalisierung D > 50 mg/l
mittellang wirkende (Cyclo-, Secobarbital)	+	+	++	++	Alkalisierung (Urin pH 7,5)
langwirkend (Phenobarbital)	+	+	++	++	Alkalisierung (Urin pH 7,5) D > 100 mg/l
Barium	−	−	−	+	
Benzydamin	+	+	−	(+)	
Biguanide	(+)	(+)	(+)	+	
Blei, akut, chronisch	−	(+)	−	+	Mit Chelatbildnern
Borsäure	+	+	+	++	

Gift	Forcierte Diurese E 11	Peritonealdialyse E 12	Hämoperfusion E 13	Hämodialyse E 14	Bemerkung
Bromcarbamide	+	+	++	++	Röntgenkontrast Magen
Bromide	+	+	+	++	Chloridzufuhr
Bromisoval	+	+	++	+	
Calcium	−	−	−	+	
Carbromal	+	+	++	++	Röntgenkontrast Magen
Carbamazepin	+	+	++	++	
Carbenicillin	−	−	−	+	
Cephalosporine	−	+	−	+	
Chelatbildner (EDTA, Sulfactin, d-Penicillamin)	+	+	+	+	
Chinin, Chinidin	(+)	(+)	+	(+)	evtl. Plasmaseparation
Chloralhydrat	+	+	−	++	
Chloramphenicol	−	−	−	+	
Chlorat	−	+	−	+	
Chlordiazepoxid	−	−	−	(+)	Physostigmin
Chloroquin	+	+	++	+	
Chlorpromazin	+	−	+	−	Physostigmin
Chlorpropamid	+	−	−	−	
Chromate	+	(+)	−	+	Plasmaseparation
Citrat	−	−	−	+	Säuren, Calciumgabe
Clindamycin	−	+	−	+	
Clomethiazol	+	+	+	+	
Colchicin	(+)	−	−	(+)	Forcierte Diarrhoe
Colistin	−	−	−	+	Blutaustausch
Cyclophosphamid	−	−	−	+	
Cycloserin	(+)	−	−	+	
Diethylpentenamid	+	+	++	+	
Diamorphin (Heroin)	−	−	−	+	
Diazepam	−	−	+	(+)	Physostigmin

Entgiftung

Gift	Forcierte Diurese E 11	Peritonealdialyse E 12	Hämoperfusion E 13	Hämodialyse E 14	Bemerkung
Diazoxid	–	–	(+)	+	
Dibenzepin	–	–	++	+	
Dichlorethan	–	(+)	–	(+)	
Digitoxin	–	–	++	–	
Digoxin	–	–	–	(+)	Nur Hämofiltration Antikörper
Dinitrophenol	–	+	–	+	
Dinitrokresol	–	+	–	+	
Diphenhydramin	+	(+)	++	+	Physostigmin
Diphenylhydantoin	–	–	–	+	
Diquat	–	–	++	+	Sofort E 8, E 9
Doxycyclin	–	(+)	–	+	
Eisen	–	–	–	(+)	Antidot Desferal® evtl. Hämofiltration
Ergotamin	+	+	–	(+)	
Essigsäure	–	+	–	++	evtl. Plasmaseparation
Ethambutol	+	+	–	+	
Ethchlorvynol	+	+	++	+	
Ethinamat	++	+	–	+	
Ethylalkohol	–	+	+	++	Physostigmin
Ethylenglykol	–	+	+	++	
Eukalyptusöl	–	–	–	+	
Fluoride	+	+	–	++	
Fluorouracil	(+)	(+)	–	+	
Gallamin	+	+	–	+	Physostigmin
Gentamicin	–	–	–	+	
Gliquidon	–	–	–	–	evtl. Plasmaseparation
Glutethimid	(+)	+	++	+	10–12 h lang, D > 40 mg/l
Glycol (Ethylen-)	–	+	+	++	
Halogenkohlenwasserstoffe	–	(+)	–	(+)	
Hexachlorcyclohexan	–	–	–	(+)	
Imipramin	–	–	+	(+)	Antidot Physostigmin!
Isoniazid	+	+	+	++	
Isopropylalkohol	–	+	–	++	
Jod	+	+	–	+	
Kalium	+	+	+	++	
Kaliumchlorat	+	+	++	++	Bei Methämoglobinämie Antidot Toluidinblau
Kampfer	–	–	(+)	+	
Kanamycin	–	–	(+)	+	
Knollenblätterpilz	(+)	–	+	(+)	Penicillin, Hämofiltration
Kohlenmonoxid	–	–	–	–	Sauerstoff
Kresol (Lysol)	–	(+)	–	+	
Kupfer	–	+	–	++	
Kupfersulfat	–	–	–	(+)	nur bei Nierenversagen, evtl. Plasmaseparation
Lincomycin	–	–	–	+	
Lithium	++	++	+	++	Nur Harnstoffdiurese!
Lost	–	–	–	+	
LSD	–	–	–	+	
Magnesium	+	+	–	++	Physostigmin
Mannit	+	+	–	++	Hämofiltration
MAO-Blocker	–	–	–	+	Antidot Physostigmin
Meprobamat	+	+	++	+	
Metformin	–	+	–	–	Lactatacidose
Methadon	–	–	–	+	
Methanol	–	+	–	++	Ethylalkoholgabe sofort! Acidose
Methaqualon	+	+	++	+	D > 40 mg/l
Methotrexat	(+)	(+)	+	+	HP mit Kohle
Methoxyfluran	+	–	–	+	
Methsuximid	+	+	+	++	
α-Methyldopa	–	+	–	+	
Methyprylon	(+)	–	++	+	
Methylquecksilber	–	–	–	+	
Nafcillin	–	–	–	+	

Entgiftung

Gift	Forcierte Diurese	Peritonealdialyse E 11	Hämoperfusion E 12	Hämodialyse E 13	E 14	Bemerkung
Natriumchlorat	+	+	–	+		Bei Methämoglobinämie Toluidinblau
Natriumchlorid	+	++	–	++		Kinder!
Natriumnitrit	(+)	(+)	+	(+)		Antidot Toluidinblau
Neomycin	–	–	–	++		
Nitrazepam	–	–	–	(+)		
Nitrit	–	–	–	+		
Noramidopyrin	+	+	–	–		Physostigmin
Nortriptylin	–	–	+	(+)		Physostigmin
Orphenadrin	+	+	–	+		Physostigmin
Oxazillin	–	–	–	+		
Oxalsäure	(+)	(+)	+	++		
Oxazepam	–	–	+	(+)		Physostigmin
Paracetamol	–	–	+	(+)		in Latenzzeit
Paraldehyd	(+)	+	–	++		
Paraquat	(+)	–	++	+		Dexa-Spray, Kohle!
Parathion	–	–	+	–		
Pargylin	–	(+)	–	(+)		Physostigmin
Penicillin G	–	–	–	+		
Phenacetin	–	(+)	+	++		
Phenazon	–	–	–	+		
Phenformin	–	–	+	–		HP mit Kohle
Phenothiazine	+	–	–	+		Physostigmin
Phendimetrazinbitartrat	–	+	–	–		Physostigmin
Phenelzin	–	+	–	+		Physostigmin
Phenylbutazon	–	–	–	(+)		Plasmaseparation
Phenytoin	+	+	–	+		Plasmaseparation
Phosphorsäureester	–	–	+	–		Alkalisierung
Polymyxin B	–	–	–	+		
Primidon	+	+	–	+		
Procainamid	+	+	++	+		
Promethazin	+	–	–	–		Physostigmin
Propoxyphen	(+)	(+)	(+)	+		Naloxon
Propranolol	–	–	–	+		
Pyrithyldion	(+)	–	–	(+)		
Quecksilber	+	(+)	(+)	+		Plasmaseparation, DMPS

Gift	Forcierte Diurese	Peritonealdialyse E 11	Hämoperfusion E 12	Hämodialyse E 13	E 14	Bemerkung
Quecksilberoxycyanid	–	–	–	+		DMAP, DMPS
Reserpin	–	–	–	(+)		
Rifampicin	–	–	–	+		
Röntgenkontrastmittel	–	(+)	–	+		
Rubidium	–	–	–	+		
Salicylsäure	++	(+)	+	++		
Schlangengifte	–	–	–	(+)		evtl. Hämofiltration
Sisomycin	–	–	–	+		
Streptomycin	–	–	–	+		
Strontium, Radiocalcium	–	–	–	++		Frühzeitig!
Strophanthin	–	–	+	(+)		
Strychnin	–	–	–	–		
Sulfonamide	–	–	–	+		
Tetrachlorkohlenstoff	–	(+)	+	(+)		Hyperventilation
Tetracyclin	–	–	–	+		
Thallium	++	(+)	(+)	++		Antidotum Thallii-Heyl
Theophyllin	(+)	–	+	(+)		
Thiocyanat	+	+	–	++		
Thioridazin	–	–	+	–		Physostigmin
Thyroxin	–	+	–	–		
Tobramycin	–	–	–	+		
Toluol	–	+	–	++		Physostigmin
Tranylcypromin	–	–	–	+		Physostigmin
Trifluoperazin	+	–	–	+		Physostigmin
Trichlorethylen	–	–	+	(+)		Hyperventilation
Trijodthyronin	–	+	–	–		
Tritium	–	++	–	++		
Uran	–	–	–	+		
Zink	–	–	–	+		
Zinn	–	–	–	–		Plasmaseparation

E 15 Blutaustausch

Indikation
1. die gleiche wie bei der Dialyse (z. B. bei hämolysierenden Giften)
2. Nur bei Säuglingen wegen der geringen Blutmenge zu empfehlen.

Durchführung
Es muß mindestens das doppelte Blutvolumen ersetzt werden (Gefahr der Serumhepatitis!).
Andere Gifteliminationsmaßnahmen wie Peritonealdialyse, Hämodialyse sind zu bevorzugen.

E 16 Entfernung bereits resorbierter Gifte aus dem enterohepatischen Kreislauf

Durch orale Gabe von Adsorbentien läßt sich der enterohepatische Kreislauf von Umweltgiften und Medikamenten unterbrechen. Bisher sind nur wenige Substanzen untersucht.

Giftelimination aus dem tertiären Giftweg

Gift	Therapie	Gift	Therapie
Chlordekone (Kepone®) (akut und chronisch)	Cholestyramin (G 25) oder Kohle (G 65)	Phenprocoumon (Marcumar®)	Cholestyramin (G 65) oder Kohle (G 25)
Digitoxin	Cholestyramin (G 65) oder Kohle (G 25)	TCDD	Paraffinöl (G 45)
		Thallium	Antidotum Thallii Heyl (G 3)
Kohlenwasserstoffe polychlorierte polyzyklische	Cholestyramin (G 65) oder Kohle (G 25)	Vitamin A	Cholestyramin (G 65) oder Kohle (G 25)
Opioide	Kohle (G 25)	Vitamin D	Cholestyramin (G 65) oder Kohle (G 25)

Entgiftung

Meldepflichtige Berufskrankheiten

Nr.	Krankheiten
1	**Durch chemische Einwirkungen verursachte Krankheiten**
11	**Metalle und Metalloide**
1101	Erkrankungen durch **Blei** oder seine Verbindungen
1102	Erkrankungen durch **Quecksilber** oder seine Verbindungen
1103	Erkrankungen durch **Chrom** oder seine Verbindungen
1104	Erkrankungen durch **Cadmium** oder seine Verbindungen
1105	Erkrankungen durch **Mangan** oder seine Verbindungen
1106	Erkrankungen durch **Thallium** oder seine Verbindungen
1107	Erkrankungen durch **Vanadium** oder seine Verbindungen
1108	Erkrankungen durch **Arsen** oder seine Verbindungen
1109	Erkrankungen durch **Phosphor** oder seine anorganischen Verbindungen
1110	Erkrankungen durch **Beryllium** oder seine Verbindungen
12	**Erstickungsgase**
1201	Erkrankungen durch **Kohlenmonoxid**
1202	Erkrankungen durch **Schwefelwasserstoff**

Nr.	Krankheiten
13	**Lösemittel, Schädlingsbekämpfungsmittel (Pestizide) und sonstige chemische Stoffe**
1301	Schleimhautveränderungen, Krebs oder andere Neubildungen der Harnwege durch **aromatische Amine**
1302	Erkrankungen durch **Halogenkohlenwasserstoffe**
1303	Erkrankungen durch Nitro- oder Aminoverbindungen des **Benzols** oder seiner Homologe oder ihrer Abkömmlinge
1305	Erkrankungen durch **Schwefelkohlenstoff**
1306	Erkrankungen durch **Methylalkohol** (Methanol)
1307	Erkrankungen durch **organische Phosphorverbindungen**
1308	Erkrankungen durch **Fluor** oder seine Verbindungen
1309	Erkrankungen durch **Salpetersäureester**
1310	Erkrankungen durch **halogenierte Alkyl-, Aryl- oder Alkylaryloxide**
1311	Erkrankungen durch **halogenierte Alkyl-, Aryl- oder Alkylarylsulfide**
1312	Erkrankungen der Zähne durch **Säuren**
1313	Hornhautschädigungen des Augens durch **Benzochinon**

Vergiftungen
Ätzmittel-Ingestionen

Säure- und Laugenverätzungen des Verdauungstraktes sind in den letzten Jahren seltener geworden. Der prozentuale Anteil von Ätzstoffvergiftungen an der Gesamtzahl von Intoxikationen schwankt zwischen 2% und 4,7%. Die zunehmende Verwendung von Ätzsubstanzen im Haushalt hat zur Folge, daß Verätzungen an Mund, Rachen und Speiseröhre auch heute noch zu den typischen Krankheitsbildern in Kinderkrankenhäusern zählen.

70% der Ingestionsunfälle entfallen auf die Altersgruppe unter 5 Jahren, wobei neben Arzneimitteln am häufigsten Haushaltschemikalien eingenommen werden. Man stellt eine auffallende Fehleinschätzung der Gefährlichkeit ätzender Substanzen bei Erwachsenen fest. Potentiell toxische Substanzen werden im allgemeinen unzulänglich aufbewahrt, wobei die Ursache nicht nur Sorglosigkeit, sondern auch mangelnde Sachkenntnis ist. Den Rückgang der in suizidaler Absicht verübten Verätzungen führt man auf die Tatsache zurück, daß sich die scheußlichen Folgen von Verätzungen allmählich herumsprechen.

Durch die modernen Intensivmaßnahmen hat die Säure- und Laugenverätzung zwar viel von ihrer unmittelbaren Lebensgefahr verloren, die Zahl der chronischen Schäden durch Verätzungen aber hat zugenommen.

Ätiologie – Reparation

Allgemein gilt, daß Säuren und Laugen sich mit Eiweißen verbinden, diese denaturieren oder durch chemische Reaktionen so verändern, daß sie ihre Aufgabe in Enzymen und anderen Zellbausteinen nicht mehr erfüllen können. Die Folge davon ist der Zelltod.

Bestimmende Faktoren für die Art, Schwere, Lokalisation und das Ausmaß von Verletzungen nach peroraler Ingestion von ätzenden Substanzen sind:

Art des Ätzmittels

Säurehaltige Substanzen

Nachdem die Pufferungsmöglichkeiten des Gewebes erschöpft sind, kommt es durch Säurewirkung zur Fällung von Säurealbuminaten. Säuren entziehen dem Gewebe Wasser und verdichten es. Es entsteht ein geschlossener, derber Ätzschorf – Koagulationsnekrose. Dieser geschlossene Ätzschorf ist ein Schutz gegen das weitere Tieferdringen noch vorhandener korrosiver Substanzen. In starken Säuren löst sich dieser Ätzschorf langsam wieder auf und ermöglicht ein weiteres Vordringen des Ätzstoffes.

Alkalische Substanzen

Laugen bilden mit Eiweißen gallertartige Alkalialbuminate. Diese Verbindungen lösen sich in Alkalien

Ätzmittelingestion

wieder auf. Anders als bei Säuren entsteht kein fester Ätzschorf – Kolliquationsnekrose. Laugen verbinden sich mit Zellfetten und bilden dabei Seifen. Seifen führen als oberflächenaktive Substanzen zu Veränderungen an Grenzmembranen (z. B. Resorption). Durch Gewebsverflüssigung ist es alkalischen Ätzmitteln möglich, schnell in tiefere Schichten vorzudringen und in kurzer Zeit erhebliche Schäden anzurichten. Dieses Charakteristikum der Laugen erhöht die Gefahr der Perforation und arbeitet einer Oberflächenneutralisation durch Spülung entgegen.

Verätzungstherapieschema

Indikation

Behandelt werden:
- Suizidale Ätzstoffeinnahmen.
- Sichere akzidentelle Ätzstoffeinnahmen.
- Fragliche akzidentelle Ätzstoffeinnahmen beim Vorliegen von mindestens einem der folgenden Symptome: Würgen, Erbrechen, Hypersalivation, Heiserkeit, Aphonie, retrosternaler oder epigastrischer Schmerz, Ätzspuren im Oropharyngealraum.
Achtung!
Fehlende Oropharynxverätzungen sind kein Beweis gegen eine Ätzstoffingestion! Das Fehlen aller vorgenannten Symptome ist bei klarer Anamnese kein Grund, die Anamnese zu bezweifeln – symptomfreie Latenzperioden sind möglich! Klärung: Ösophagoskopie.

Sofortmaßnahmen

Am Unfallort oder im Notarztwagen:
1. Neutralisation
- Sofortiges Trinken von Wasser oder anderen, schnell erreichbaren Flüssigkeiten
Achtung!
Sowohl bei akzidentell eingenommenen Ätzstoffen, als auch bei suizidal eingenommenen Ätzstoffen ist eine Neutralisation nach mehreren Minuten (10 bis 15 Minuten) nicht mehr sinnvoll bzw. zu gefährlich. Milch und Eiweiß puffern kaum besser als Wasser!
2. Erbrechen
- Kein Erbrechen auslösen
3. Magenspülung
- Nicht spülen

Ätzmittelingestion

Therapieschema

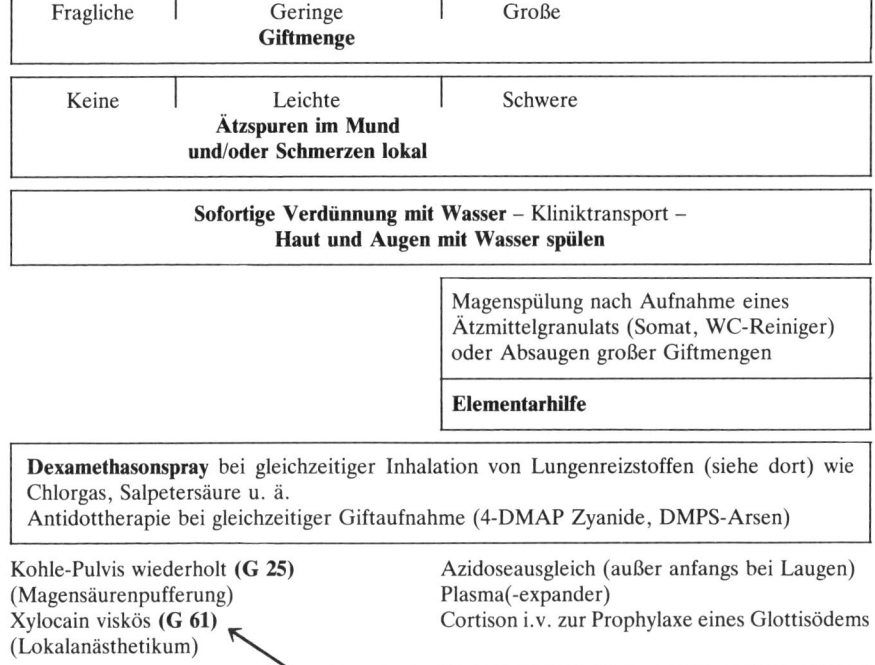

Fragliche	Geringe **Giftmenge**	Große

Keine	Leichte **Ätzspuren im Mund und/oder Schmerzen lokal**	Schwere

Sofortige Verdünnung mit Wasser – Kliniktransport – **Haut und Augen mit Wasser spülen**

Magenspülung nach Aufnahme eines Ätzmittelgranulats (Somat, WC-Reiniger) oder Absaugen großer Giftmengen

Elementarhilfe

Dexamethasonspray bei gleichzeitiger Inhalation von Lungenreizstoffen (siehe dort) wie Chlorgas, Salpetersäure u. ä.
Antidottherapie bei gleichzeitiger Giftaufnahme (4-DMAP Zyanide, DMPS-Arsen)

Kohle-Pulvis wiederholt **(G 25)**
(Magensäurenpufferung)
Xylocain viskös **(G 61)**
(Lokalanästhetikum)

Azidoseausgleich (außer anfangs bei Laugen)
Plasma(-expander)
Cortison i.v. zur Prophylaxe eines Glottisödems

Am 10. Tag	Sofort **Ösophago-Gastroskopie**	Sofort

(evtl. nach Laparotomie und Abklemmung im Pylorusbereich)

Keine	Leichte **Verätzung**	Schwere

Cortisonstrikturprophylaxe: 3 Wochen lang 1–2 mg/kg täglich oral, dann absteigende Dosierung

Bei schwerer Verätzung operative Entfernung des verätzten Magens (evtl. Ösophagus, Duodenum).

Nahrungszufuhr anfangs i. v., später Schleime (Reis, Hafer), rohe Eier, Milch; bei ausgedehnten Hautverätzungen, Infusionstherapie wie bei Verbrennungen (Neunerregel).

Bougieren einer Stenose

Tetanusprophylaxe **(G 75)** bei gleichzeitiger Hautverätzung.

Ätzmittelingestion

Laugen

Gift	Giftwirkung	Therapie
Ammoniumhydroxid Salmiakgeist. **Kaliumhydroxid, KOH** Ätzkalk, Kalilauge. DL: 10 bis 15 ml 15%ig. **Lithiumhydroxid** Luftreiniger in Atemgeräten, Photoentwickler. DL: wie KOH. **Natriumhydroxid** Ätznatron, Natronlauge. DL: wie KOH. **Barium-, Calcium- und Strontiumoxid** Beim Auflösen in Wasser starke Wärmeentwicklung und Übergang in Hydroxide (siehe oben). **Einige Salze,** wie Natriumcarbonat (Soda), Kaliumcarbonat (Pottasche) oder Ammoniumcarbonat, die nur schwach alkalisch reagieren.	Rote Verfärbung auf der Haut und Schleimhaut. Lokal starke Tiefenwirkung (Kolliquationsnekrose), oral sofort starke Schmerzen in Rachen, Ösophagus und Magen, blutiges Erbrechen, glasig geschwollene Lippen und Mundschleimhaut, Singultus, Aspiration, Ösophagus- und Magenperforation, blutige Diarrhoe, Schock, tetaniforme Krämpfe (Alkalose), alkalischer Urin; Stenose als Spätschaden, Hämolyse.	Kalkpartikelchen, im Auge ektropioniert, mit Wattebausch entfernen, Augenarzt. Weiteres siehe Therapieschema (Ätzmittelingestion).

Säuren

Gift	Giftwirkung	Therapie
Ameisensäure 25%ig, DL: 200 ml; Kesselsteinentferner; starke lokale Reizwirkung. **Citronensäure** DL: über 20 g; Citrate untoxisch.	Braun-schwarze Hautverätzung. Azidose, evtl. Hämolyse, Leber- und Nierenschädigung. Oberflächlich schleimhautätzend, Hypokalzämie.	Evtl. Frischbluttransfusion.
Essigsäure 96%ig, DL: 20 bis 50 ml; Essigessenz 50 bis 80%, Salze und Ester (Amylacetat = Zaponlack).	Braun-schwarze Hautverätzung. Evtl. Hämolyse, Schock, Azidose, Lungenödem, hämorrhagische Diathese, Nierenversagen.	Hämodialyse, Gerinnungsstatus. Ester: Kohle, Beatmung, Dexamethason-Spray **G 7**

Ätzmittelingestion

Säuren (Forts.)

Gift	Giftwirkung	Therapie
Flußsäure (HF), 30- bis 80%ig; Ätzen bzw. Putzen von Glas; Fermenthemmung, Calciumausfällung; siehe „Gasvergiftung".	Übelkeit, blutiger Brechdurchfall, tiefgreifende Hautnekrosen (starke Schmerzen bei geringfügigem Lokalbefund!), tetaniforme Krämpfe, Hyperthermie, Schock, Atemlähmung, Herzversagen.	Frischluft, künstliche Beatmung, Haut mit Roticlean **(G 33)**, Wasser und Seife spülen; Calciumgluconatgabe oral 15 g, lokal Unterspritzung (oder intraarteriell bei Gliederverätzung) mit 10 ml 10%-Lösung **G 10**, und Xylocain **G 61**, Plasmaexpander, Infusionstherapie wie bei Verbrennungen. Nach Inhalation (Verschlukken) Dexamethason-Spray **(G 7)**
Fluoressigsäure DL: 5 mg/kg KG; hemmt Aconitase im Citratzyklus; Latenzzeit 30 Minuten bis mehrere Stunden.	Erregung, Krämpfe, Schock, Herzrhythmusstörungen, Herzstillstand, Koma.	Siehe Therapieschema.
Glyoxylsäure In unreifen Früchten (Stachelbeeren), wird zu Oxalsäure abgebaut (siehe dort).	Evtl. Hämolyse.	Siehe Therapieschema.
Osmiumsäure wie Salzsäure		Siehe Therapieschema.
Oxalsäure Fleckentfernungs-, Bleich- und Putzmittel, Entroster; Kleesalz, Rhabarber, Sauerampfer; DL: ab 5 g; Calciumoxalatbildung im Körper.	Samtartig gerötete Haut. Heftige Magenschmerzen, Erbrechen (schwarze Massen), Schock, tetaniforme Krämpfe, Anurie, Hämolyse, Leberschädigung, Herz-Kreislaufversagen.	Siehe Therapieschema. Calciumgluconat (zur Magenspülung, am Ende 40 g belassen; wiederholt 20 ml der 20%igen Lösung i. v.), evtl. Hämodialyse bei Nierenversagen.
Phosphorsäure 25%ig		
Salizylsäure		Siehe Therapieschema.
Salpetersäure Rohe 65%ig. DL: 5 bis 10 ml. Rauchende 90%ig	Gelber Ätzschorf.	Siehe Therapieschema.
Salzsäure 33%ig, DL: 5 bis 20 ml.	Pelzig-weißer Ätzschorf.	Siehe Therapieschema.
Schwefelsäure 98%ig, DL: 1 bis 5 ml.	Schwarzer Ätzschorf.	Siehe Therapieschema.
Weinsäure Harmlos, DL: ab 20 g.	Gering schleimhautätzend.	Siehe Therapieschema.

Drogenabhängigkeit

Drogenabhängigkeit muß wie Krebs bereits im Anfangsstadium behandelt werden. Dann ist die Therapie für den Kranken am erträglichsten, die Erfolgschance am größten und die Kosten sind am niedrigsten.

Alkoholkrankheit

Die Anfänge der Alkoholabhängigkeit sind häufig nur spät auszumachen. Vieldeutige Symptome wie Magen- und Darmbeschwerden, Schlaflosigkeit, Reizbarkeit, Nervosität, Potenzschwäche und Tremor stehen im Vordergrund. Später treten Fettleber und Leberzirrhose, Herzmuskelschäden, Polyneuropathie und Hirnschäden hinzu.

Chronischer Alkoholismus verändert die Persönlichkeit. Der Kranke wird reizbar und rücksichtslos. Er verliert an Persönlichkeitsniveau und verfällt schließlich der Alkoholverblödung. Etwa 15% aller Alkoholiker machen delirante Zustände durch.

Eine akute Alkoholvergiftung erfordert Intensivtherapie. Eine solche ist ebenfalls erforderlich, wenn Entzugssymptome oder delirante Zustände auftreten. Nach der Entgiftung sollte der Patient langfristig entwöhnt werden, am besten in einer Gruppe.

Etwa jeder zehnte Trinker kommt von seiner Abhängigkeit nach Aufklärung spontan los. Die anderen müssen ständig behandelt und betreut werden, sollen sie nicht körperlich verfallen und durch allmählichen Persönlichkeitsabbau geistige Schäden davontragen.

Weil die Abhängigkeit mit der Zeit immer stärker wird, spricht man von einer Alkoholiker-Karriere:

Rückbildung der Alkoholabhängigkeit

Dauer	Symptome
1. Tag	Entzugskrampf oder/und Delir (bei 20%)
1. Woche	Zittern, Bewegungsunruhe, Schwitzen, Übelkeit, Erbrechen, Durchfall, Schlafstörungen, Ermüdbarkeit, Durst, Konzentrationsstörungen, Appetitlosigkeit, Gewichtsabnahme.
2.–4. Woche	Euphorie („alles vorbei"), Konzentrationsstörungen.
4.–12. Woche	Kampf mit Alkoholverlangen, Angstträume, Gewichtszunahme, Hunger auf Kohlenhydrate (Zukker, Schokolade), Polyneuropathie („Hexenschuß").
3.–6. Monat	Berufspläne, Fortbildung, Umschulung, Gefahr sich zu überarbeiten.
8.–12. Monat	Ekel vor Alkohol, Aufbau eines alkoholdistanzierten Bekanntenkreises.
1. Jahrestag	extreme Rückfallgefahr (Feier?).
2.–5. Jahr	verminderte Streßtoleranz, wellenförmiges Auftreten von Zittern, Schlafstörungen, Alkoholverlangen, Stimmungsschwankungen.

Versteckter Alkohol ▶ innere Spannung, Nervosität, Angst, Unwohlsein, Zittern ▶ Rückfall ▶ kurze Besserung ▶ Weitertrinken

Drogenabhängigkeit

- Es beginnt mit Gelegenheits- und Konflikttrinkern.
- Es folgen die Gewöhnung und das süchtige Trinken mit Kontrollverlust.
- Am Ende der ,,Karriere" stehen gewohnheitsmäßiges Dauertrinken oder periodische Trinkexzesse (,,Quartalstrinker").

Alkoholiker begehen zwölfmal häufiger Selbstmordversuche als andere (80% sterben durch Selbstmord), auch ihre allgemeine Sterblichkeit ist deutlich höher. Die Familie leidet mit. Die Ehe geht in die Brüche und der Arbeitsplatz verloren, Gefängnisstrafen drohen.

Therapieübersicht: Chronischer Alkoholismus

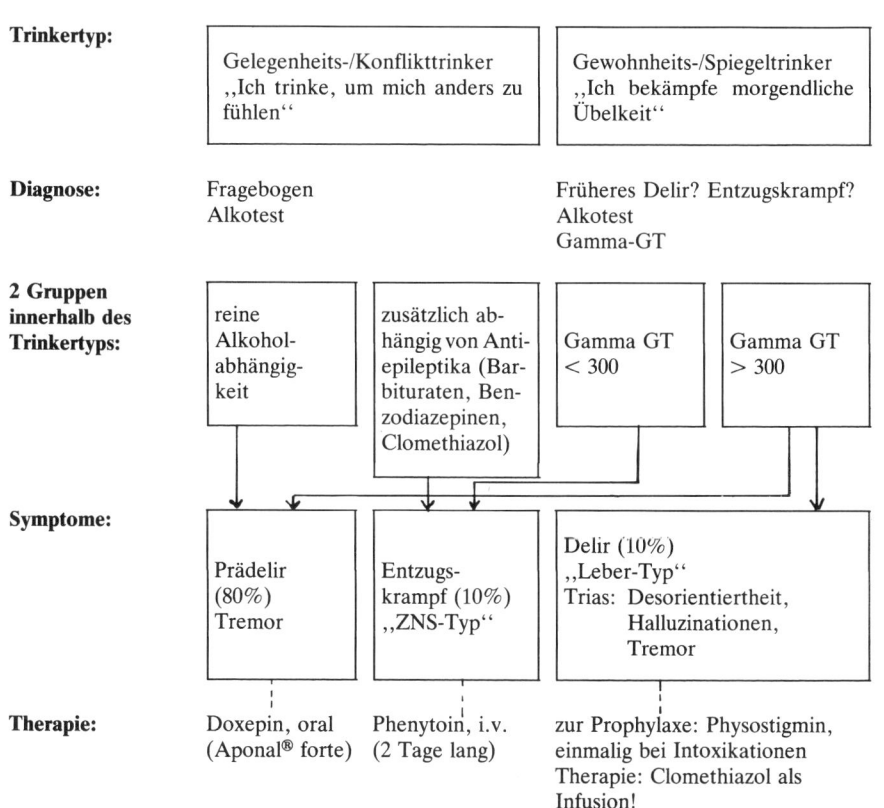

Trinkertyp:	Gelegenheits-/Konflikttrinker ,,Ich trinke, um mich anders zu fühlen"		Gewohnheits-/Spiegeltrinker ,,Ich bekämpfe morgendliche Übelkeit"		
Diagnose:	Fragebogen Alkotest		Früheres Delir? Entzugskrampf? Alkotest Gamma-GT		
2 Gruppen innerhalb des Trinkertyps:	reine Alkoholabhängigkeit	zusätzlich abhängig von Antiepileptika (Barbituraten, Benzodiazepinen, Clomethiazol)	Gamma GT < 300	Gamma GT > 300	
Symptome:	Prädelir (80%) Tremor	Entzugskrampf (10%) ,,ZNS-Typ"	Delir (10%) ,,Leber-Typ" Trias: Desorientiertheit, Halluzinationen, Tremor		
Therapie:	Doxepin, oral (Aponal® forte)	Phenytoin, i.v. (2 Tage lang)	zur Prophylaxe: Physostigmin, einmalig bei Intoxikationen Therapie: Clomethiazol als Infusion!		

Drogenabhängigkeit

Entwöhnung

1. Erkennen der eigenen Abhängigkeit

- Trinken gegen Unruhe und Übelkeit, Zittern
- Verlangen nach erstem Schluck weiterzutrinken (gieriges Trinken)
- Versuch Alkoholtrinken zu verheimlichen
- Gewissensbisse nach dem Trinken
- Ständiges Denken an Alkohol
- Trinken statt essen
- Probleme mit Arbeit, Familie, Gesundheit

2. Fernhalten von Alkohol:

- Abhängigkeit \
  < 5 Jahre: 3 Monate } stationäre Therapie oder
  > 5 Jahre: 6 Monate } Acetaldehyd-
  und länger / syndrompräp.
- manische Depression Lithium-Aspartat
- Lernen aus Rückfällen anderer

3. Lösung sozialer Probleme

- Zuwendung zur Umwelt
- Festigung von Beziehungen
- Methoden der Problemlösung

4. Lösung von Arbeitsproblemen

- Erreichbare Ziele setzen, nicht überarbeiten

5. Persönliche Ziele

- Erhöhtes Selbstwertgefühl, geistige Interessen, Hobbys, Freizeitnutzung

Drogen-Anamnese

Name	Alter	Gewicht
	von – bis	wieviel (min.–max.)
Bier		
Wein		
Schnaps		
Distraneurin		
Lexotanil		
Rohypnol		
Tavor		
Valoron (N)		
Codein Compr.		
Remedazen		
Optalidon spez.		
Spasmo-Cibalgin comp.		
Captagon		
Medinox		
Vesparax		
andere:		

○ Scheidung 19.....

○ Führerscheinentzug . . mal (. . .Promille)

Entzungsbehandlung wo: . . . .

wann: . . . .

Hausarzt: Dr. . . . .

Rauchen wieviel: . . . . was . . . .

Pille ○ ja ○ nein . . . . .Abgänge

Selbstmordversuch wann: . . . .

wie: . . . .

Depression ○ ja ○ nein

Drogenabhängigkeit

Fragebogen

Ich habe Schwierigkeiten mit der
- Arbeit
- Freizeit
- Familie
- Gesundheit
- dem Geld.

Ich bin unausgeglichen.
Ich hatte Selbstmordgedanken.
Ich habe schon einmal versucht, morgendliche Unruhe oder Brechreiz mit Alkohol zu kurieren.
Zur Zeit bin ich niedergeschlagen wegen meiner Probleme.
Nach dem ersten Glas Alkohol habe ich ein unwiderstehliches Verlangen, weiter zu trinken.
Ich denke häufig an Alkohol (Vorrat).
Ich trinke die ersten Gläser gierig.
Ich trinke heimlich.
Meine jetzigen Bekannten trinken Alkohol.
In Zeiten erhöhten Alkoholkonsums habe ich weniger gegessen.
Ich habe Gewissensbisse nach dem Trinken.
Ich habe ein Trinksystem versucht (z. B. nicht vor bestimmten Zeiten zu trinken), um mein Trinken einzuschränken.
Wenn ich aufgeregt bin, trinke ich Alkohol, um mich zu beruhigen.
Ich habe versucht, meine Alkoholfahne zu verheimlichen.
Andere Leute können nicht verstehen, warum ich trinke.
Ich glaube, der Alkohol zerstört mein Leben.
Ich bin stark eifersüchtig.

Therapiestufen
1. Erkennen der eigenen Abhängigkeit bzw. Mißbrauches
2. Gewaltsames Fernhalten von Alkohol (Klinik, Physostigmin, Disulfiram)
3. Lernen aus Rückfällen anderer – auch durch versteckten Alkohol (Gruppentherapie)
4. Zuwendung zur alkoholfreien Umwelt, Festigung von Beziehungen
5. Lernen von echten Problemlösungen
6. Erreichbare Ziele setzen, nicht überarbeiten

7. Besinnung auf die eigenen Werte, Förderung geistiger Interessen, Frohsinn
8. Intensive Freizeitnutzung, Förderung von Hobbys
9. Gepflegtes Trinkverhalten nichtalkoholischer Getränke
10. Lernen einer Distanz zum Alkohol bis hin zum Ekel

1. Ursachen der Drogenabhängigkeit
- Selbstunsicherheit
- Selbstüberforderung
- Langeweile
- keine Freizeitplanung
- Neugierde-Verführung

2. Folgen der Drogenabhängigkeit
- zunächst nur Hirnschäden
- Konzentrationsstörungen
- Lustlosigkeit, Wurstigkeit
- Freudlosigkeit
- Schlafstörungen
- Minderwertigkeitsgefühle
- Merkschwäche
- Interesselosigkeit
- ständiges Denken an Drogen
- Verlust des Rechtsgefühles
- soziale Konflikte:
- Schwierigkeiten mit der Familie, der Arbeit, dem Gesetz
- später auch andere Organschäden:
- Leber, Herz, Magen-Darm-Trakt
- Blutbildung
- Nervensystem (Sehen, Riechen, Schmecken, Gehen)
- Muskulatur
- Häufigste Todesursache: 80% Selbstmord

3. Entwöhnungsphasen (je ca. 6 Monate)
- orale Phase
  (verstärkt Essen und Rauchen)
- aktive Phase
  (Änderung der Lebensumstände)
- Stabilisierungsphase

4. Lebensplanung (tägl. je acht Stunden)
Schlaf   Arbeit   Freizeit
Freizeitplanung (je 2,5 Stunden)
Entspannung Hirntraining körperliches Training

Drogenabhängigkeit

Alkohol

Schweregrad	leicht	mittel	schwer
Atemwege Beatmung Circulation	Mund von Erbrochenem reinigen, Frischluft, stabile Seitenlage		Intubation? Venenzugang, Plasmaexpander
Diagnose	ansprechbar, orientiert, Alkotest in Ausatemluft	tobend Alkohol EMIT-ST im Urin	bewußtlos Alkotest passiv Serumalkohol- konzentration
Entgiftung	erbrechen lassen	s. Gegengift Physostigmin	Magenspülung
Fürsorge	Klinische Überwachung, bis Alkotest unter 0,8‰ gesunken ist. Grundkrankheit, Begleitkrankheiten? Psychiater, Unfall? Krampfleiden Sozialarbeiter? Eheberatung? Hypoglykämie ausgeschlossen?		
Gegengift	Kohle-Pulvis (10 Gramm) Atemstillstand oder: Nur bei chronischem Alkoholismus ohne zusätzliche Schlafmittelvergiftung 2 mg Physostigmin i.m. **(G 47)** zur Prophylaxe eines Entzugsdelirs		

Drogenabhängigkeit

Gift	Giftwirkung	Therapie
Ethylalkohol C_2H_5OH, Weingeist, Branntwein, Spiritus dilutus 70% in Franzbranntwein, Brennspiritus, Lösungsmittel. Bier 2–5%, Wein 6–12%, Schnaps 30–60%. Physiolog. Blutgehalt 0,02–0,03‰. Dichte (spez. Gewicht) = 0,8 *Blutalkoholkonzentration* (nüchtern): BAK ‰ = $\frac{\text{Alkohol in g}}{\text{kg} \times 0{,}7}$ 1 g abgebaut ♂ 0,1‰/Std. (♀ 0,08‰/Std.) *Tödliche Dosis:* 1,5–2,5 g Alk. pro kg nüchtern in ½ Std. ohne Erbrechen (3,5‰). 1 g Alk. 7 Kal/g Abbau über Alkoholdehydrogenase (ADH) und Aldehydhydrogenase (ALDH) in der Leber zu CO_2, H_2O und Essigsäure, 2–10% unverändert über Lunge und Niere ausgeschieden (gleiche Teile). 20% im Magen, Rest im Dünndarm aufgenommen, Resorption nach 1 Std. abgeschlossen, hochprozentiger Alkohol schneller als niedrigprozentiger aufgenommen.	30 bis 40 ml (0,5 bis 1‰): Euphorie. 40 bis 60 ml (1 bis 2‰): Gangstörungen 60 bis 150 ml (2 bis 3‰): sinnlose Trunkenheit. 175 bis 300 ml (4 bis 5‰): Lebensgefahr. Allgemeines Wärmegefühl, Analgesie, Enthemmung, Überheblichkeit, Rötung der Konjunktiven, typischer Atemgeruch, meist erhaltene Augenreflexe bei erloschenen Sehreflexen, wechselnde Pupillenweite, Exzitation, Krämpfe, Koma, Hypothermie (Erfrierung durch Weitstellung der Hautgefäße), Schock, Atemstillstand, Areflexie, Herzstillstand, Hypoglykämie (bes. bei Kindern), Harnflut (Hypophysenhemmung). Schlafmittel, Psychopharmaka und Opiate verstärken Alkoholwirkung; Disulfiram, Tolbutamid, Phenylbutazon u. a. verzögern Alkoholabbau. Hochprozentiger, warmer Alkohol, Zuckerbeigabe, Kohlensäure, Nüchternheit, schnelles Trinken (Wette), Magenoperation beschleunigen die Resorption.	Somnolente: Magenspülung, Kohle, Natriumsulfat. Tobende: 2 mg Physostigmin (Anticholium®) i.v. oder i.m. Keine Sedativa, kein Distraneurin®! In schweren Fällen: Plasmaexpander **(G 39)**, O_2-Beatmung, Bicarbonat, Glukose- oder Lävuloseninfusionen, Antidot Physostigmin (Anticholium®) bei reiner Alkoholvergiftung, Hypo- bzw. Hyperthermietherapie, Hämodialyse. Bei Kindern auf evtl. tödliche Hypoglykämie achten! 50%ige Glukose i.v. Alkoholentzugsdelir: Distraneurin®-Infusionen (Atemstillstand! Intensivstation). Kein Distraneurin oral! Keine Ausnüchterung in Polizeizellen! Alkoholunverträglichkeit (Disulfiram = Antabus, Pilze) = Acetaldehydsyndrom: wie akute Intoxikation behandeln, sedieren mit Barbituraten.

Drogenabhängigkeit

Gift	Giftwirkung	Therapie
Methylalkohol CH_3OH, Holzgeist. Lösungsmittel für Farben, Abbeizmittel, Lederbearbeitungsmittel, Ersatzbrennstoff. Farblos, brennbar, riecht wie Ethylalkohol. Toxizität abhängig vom Füllungszustand des Magens vermindert durch vorherige Ethylalkoholeinnahme. Erblindung nach 4 bis 15 ml. DL: 5 bis 200 ml. Nachweis: Dräger-Gasspürgerät (Alkotest- und Formaldehyd-Röhrchen oder Methanol).	Häufig erst nach einer Latenz bis zu 24 Std. Schwindel, Schwächegefühl, Kopfschmerzen, Nausea, Erbrechen, Leibschmerzen, Nebelsehen, Erblindung, Dyspnoe, Blutdruckabfall, Erregungszustände, Krämpfe, Koma. Hirn- und Lungenödem. Starke lokale Reizwirkung auf die Schleimhäute.	*Hausarzt:* Bei Verdacht sofort erbrechen lassen, dann Ethylalkohol trinken lassen (etwa 150 ml Schnaps), Ruhe, Wärme, Schockprophylaxe, Dunkelheit. *Klinik:* Magenspülung mit 4%iger Natriumcarbonatlösung, Kohle-Pulvis instillieren, Hämodialyse!: Ethylalkohol einflößen bzw. infundieren, z. B. Analgofusin® (Pfrimmer), anfangs 300 ml in 20 min, dann 60 Tropfen/min; Blutalkoholspiegel 2 bis 5 Tage auf mindestens 0,5‰ halten (Hemmung der Methanoloxydation und somit Produktion der Ameisensäure). Hohe Bicarbonatgaben über 2 bis 5 Tage (Blutgase! Urin-pH soll bei 7–8 liegen). Folsäure 10 mg/kg KG/Tag i. m. O_2-Beatmung, Infusionstherapie, Elektrolytsubstitution (cave: Lungen/Hirnödem).
Amylalkohol $C_5H_{11}OH$, Pentanol. Lösungsmittel, „Fuselöl". Unangenehmer Geruch, wesentlich giftiger als Ethylalkohol.	Wie Ethylalkohol, Kopfschmerzen, Schwindel.	Wie Ethylalkohol, Hämodialyse.
Allylalkohol C_3H_5OH, Propenol-3. Lösungsmittel, Schädlingsbekämpfungsmittel, Antiseptikum, Bestandteil des Holzgeists. Sehr giftig, perkutan letal, riecht wie Senföl.	Lokale Reizwirkung, Gastroenteritis, Dyspnoe, Tremor, Krämpfe, Koma, Lungenödem, Kreislaufkollaps.	Wie Ethylalkohol, Hämodialyse!
Propylalkohol C_3H_7OH, Propanol.	Wie Ethylalkohol. Lichtempfindlichkeit.	Wie Ethylalkohol.

Drogenabhängigkeit

Gift	Giftwirkung	Therapie
Isopropylalkohol, Butylalkohol C_4H_9OH, Butanol. Desinfektionsmittel, Lösungsmittel. Riecht wie Ethylalkohol, doppelt so giftig wie Ethylalkohol.	Wie Ethylalkohol.	Wie Ethylalkohol.
Thioalkohole, Mercaptane (Methyl-, Ethyl, Propyl-, Butylthioalkohol). Flüssig, in minimaler Konzentration sehr unangenehmer Geruch, daher fast nie inhalatorische Vergiftung.	Lokale Reizwirkung, Erbrechen, Benommenheit, Krämpfe, Koma, Schock, Atemlähmung, Lungenödem.	O_2-Gabe, Beatmung, Schocktherapie (Plasmaexpander), Lungenödemprophylaxe, (Dexamethason-Spray, **G 7**)

Drogenabhängigkeit

Symptomatik der Drogen bei Entzug (×) und Intoxikation (•)

	Aufnahme				Verwirrtheit	Verhaltensstörungen	Tremor	Toleranz	Tod	Taumeln	Sprachstörungen	Sprache, verwaschene	Schwindel	Schweißneigung	Schnupfen u. Tränenfluß	Schlaflosigkeit	Schläfrigkeit	Ruhelosigkeit	Reflexe, gesteigerte	Reflexe, abgeschwächte	Psychose
	geraucht	oral	injiziert	geschnupft																	
Alkohol s. Barbiturate																					
Morphin			□		×	•	×	•	×•		•		×	×	×	•	×				•
Heroin		□	□		×	×	×	•	×•		•		×	×	×	•	×				•
Codein			□	□	×	•	×	•	×•		•		×	×	×	•	×				•
Hydromorphin			□	□	×	•	×	•	×•		•		×	×	×	•	×				•
Synth. Opiate			□	□	×	•	×	•	×•		•		×	×	×	•	×				•
Methadon			□	□	×	•	×	•	×•		•		×	×	×	•	×				•
Cocain		□			•	•	•		×•				•	•		•	×	•	•		
Haschisch	□			□	•	•											•	•			
Amphetamine			□	□	•	•	•	•			•	•		•			×	•	•		•
Metamphetam (Pervitin)			□	□	•	•	•	•	×•		•	•		•			×	•	•		•
Barbiturate, Alkohol (u. a. Schlafmittel)			□	□	•	×•	×	•	×•	•		×			×		•	×		•	×
LSD				□	•	•	•			•			•								×
Phencyclidin PCP			□	□	•	•					•		•				•				
Psilocybin				□	•	•					•				•		•	•			

Drogenabhängigkeit

- Abhängigkeit, körperliche
- Abhängigkeit, psychische
- Aggressivität
- Angst
- Appetit, gesteigerter
- Appetitlosigkeit
- Bewußtlosigkeit
- Chromosomenaberration
- Depression
- Desorientierung, zeitl., räuml.
- Diarrhoe
- Euphorie
- Exzitation
- Gelächter
- Halluzination
- Hepatitis
- Konjunktivitis
- Koordinationsstörungen
- Krämpfe
- Krämpfe, abdominelle
- Logorrhoe
- Miosis
- Mydriasis
- Nausea u. Erbrechen
- Obstipation
- Panik

Drogenabhängigkeit

	Aufnahmeweg													
	Alkohol	Psilocybin	Phencyclidin PCP	LSD	Barbiturate u. a. Schlafmittel	Amphetamine	Cokain	Haschisch	Methadon	synthetische Opiate	Hydromorphin	Kodein	Heroin	Morphin
oral	x	x	x	x	x	x	x	x	x	x	x	x	x	x
injiziert	x	x	x		x	x	x		x	x	x	x	x	x
geschnupft							x						x	
geraucht							x	x						

Schlafmittelentzug

Barbiturate, and Antiepileptika	Benzodiazepine	Diphenhydramin u. a. Anticholinergika
	Serumkonzentration	
	Delirprophylaxe einmalig 2 mg Physostigminsalicylat (oral, i.m.)	
	Abruptes Absetzen	
	Prädelir	
	3–6 × 50 mg Doxepin (Aponal® 50) oral	
Dauertropfinfusionen mit Clomethiazol Status epileptikus: Phenytoin i.v.	Delir Physostigmin (z. B. 1 mg/h oral, i.m., i.v.)	
	Verhaltenstherapie zur Rückfallsprophylaxe	

Drogenabhängigkeit

Entzugserscheinungen

Amphetamine	Opiate					Alkohol – Schlafmittel
	Stadium des Entzugs	Symptome	Stunden nach der letzten Applikation			Prädelir: Schlaflosigkeit, Schweißausbrüche, Agitiertheit, flüchtige Halluzinationen, emotionale Labilität, Zittern; Unsicherheit beim Sprechen, Gehen und Hantieren.
			Heroin	Morphium	Methadon	
Erschöpfung, Depression mit suizidalen Tendenzen, Psychose, Heißhunger, Dauerschlaf bis zu 2 Tagen.	0	Verlangen nach Drogen, Ängstlichkeit, Rastlosigkeit.	4	6	12	
	1	Gähnen, laufende Nase, Tränenfluß, Niesen, Schwitzen, Juckreiz.	8	14	34 bis 48	
	2	Zunahme der genannten Symptome, Mydriasis, Gänsehaut, Muskelzuckungen, heiße und kalte Schauer, Unruhe, Knochen- und Muskelschmerzen, Appetitlosigkeit.	12	16	48 bis 72	*Delir:* pos. Rhomberg, Desorientiertheit, optisch-akustische Halluzinationen (Wahn), grober Tremor, Beschäftigungsdelir, Fieber, Schwitzen, flüchtige Augenmuskelparesen, Hemiparesen, Aphasie, Tobsucht, Tachykardie.
	3	Zunahme der genannten Symptomatik, Hypertonie, Hyperthermie, Tachykardie, Tachypnoe, Schlaflosigkeit, Übelkeit.	18 bis 24	24 bis 36		
	4	Zunahme der genannten Symptomatik, fiebriges Aussehen, Muskelkrämpfe, Diarrhoe, Erbrechen, Schock, Hyperglykämie, spontane Ejakulation oder Orgasmus, evtl. Tod im Kreislaufversagen.	24 bis 36	36 bis 48		Paradoxe Wirkung bei Barbituratabhängigkeit: Stimulation durch Barbiturate

Drogenabhängigkeit

Nachweis

Substanz: Rauschgiftset Merck
Urin, Serum: EMIT-ST: Alkohol, Amphetamine, Barbiturate, Benzodiazepine, Cannabis, Opiate; Gaschromatografie, Massenspektrometrie, Dünnschichtchromatografie.

Alkoholtest mit Dräger in Ausatmungsluft, Schmidt-Urin, Dünnschichtchromatografie, EMIT-ST.
Unterscheidung durch Delirbeginn:

Tage	
1 ↑	
2	Alkohol
3	
4 ↓	
5	
6 ↑	Kurzwirkende Barbiturate
7	Carbromal, Methaqualon,
8	Diethylpentenamid, Chlomethiazol, Meprobamat, Gluthetimid
9	
10 ↑	Langwirkende Bariturate
11 ↓	Benzodiazepine
12	

Nur 15% Delirien beim Entzug (nach ca. 5jährigem Abusus).
Trinker = körperlich, psychisch und sozial geschädigt.

Therapie

Der Entzug läuft in folgenden Phasen ab:
1. *Drogenberatung:* Klärung eventuell straf- und zivilrechtlicher sowie immer der versicherungsrechtlichen Probleme, Motivationsförderung, Motivationsstufen: 1. Erkennen der eigenen Abhängigkeit – 2. Entschluß zur Situationsänderung – 3. Wunsch nach fremder Hilfe – 4. Anerkennung absoluter Drogenabstinenz – 5. Rückfallprophylaxe durch Änderung der Lebensführung.
2. *Entgiftung:* Neben der toxikologisch-analytisch kontrollierten Entgiftung (Drogenfreiheit!) gründliche somatische und psychologisch-psychiatrische Durchuntersuchung und Behandlung (z. B. von Infektionen, Zahnsanierung usw.) – bei Schlafmitteln und Opiaten klinisch.
3. *Psychischer Entzug.* Systematisches Verlernen aller süchtigen Verhaltensweisen durch geeignete mehrdimensionale Verhaltensweisen.
4. *Nachbetreuung:* Aufbau einer eigenen beruflichen und sozialen Existenz mit dem Ziel der dauernden Therapieunabhängigkeit.

Indikationen zur stationären Aufnahme Drogenabhängiger:
1. *Geplante Entzüge* mit gesicherter Nachsorge; hier ist die Erfolgsquote am höchsten.
2. *Notfälle* wegen akuter Erkrankungen oder Überdosierung; hieran sollte sich keine Nachsorge anschließen; denn die Rückfallquote beträgt hier 100%. Nach Abklingen der Akutsituation sollte der Patient entlassen und nach Erreichen der Voraussetzungen der Termin für eine Wiederaufnahme vereinbart werden.
3. *Wissenschaftliche Gründe:* Dadurch lernt man die ausgeprägtesten Erscheinungsformen, das typische Szeneverhalten sowie Verlaufskontrollen aussichtsloser Erkrankungsfälle kennen. Allerdings verursachen gerade diese Patienten viel Ärger, wie Diebstahl an Mitpatienten, von

Stationsmedikamenten, Einbruch in Klinikapotheke, Verführung von Mitpatienten.

Hausarztbehandlung

Nichts tun, was die Drogenabhängigkeit unterstützt!
Unter keinen Umständen ein Schmerz-, Beruhigungs-, Aufputsch- oder Schlafmittel verordnen. Dem Drogenabhängigen die einzige Alternative verdeutlichen: entweder entziehen, um zu überleben, oder durch ein Weiterspritzen oder -schlucken zugrunde zu gehen. Der Arzt sollte ihn mit der Diskrepanz zwischen Bereitschaft zum Entzug und tatsächlichen Handeln konfrontieren. Dabei sollte er sich nicht von den Argumenten des Süchtigen, die oft genug sehr überzeugend klingen, ablenken lassen.
Bedenken, daß es auszuschließen ist, daß ein Drogenabhängiger dazu in der Lage ist, seinen Drogenkonsum selbst zu kontrollieren und nur „ab und zu mal" Drogen zu nehmen; er pendelt zwischen dem Wunsch, zu entziehen, und dem Wunsch, weiter Drogen zu nehmen, hin und her. Der Arzt sollte eine eindeutige Haltung dagegensetzen. Ehemalige Drogenabhängige berichten, daß sie Ärzte, die ihnen Drogen verschrieben, zutiefst verachteten, obwohl sie damals so getan hätten, als seien sie den Ärzten sehr dankbar. Nur diejenigen, die ihnen Drogen verweigerten, hätten Eindruck auf sie gemacht und sie letztlich zur Therapie bewegt.

Drogenabhängigkeit

Therapie

Amphetamine Opiate – Morphin Alkohol – Schlafmittel
Bei akuter Intoxikation: Vitaltherapie, Giftelimination
3 × 50 mg Doxepin (Aponal®) i. m. oder oral; bei Bedarf bis 300 mg pro Tag in den ersten 3 Tagen. Absetzen sobald als möglich, spätestens am 10. Tag.

Bei schweren akuten Begleiterkrankungen, Gravidität: 0,5 mg l-Polamidon® (Levomethadon) oral sechsstündlich, jeden Tag 20% weniger.

Prophylaxe eines Alkoholentzugsdelirs:
Falls noch zum Zeitpunkt einer (reinen!) Alkoholintoxikation eines chronischen Alkoholikers Physostigminsalicylat (2 mg i.m.) injiziert wurde, läßt sich ein reines Alkoholentzugsdelir verhindern.

während der Entgiftung:
Röntgenthorax
EKG
Zahnstatus,
Zahnarzt
Venerologie
Dermatologie
(Parasiten)
Drogenfreiheitskontrolle (!)
AIDS-Test

Delir

Intensivbehandlungsstation, zentraler Venenkatheter, Fixierung 500,0 ml Distraneurin (0,8% Clomethiazol) inital 100–500 ml/h bis Patient sediert, dann 40–80 ml/h. 3 × 0,5 mg Atropinsulfat i.m. oder i.v. (behebt vagale und hypersekretorische Wirkung von Clomethiazol).
1. Tag 1500–5500 ml erforderliche Menge
2. Tag mindestens die Hälfte vom 1. Tag
3. Tag mindestens die Hälfte vom 2. Tag usw.
Absetzen nach 10 ml/h.
Kein Distraneurin oral!

Zusätzliche Maßnahmen
1. Ausgleich des Wasser- und Elektrolytverlustes durch das Schwitzen (beim Fehlen von Kalium entsteht signifikant häufiger ein Korsakow-Syndrom).
2. Antibiotische Therapie einer Pneumonie.
3. Prophylaxe eines Streßulkus evtl. mit Kohle-Pulvis oral (tgl. 1 O.P.)
4. Antiepileptische Therapie bei einem einmaligen zerebralen Krampfanfall nicht erforderlich, jedoch beim Status epilepticus (Valium, Phenytoin mehrmals täglich i.v.). Neurologische Diagnostik zum Ausschluß z. B. eines subduralen Hämatoms vom ersten Sturz!
5. Blutdruck, Puls und Temperatur sind halbstündlich zu kontrollieren und notfalls zu korrigieren, denn Hyperpyrexie und Kreislaufkollpas sind die häufigsten Todesursachen.

Drogenabhängigkeit

Therapie

Amphetamine	Opiate – Morphin	Alkohol – Schlafmittel
		6. Digitalisierung bei Zeichen einer Herzinsuffizienz
		7. Vitamine der B-Reihe können die Wernicke-Enzephalopathie verhindern (z. B. 2mal 1 Amp. BVK® pro die i.v.).
		8. Tritt das Alkoholdelir in Kombination mit einer Alkoholhalluzinose auf, kann gelegentlich nach Abklingen des Delirs eine Weiterbehandlung mit *Psychopharmaka* erforderlich sein, da durch Clomethiazol lediglich die deliranten Symptome beeinflußt werden.
		9. Bei protrahierter Somnolenz oder Krampfneigung Prophylaxe und Therapie eines Hirnödems mit HES 10% **(G 70)** und Cortison i.v. **(G 53).**

Komplikationen

Amphetamine	Opiate – Morphine	Alkohol – Schlafmittel
Gewichtsverlust, nekrotisierende Angiitis, Hypertension, Nierenschädigung, Neuropathie, Lungenödem	Wassereinlagerung (ADH-Überfunktion): Lungenödem, Impotenz, Amenorrhoe, Marasmus, Sepsis, anaphylaktischer Schock, Tuberkulose, Geschlechtskrankheiten	Entzugskrampf (ohne Aura, ohne Untersichlassen): 24–48 Std. nach Absetzen der Droge, Cave: Fehldiagnose „Epilepsie" Halluzinose (Wernicke) *Alkohol:* Fettleber, tox. Hepatitis (chron. persist.-chron. aggressive) Leberzirrhose (40–80 g pro die); Herzschädigung (Acetaldehyd); Pankreatitis, chron. Gastritis, Ulzera, Blutungen (Schleimhauterosion); Pankreatitis, Tox. Polyneuritis – Wesensveränderung (Korsakow); Myopathie, Hirnatrophie, Hypertriglyzeridämie, Hypercholesterinämie, Hyperglykämie, Hyperurikämie, Anämie, Hämolyse, Leukopenie, Thrombopenie; Lunge: Infekte, Tbc, Embolien; Haut: Teleangiektasien, Spider naevi, Geldscheinhaut, Cheilosis, Rhinophym, Papillenatrophie-Zunge. Mißbildungen (1. Trimenon Embryopathien); Unfallrisiko, Suizidgefahr (20%); Schlafstörungen, Delir, Entzugskrämpfe; soziale Folgen: Familienzerrüttung, Impotenz, Sterilität, Berufsverlust, Schulden, Straftaten.

Drogenabhängigkeit

Gift	Giftwirkung	Therapie
Amphetamine (Aufputschmittel) AN 1 (2-α-Cyanbenzylamino-1-phenylpropan), Rosimon-Neu® (Morazon), Avicol®, Cafilon®, Captagon® (7-[2-(α-Methyl-2-phenyläthylamino)-ethyl]-theophyllin), Eventin®, Katovit, Metrotonin®, Mirapront®, Netto loncaps, Pervitin®, Preludin (Phenmetrazin), Reactivan®, Regenon®, Ritalin® (Methylphenidat), Pervitin® (Methamphetamin), „Speed"-Gruppe, Tenuate®, TMA2, TMA3 (halluzinogen), Ton-O_2®, Tradon®, Vit O_2. Kreislaufanaleptika, Appetitzügler, Dopingmittel. Oral, i.m. oder i.v. (flash). ED: 3 bis 9 mg, schnelle Toleranzentwicklung, Tagesdosis bis 1000 mg. Anfangs keine Euphorie, rasch psychische Abhängigkeit, häufig Polytoxikomanie (abends Sedativa). Ebenso: Adrenalinmethylether ED 15 mg/die. Häufig Polytoxikomanie (Schlafmittel, Morphine). D-Norpsendoephedrin: enthalten in zahlreichen Abmagerungsmitteln (X 112) bis 2000 mg ED oral. Nachweis: Urin: Merck EMIT, Gaschromatografie, Massenspektrometrie, Dünnschichtchromatografie. Drogennachweis differentialdiagnostisch für Schizophrenie unerläßlich!	Mydriasis, Tachykardie, Hypertonie (mit Gefahr einer Hirnblutung), Hyperthermie, Brechreiz, extrem trockener Mund, motorische Unruhe, Tremor, Palpitationen, Kopfschmerzen, Nystagmus, Kreislaufzusammenbruch, Atemlähmung. Psychisch: Anfangs gesteigerte Konzentrations- und Assoziationsfähigkeit, vermehrte Aktivität, Logorrhoe, Silbenstolpern, Bewegungsstereotypien (Ulkus an Lippe und Zunge), gesteigerter Sexualtrieb, Aggressivität, Ideenflucht, verminderte Kritikfähigkeit, optische und akustische Halluzinationen, paranoide Psychose mit Beziehungswahn, Verfolgungswahn bei klarer Bewußtseinslage. Verwechslung möglich mit Halluzinationen beim Alkohol-Schlafmittelentzugsdelir. Dauer in der Regel eine Woche (solange auch positiver Giftnachweis). Abnorme Persönlichkeit, Instabilität, häufig mit Alkohol-, Schlafmittel- oder anderer Drogenabhängigkeit vergesellschaftet. Im Gegensatz zur alkoholbedingten Psychose, die erst nach langem exzessiven Alkoholgenuß auftritt, kann eine Amphetaminpsychose nach einer einmaligen großen Dosis auftreten. *Chronischer Gebrauch:* Gewichtsverlust, nekrotisierende Angiitis, Hypertension, Nierenschädigung, Neuropathie, Lungenödem.	*Hausarzt:* Sedieren mit Aponal® forte (50 mg oral), beatmen, Schocktherapie. Hypertonie: Nitrolingual-Spray. Bei Krämpfen Valium®. Erbrechen auslösen (nach mehr als 2 Std. sinnlos). Bei Krämpfen Diazepam. Erbrechen auslösen (nach mehr als 2 Std. sinnlos). Größte Zurückhaltung bei der Verschreibung von Amphetaminen (Aufputsch-, Abmagerungsmitteln!). *Klinik:* Magenspülung, Kohle-Natriumsulfatgabe, forcierte Diurese. *Entzug:* Wegen Selbstmordgefahr möglichst auf geschlossener Station. Sehr hohe Rückfallquote! Paranoide Halluzinationen verschwinden meist mit der vollständigen Ausscheidung des Gifts über den Urin (bis 14 Tage nach Entzugsbeginn), die durch Zufuhr saurer Valenzen (Obstsäfte, saure Mineralwasser) erheblich beschleunigt werden kann. Bei der Aufnahme, zu jedem Wochenbeginn und vor der Entlassung Drogenfreiheitskontrollen im Urin.

Drogenabhängigkeit

Gift	Giftwirkung	Therapie
	Entzug: Erschöpfung, Depression mit suizidalen Tendenzen bzw. Psychose (hält so lange an, wie Amphetamin im Plasma ist), Heißhunger, Dauerschlaf bis zu zwei Tagen. Bisher kein Anhalt für Teratogenität.	
Barbiturate (Schlafmittel) Psychische Abhängigkeit bei kurzwirkenden größer als bei langwirkenden, ebenso bei Clomethiazol und barbitursäurefreien Schlafmitteln (Carbromal, Methaqualon). Oral, Suppositorien, i.v., i.m., mit Tabak geraucht (Jugendliche). Bei chronischem Gebrauch Toleranz der sedierenden Komponente; es wirkt nur noch die stimulierende Komponente; plötzlicher Entzug nach chronischem Gebrauch einer größeren Dosis ist schwerer als ein Opiatentzug und kann ohne massive Therapie tödlich verlaufen.	Koma, Atemlähmung, Schock, Hypothermie, Anisokorie. *Entzug:* Verwaschene Sprache, Reizbarkeit, Jähzorn, Antriebslosigkeit, Unruhe, Angst, Gangstörungen, positiver Rhomberg, grobschlägiger Tremor, Lidflattern, Nystagmus, Diplopie, Akkommodationsstörungen, Strabismus, Schwindel, Ataxie, Dysmetrie, positiver Babinski, Schweißneigung, verminderte Hautreflexe, Bewußtlosigkeit, Herz-Kreislauf-Versagen. *Chronischer Gebrauch:* Reizbarkeit, Intelligenzminderung, Konzentrationsminderung, Emotionslabilität, Amnesie, Dysarthrie, Depressionen, Suizidalität, Halluzinationen, Schlaflosigkeit, Verwahrlosung.	*Intoxikation:* siehe ,,Schlafmittelvergiftung (Therapieschema)". *Hausarzt:* Aponal forte, sofortige Klinikeinweisung. *Klinik:* Entzugsbehandlung mit Doxepin- oder Clomethiazol-Infusionen (s. Alkohol), bei Krämpfen Phenytoin i.v.; falls schon ein Delirium besteht Schockprophylaxe, Infusionstherapie, Digitalisierung, ständige Kontrolle (Monitor).
Clomethiazol Distraneurin®, Sedativum bei Drogenentzugsdelir (Alkohol), Status epilepticus und Erregungszuständen (bei Zerebralsklerose). Schnelle Ausscheidung (70% in 3 Std.) über den Harn (80%) und den Stuhl (20%). Abhängigkeit!	Atemlähmung (Infusion!), Übelkeit, Erbrechen, optische und akustische Halluzinationen, Euphorie, Hypnose, Aufhebung des Kornealreflexes, Hypotonie, Hypothermie, Bronchospastik. *Entzug:* Wie Barbiturate.	Künstliche Beatmung! Theophyllin bei Bronchospastik Wie Barbituratintoxikation. Entzugsdelir mit Doxepin (Aponal®) behandeln.

Drogenabhängigkeit

Gift	Giftwirkung	Therapie
Cocain Alkaloid, Blätter des Cocastrauchs; setzt Noradrenalin aus Vesikeln frei und hemmt Rücktransport in die Zelle (Amphetaminwirkung); weißes Pulver („Schnee"); ursprünglich gekaut und geschnupft, auch gespritzt. Häufig Polytoxikomanie. Sehr rasch psychische Abhängigkeit. ED 0,1 g; LD: 0,2 bis 10 g; Wirkdauer 15–60 Minuten. Differentialdiagnose: im Gegensatz zu Atropinderivaten keine rote, trockene Haut und Schleimhäute, keine Akkommodationslähmung. Nachweis: Substanz: Rauschgifttestset Merck Urin: Merck EMIT oder Gaschromatografie, Massenspektrometrie, Nachweis der Metaboliten (Benzoylekgonin).	Tachykardie, Mydriasis, Exophthalmus, Blässe, verstärkte Peristaltik, Hyperthermie, Lähmung der sensiblen und motorischen Nerven, Koordinationsstörungen, epileptiforme Krämpfe, Hypertonie, Atemlähmung, Schock, Herzversagen. Anaphylaktischer Schock. Psychisch: Erregung, Unruhe, Bewegungsdrang, Überheblichkeit, Logorrhoe, Aggression, Angst; nach etwa einer Stunde: Kater, Depression, Suizidalität; optische Halluzinationen (Tierchen), unterdrücktes Hungergefühl. *Entzug:* Delirium mit Angst, Schlaflosigkeit, Tachykardie, Dyspnoe, Apathie.	*Hausarzt:* Bei Erregungszuständen Doxepin (50 mg i.m.) oder Diazepam (20 mg i.m.), Beatmen, Schockprophylaxe, Giftelimination nach oraler Aufnahme, Klinikeinweisung! *Klinik:* Magenspülung mit Kaliumpermanganatlösung, Aktivkohle, Natriumsulfat; künstliche Beatmung, bei Krämpfen Diazepam oder Kurarisierung, absaugen, evtl. Herzmassage, Azidosetherapie, Therapie eines anaphylaktischen Schocks.
Cannabis Delta-8- und Delta-9-Tetrahydrocannabiol, Cannabivarin. Lipoidlöslich; weibliche Pflanze des indischen Hanfs. Haschisch: Asien, Afrika; Marihuana: Amerika; je nach Anbaugebiet erhebliche Unterschiede im Wirkstoffgehalt (3 bis 35%); starke Sorten nährten Irrglauben an beigemengtes Opium; Beeinflussung des Serotonin-Noradrenalin-Stoffwechsels; gleichzeitig Erregung des limbischen Kortex und Verlangsamung zentralnervöser Vorgänge. Geraucht oder gegessen (ge-	Tachykardie, Konjunktivitis, evtl. Mydriasis, Uvulaödem, Hungergefühl, Hypothermie, Brennen im Hals, Reizhusten, Tränenfluß, Kopfschmerzen, Hypotonie, Analgesie, Katalepsie, Brechreiz, Koordinationsstörungen, Atemdepression, Schock. Psychisch: Inhaltloses Glücksempfinden, Gefühl des Schwebens, Logorrhoe, Bewegungslust, träge Reaktion, Lachsalven, Tränenausbrüche, innere Unruhe, Angst, Einengung der Warnehmungsfähigkeit auf ein Detail, verändertes Raum- und	*Hausarzt:* Ruhe, beruhigendes Zureden, beaufsichtigen, meist *keine* medikamentöse Therapie nötig, keine intravenösen Injektionen! (Bahnung einer Spritzensucht), bei hochgradiger Erregung Doxepin (50 mg oral oder i.m.), nur falls nichts anderes vorhanden Diazepam (10 bis 20 mg oral oder i.m.), nach oraler Gabe Kohle-Pulvis, Atemwege freihalten, evtl. Atemspende, warmhalten. *Klinik:* Evtl. Magenspülung, Kohle- und Natriumsulfatinstillation, Plasmaersatzpräparate, beatmen, Begleiterkrankungen ausschließen.

Drogenabhängigkeit

Gift	Giftwirkung	Therapie
raucht dreimal wirksamer als oral). ED: 5 bis 15 mg; Wirkdauer 1 bis 4 Stunden; Wirkungseintritt innerhalb einiger Minuten; Halbwertzeit 56 Stunden (User 26 Stunden), Ausscheidung über Stuhl und Urin nach mindestens 8 Tagen noch nachweisbar (bis 3 Monate). Toleranzsteigerung; Wirkung abhängig von psychischer Ausgangslage und Umweltbedingungen; psychotoxische Reaktionen können 1 bis 7 Tage anhalten; Potenzierung von Barbituraten; meist Polytoxikomanie. Nachweis EMIT-ST	Zeitgefühl, Entfremdungsgefühle, Abnahme der Kritikfähigkeit, paranoid-halluzinatorisches Syndrom, bei hoher Dosierung (0,5 bis 1 g) Verlust der Selbstbeherrschung (Auto- oder Fremdaggression), Rausch, kein Kater, volle Erinnerung an alle Vorgänge während des Rausches. *Chronischer Gebrauch:* Bronchitis, (eitrige) Entzündungen im Mund-Rachen-Bereich, Leberschaden, kolikartige Oberbauchbeschwerden, migränoide Kopfschmerzen, Herzrhythmusstörungen, Sensibilitätsstörungen.	Spätrausch (ohne Drogeneinnahme) möglich!
Coffein Von Jugendlichen werden Mokka, Tee, Coca-Cola sowie Stärkungsmittel wie Aktivanad®, gefixt, 50 bis 70 g Pulverkaffee gegessen. DL: 60 mg/kg KG i.v., oral ab 1 g. *Theophyllin* Antiasthmatikum, Diuretikum, Herz-Kreislaufmittel, Euphyllin®, Solosin®, Mischpräparate, wie Peripherin® und Cordalin®. *Theobromin* Rasche Resorption und renale Elimination. Theophyllin ist in der Wirkung etwas stärker als Coffein, kein qualitativer Unterschied.	Schwindel, Erbrechen, Durchfall, Kopfschmerzen, Unruhe, Angst, Dyspnoe, Tachykardie, Arrhythmie, Palpitationen, Hypertonie, Polyurie, Albuminurie, Hämaturie. *Bei höherer Dosierung:* Starke Erregung, Halluzinationen, Verwirrtheit, Photophobie, Muskelzittern, Koordinationsstörungen, epileptiforme Krämpfe, Lähmungen, Hyperthermie, Schock, Tachypnoe, Dyspnoe, Allergie, Herz-Kreislauf-Versagen, Atemlähmung. (Todesfälle nach Euphyllin®-Injektion auf Lösungsmittel Ethylendiamin zurückzuführen).	Sedieren mit Doxepin (50 mg oral) oder mit Diazepam (20 bis 30 mg oral, bei Krämpfen 10 mg i.v.) oder Kurarisierung, Intubation und Beatmung, Plasmaexpandergabe, forcierte Diurese, Hämodialyse, Elektrolytkontrolle, Säure-Basen-Haushalt kontrollieren; nach oraler Überdosierung Erbrechen nur ganz zu Beginn auslösen, besser Magenspülung nach Intubation (Krämpfe), kein Adrenalin!
LSD d-Lysergsäurediethylamidtartrat, synthetisch. Tabletten, Kapseln, auf Fließpapier oder Zuckerwür-	Mydriasis, Tachykardie, Hypertonie, Hyperthermie, Kältegefühl, Zittern, Erbrechen, Schwindelanfälle, Gefäßkrämpfe (Verschluß der A.	*Hausarzt:* Beruhigend reden, in gewohnter Umgebung lassen, keine Uniformen, keine laute Musik. 50 mg Doxepin oder 10 bis 30 mg Diazepam

Drogenabhängigkeit

Gift	Giftwirkung	Therapie
fel geträufelt, selten i.v. ED: 0,05 bis 0,6 mg, toxische Wirkung ab 3 mg zu erwarten, 20 mg wurden ohne Therapie überstanden; Wirkdauer 1 bis 7 Std.; Wirkungseintritt nach 20 Minuten. Kreuztoleranz zwischen LSD, Psilocybin, Meskalin und anderen Halluzinogenen mit Ausnahme von Haschisch. Blockiert postsynaptische Serotoninrezeptoren. Rauscherleben abhängig von psychischer Ausgangslage und Umweltbedingungen; anfangs keine Euphorie. DL 0,2 mg/kg Ebenso: Safrol, Serenyl, TMA, THC, DMT, DET T9, DPT, Harmin, V 111, Obilinqui, Bulbocapnin, Psilocybin, Psilocan	carotis!), Hyperglykämie, Hypotonie, Atemlähmung. *Nach 40 Minuten:* Verzerrung der Sinneswahrnehmung mit verlängerten Nachbildern, Geist und Körper fühlen sich getrennt, Halluzinationen, Synästhesien, Verlust des Zeit- und Raumgefühls, Affektaktivierung, Stimmungsschwankung, Suizidalität, Auslösung einer latenten Schizophrenie. *Horror-Trip:* Exazerbation einer latenten Angstreaktion.	oral; keine i.v. Injektionen! (Spritzensucht). *Im Notfall:* 2 Amp. Doxepin i.m. Beatmen, Schockprophylaxe. Spätrausch (ohne Drogeneinnahme) möglich.
Meskalin 3,4,5-Trimethoxyphenyl-β-aminoäthan; Kaktus, synthetisch. Sympathikomimetikum, vermindert Proteinsynthese in den Ribosomen. Oral oder i.m. ED: 0,05 bis 1,5 g; Rauschdauer 2 bis 8 Std.	Bei vollem Magen zuerst Erbrechen, Mydriasis, Hyperreflexie, Tremor, Schock, Atemlähmung. Psychische Wirkung wie LSD (Rauschzustand mit intensiven plastischen und farbigen Visionen, Horror, Depressionen.)	Bei Erbrechen Triflupromazin. Wie LSD. Sedierung mit Barbituraten.
Morphinantagonisten *Lorfan*® (Levallorphan) ED: 0,5 bis 2 mg i.v. (0,01 mg/kg KG), bei Überdosierung morphinähnliche Wirkung, Atemlähmung; toxische Dosis ab 5 mg. *Fortral*® (Pentazocin)	Erregung, Halluzinationen, Desorientiertheit, Angst, Schwindel, Miosis, Krämpfe, Koma, Atemlähmung, Entzugserscheinungen bei Drogenabhängigen. Bewußtlosigkeit, gesteigerte Reflexe, Dekubitus, Mydriasis, wechselnde Pupillenweite, Strabismus divergens, Atemdepression, Schock.	Entgiftung **(E 8)**, Kohle, Natriumsulfat, Beatmen. Zusätzlich Antidot Naloxon **(G 32)**.

Drogenabhängigkeit

Gift	Giftwirkung	Therapie
Nikotin Tödliche Dosis beim Erwachsenen ab 40 mg (4 Zigaretten, ½ Zigarre); Kinder ¼. Jährlich 23 000 Todesfälle in der Bundesrepublik Deutschland an Spätfolgen. Beim Rauchen wird Kohlenmonoxid und Blausäure (Zigarettenkippe angereichert!) frei.	*Innerhalb einer Stunde bei leichter Vergiftung:* Übelkeit, Schwindel, Kopfschmerzen, Speichelfluß, Tremor, Erregung. *Bei schwerer Vergiftung:* Kleiner, frequenter Puls, kalter Schweiß, Zuckungen, Leibschmerzen, Durchfälle, Bewußtlosigkeit, Krämpfe, Atem- und Herzstillstand. *Entzug:* Unruhe, Zittern, Heißhunger	Kleinkind: ¼ Zig. – keine Maßnahmen ⅓ Zig. – erbrechen lassen. ¾ Zigarette – Magenspülung, evtl. mit rosafarbener Kaliumpermanganatlösung. Bei Krämpfen Diazepam i.v., bei Kindern Chloralhydrat. Beatmen, Herzdruckmassage, Alupent i.v. Autogenes Training, Kaugummi
Opiate – Morphine Vorkommen *Opium,* Mohn, enthält 10% Morphin, 1% Codein und 28 andere Alkaloide, die zum Teil synergistisch und antagonistisch zu Morphin wirken. Geraucht, gegessen, gefixt. DL: 2 bis 3 g. *Morphin,* Morphinbase. DL: ab 0,1 bis 0,4 g oral, parenteral toxischer. *Codein,* enthalten in vielen Hustensäften und Analgetika. DL: 0,5 g. *Synthetische Phenantrenderivate:* Dilaudid®, Dolantin®, Cliradon®, Eukodal®, Palfium®, Polamidon® u. a. *Apomorphin,* Emetikum. Diacetylmorphin *(Heroin),* sechsmal wirksamer als Morphin, lipoidlöslich, passiert daher die Blut-Liquor-Schranke sehr schnell, bei intravenöser Gabe häufig plötzlicher Atemstillstand,	Bei erhaltenen Sinneswahrnehmungen Einschränkung der geistigen Leistungsfähigkeit, reaktive Euphorie, Sedierung, Analgesie, Miosis (Atropin antagoniert nur therapeutische Dosen), Bradykardie, verlangsamte Atmung (2 bis 4 Atemzüge pro Minute), Zyanose, Atemlähmung, tonisch-klonische Krämpfe, Pylorus- und Blasensphinkterspasmus, Darmatonie, Übelkeit, Erbrechen, Dämpfung des Hustenzentrums, Wassereinlagerung (ADH-Überfunktion), Lungenödem, Hirnödem (Kopfschmerzen, Somnolenz, motorische und psychische Unruhe, Desorientiertheit, Pyramidenzeichen, Meningitis), Anaphylaxie, akuter beidseitiger Hörsturz, Hypothermie, Hautblässe, im Finalstadium Mydriasis. *Pethidin:* Mydriasis, Hyperthermie. *Apomorphin:* Unaufhörliches Erbrechen, Mydriasis,	*Hausarzt:* Bei Zyanose *sofort* Gabe von *Naloxon* 0,4 mg i.v., Wiederholung in 30minütigen Abständen) **(G 32)** oder bis zur Behebung der Ateminsuffizienz oder der Möglichkeit einer *künstlichen Beatmung,* Schockprophylaxe, erbrechen lassen, Gabe von Kaliumpermanganatlösung, von Kohle und Natriumsulfat. *Klinik:* Bei Zyanose Intubation und maschinelle Beatmung (über Stunden bis Tage), evtl. Magenspülung mit obigen Zusätzen, evtl. Herzmassage, bei Kammerarrhythmien Lidocain (i.v. 100 mg), bei Krämpfen Diazepam i.v., forcierte Diurese, Elektrolytkontrolle, Therapie eines anaphylaktischen Hirnödems (2 Amp. Furosemid i.v. und 40 mg Kortison **G 53** i.v.), eines Lungenödems und eines evtl. aufgetretenen Nierenversagens. Antidot Naloxon (0,4 mg

Drogenabhängigkeit

Gift	Giftwirkung	Therapie
stark euphorisierend, schnelle Abhängigkeitsentstehung (4 Injektionen). DL: 50 bis 75 mg. Schnelle Resorption, beim Rauchen (Opium) auch über die Lunge, Entgiftung in der Leber, schnelle Ausscheidung über die Nieren (60 bis 90%), die Lunge (Abatmung) und den Darm (Sezernierung über enterohepatischen Kreislauf); initiale Vagusreizung, Potenzierung durch Alkohol (Lipoidlöslichkeit) und Barbiturate; keine qualitativen, nur quantitative Unterschiede in der Wirkung der verschiedenen Morphine; schnelle Toleranzentwicklung; bei Morphinsüchtigen keine Gabe von Pentazocin (Fortral®), da sonst Entzugserscheinungen auftreten (Antagonist!).	Bradykardie, Hypotonie, Schock, Cheyne-Stokes-Atmung, Krämpfe, Koma. *Abhängigkeit:* Obstipation, Marasmus, Impotenz, Amenorrhö.	i. v.) **G 32** beendet Brechneigung. Siehe Therapieschmea S. 140 ff
Valoron® N Analgetikum, zentral stimulierend, rasch Entstehen einer Abhängigkeit (auch primäre); Naloxon im Valoron N verhindert diese Abhängigkeit keinesfalls, da es im ersten Leberdurchgang inaktiviert wird. *Nachweis:* Substanz-Rauschgifttestset Merck Urin, Serum: Merckotest EMIT oder Gaschromatografie, Massenspektrometrie, Dünnschichtchromatografie.	Euphorie, Erregung, Schwindel, Erbrechen, Obstipation, Kopfschmerzen, Krämpfe, Atemdepression, Schock, Lungenödem.	Bei Atemdepression Naloxon **G 32** (Wiederholung bei Bedarf), beatmen, Giftelimination, bei Krämpfen Diazepam i.v.
Dextropropoxyphen Develin® retard, Erantin®, Analgetikum vom Codeintyp.	Psychose, Halluzinationen, Erregungszustände, Schwindel, Übelkeit, Erbrechen,	Bei Atemdepression sofort Naloxon (0,4 mg i.v., Wiederholung nach etwa 30

Drogenabhängigkeit

Gift	Giftwirkung	Therapie
Toxische Dosis: 250 mg oral, i.v. Gefährlich in Kombination mit Alkohol.	Kopfschmerzen, Salivation, Ataxie, Bewußtseinstrübung, Areflexie, tonisch-klonische Krämpfe, Schock, Atemlähmung, Agranulozytose.	Min.), bei Krämpfen Diazepam, Giftelimination, Plasmaersatz, Bicarbonatsubstitution, künstliche Beatmung.
Schnüffelstoffe Aceton, Benzine, Butylacetat, Dichlormethan, Fluor-Chlorkohlenwasserstoffe, Isopropylalkohol, Kampfer, Perchlorethylen, Tetrachlorkohlenstoff, Trichlorethylen, Toluol, Xylol, Anilinderivate (siehe dort), Nitrobenzol (siehe dort). Nachweis: Dräger Gasspürgerät und entsprechende Teströhrchen.	Euphorie, Erregung, Erbrechen, Diarrhoe, Reizung der Atemwege, Gleichgewichtsstörungen, optische Halluzinationen, Stupor, Rausch, Psychose, Bewußtlosigkeit, Erstickungstod, Leberkoma, Anämie, Hämaturie, Proteinurie, Pyurie, Anurie.	Frischluft, O_2-Beatmung, bei Erregungszuständen Diazepam, Bicarbonatsubstitution, gezielte Therapie des betreffenden Gifts, Haut mit PEG 400 spülen. Auf Leber- und Nierenfunktion achten (Tetrachlorkohlenstoff!).

Gase

Aufspüren unbekannter Substanzen mit Dräger-Prüfröhrchen*
(Die Röhrchen sind zusammen mit der Dräger-Gasspürpumpe zu verwenden)

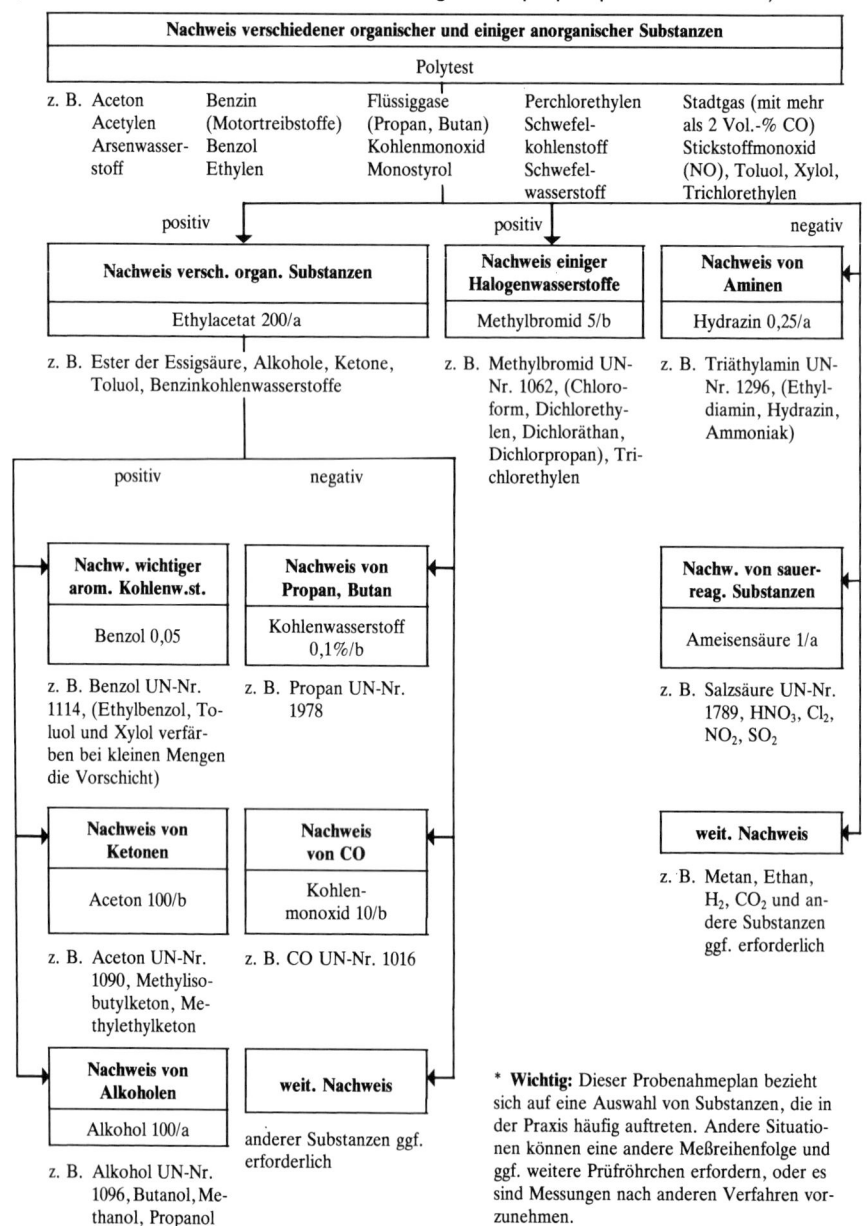

Nachweis verschiedener organischer und einiger anorganischer Substanzen
Polytest

| z. B. Aceton
Acetylen
Arsenwasser-
stoff | Benzin
(Motortreibstoffe)
Benzol
Ethylen | Flüssiggase
(Propan, Butan)
Kohlenmonoxid
Monostyrol | Perchlorethylen
Schwefel-
kohlenstoff
Schwefel-
wasserstoff | Stadtgas (mit mehr
als 2 Vol.-% CO)
Stickstoffmonoxid
(NO), Toluol, Xylol,
Trichlorethylen |

positiv → **Nachweis versch. organ. Substanzen** — Ethylacetat 200/a
z. B. Ester der Essigsäure, Alkohole, Ketone, Toluol, Benzinkohlenwasserstoffe

positiv → **Nachweis einiger Halogenwasserstoffe** — Methylbromid 5/b
z. B. Methylbromid UN-Nr. 1062, (Chloroform, Dichrorethylen, Dichloräthan, Dichlorpropan), Trichlorethylen

negativ → **Nachweis von Aminen** — Hydrazin 0,25/a
z. B. Triäthylamin UN-Nr. 1296, (Ethyldiamin, Hydrazin, Ammoniak)

---

positiv:

Nachw. wichtiger arom. Kohlenw.st. — Benzol 0,05
z. B. Benzol UN-Nr. 1114, (Ethylbenzol, Toluol und Xylol verfärben bei kleinen Mengen die Vorschicht)

Nachweis von Ketonen — Aceton 100/b
z. B. Aceton UN-Nr. 1090, Methylisobutylketon, Methylethylketon

Nachweis von Alkoholen — Alkohol 100/a
z. B. Alkohol UN-Nr. 1096, Butanol, Methanol, Propanol

negativ:

Nachweis von Propan, Butan — Kohlenwasserstoff 0,1%/b
z. B. Propan UN-Nr. 1978

Nachweis von CO — Kohlenmonoxid 10/b
z. B. CO UN-Nr. 1016

weit. Nachweis — anderer Substanzen ggf. erforderlich

Nachw. von sauer-reag. Substanzen — Ameisensäure 1/a
z. B. Salzsäure UN-Nr. 1789, HNO_3, Cl_2, NO_2, SO_2

weit. Nachweis
z. B. Metan, Ethan, H_2, CO_2 und andere Substanzen ggf. erforderlich

---

* **Wichtig:** Dieser Probenahmeplan bezieht sich auf eine Auswahl von Substanzen, die in der Praxis häufig auftreten. Andere Situationen können eine andere Meßreihenfolge und ggf. weitere Prüfröhrchen erfordern, oder es sind Messungen nach anderen Verfahren vorzunehmen.

Gase

Gasvergiftung – Therapieschema

Stickgase	Lungenreizstoffe		Lösungsmittel	
	Soforttyp	Latenztyp		
	Rauchgase		Aceton	Bromethan
			Benzin	Chlorethan
Blausäure	Ammoniak	Nitrose Gase	Benzol	Chloroform
Schwefel-	Acrolein	Phosgen	Ether	Allylchlorid
wasserstoff	Bromgas	Schwer-	Nitrobenzol	1,1-Dichlorethan
Stickstoff-	Chlorgas	metall-	Schwefel-	1,2-Dichlorethan
wasserstoff-	Fluorgas	dämpfe	kohlenstoff	1,2-Dichlorethylen
säure	Isocyanate	(Cadmium)		Dichlormethan
Kohlen-	Schwefel-			1,2-Dichlorpropan
monoxid	dioxid			Methylbromid
Kohlen-				Methylchlorid
dioxid				Pentachlorethan
				1,1,2,2-Tetrachlorethan
				Tetrachlorethylen
				Tetrachlorkohlenstoff
				1,1,1-Trichlorethan
				1,1,2-Trichlorethan
				Trichlorethylen
				1,2,3-Trichlorpropan
	Therapie			
4-DMAP-Natriumthiosulfat	Sauerstoff, Dexamethason-Spray Lungenödemtherapie: PEEP-Beatmung, absaugen; Furosemid; Digitalisierung, Antibiotikum, Azidoseausgleich mit Bikarbonat Elektrolytausgleich (Kalium)		Sauerstoff	Sauerstoff Forcierte Abatmung mit (CO_2)

Gase

Brandgase – Rauch

Ersttherapie: Frischluft, Sauerstoff, Dexamethason-Spray (**G 7**) bzw. entsprechendes Gegengift

Gift wird frei bei Verbrennung oder Verschwelung von	Giftwirkung	tödliche Konzentration in 10 Min. – ppm	Gegengift
Acrolein Polyolefinen (Überhitzen von Speisefett) und Zellulose-Produkten unter niedrigen Temperaturen (<300°C), wird wieder zerstört (>800°C)	Schleimhaut-Reizung, Schwindel, Benommenheit, Bewußtlosigkeit, Lungenödem	30–100	Dexamethason-Spray
Ammoniak Wolle, Seide, Nylon, Kunstharz, Düngemittel, Konzentration bei häuslichen Bränden normalerweise gering	stechender, unerträglicher Geruch reizt Augen- und Nasenschleimhäute, Lungenödem	1000	Auxiloson-Spray
Blausäure Wolle, Seide, Polyacrylonitrile, Nylon, Polyurethan aus Matratzen, Polstermöbeln, Vorhängen, Teppichen, Autos, Flugzeugen und Papier in verschiedenen Ausmaßen	schnell tödliches Atemgift	180	4-DMAP, Natriumthiosulfat
anderen **Halogen-Wasserstoffen** fluorhaltigen Harzen oder Filmen und einigen feuerfesten Materialien, die Brom enthalten	Atemstörungen, Lungenödem	HF 4000 COF_2 100 HBr>500	Dexamethason-Spray
Isozyanaten Isozyaniden, Polyurethanen	starkes Lungenreizgift	100	Dexamethason-Spray
Kohlendioxid bei allen offenen und Schwelbränden, vollständige Verbrennung aller organischen Substanzen (schwerer als Luft)	Schleimhaut-Reizung, Atemnot, Krämpfe, Atemstillstand	80 000	Sauerstoff
Kohlenmonoxid vollständige Verbrennung aller organischen Substanzen (leichter als Luft)	Blutgift, Übelkeit, Kopfschmerzen, Bewußtlosigkeit, Atemstillstand	1000–2000	Sauerstoff

Gase

Gift wird frei bei Verbrennung oder Verschwelung von	Giftwirkung	tödliche Konzentration in 10 Min. – ppm	Gegengift
Nitrosen Gasen in kleineren Mengen durch Textilien, in größerer durch Zellulosenitrat und Zelluloid, Düngemittel	starke Lungenreizung nach Latenzzeit, kann sofortigen Tod sowie auch Spätschäden verursachen	>200	Dexamethason-Spray
Salzsäure Kabel-Isolationsmaterial wie PVC, chlorierten Acrylen und gehärteten Metallen	Augenverätzung, starke Lungenreizung, Vergiftungsintensität der gebundenen Salzsäure größer als die entsprechende Menge in gasförmigem Zustand	500	Dexamethason-Spray
Schwefeldioxid schwefelhaltigen Verbindungen und deren Oxydationsprodukten	starkes Reizgift, schon in viel kleineren als den letalen Dosen unerträglich	50–100	Dexamethason-Spray

Blausäurevergiftung – Therapieschema

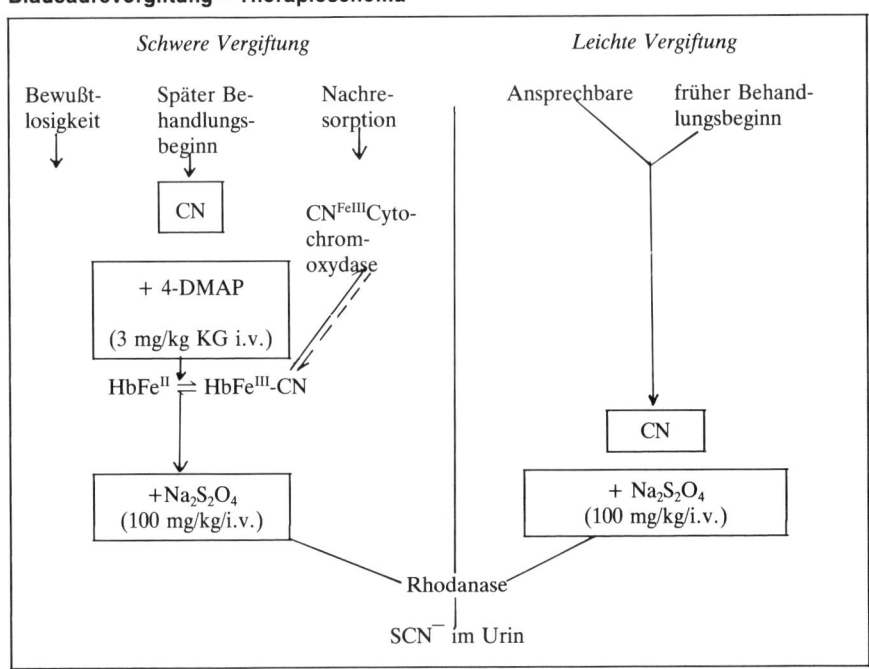

Schwere Vergiftung   *Leichte Vergiftung*

Bewußtlosigkeit   Später Behandlungsbeginn   Nachresorption   Ansprechbare   früher Behandlungsbeginn

↓

CN CN^{FeIII}Cytochromoxydase

+ 4-DMAP
(3 mg/kg KG i.v.)

$HbFe^{II} \rightleftharpoons HbFe^{III}$-CN

↓   CN

+ $Na_2S_2O_4$ + $Na_2S_2O_4$
(100 mg/kg/i.v.)   (100 mg/kg/i.v.)

Rhodanase

SCN^- im Urin

Gase

Gift	Giftwirkung	Therapie
Aceton Tödliche Dosis 75 ml, Giftaufnahme auch durch die Haut. Nagellackentferner. Nachweis mit Dräger-Gasspürgerät.	Evtl. nach beschwerdefreier Zeit Übelkeit, Erbrechen, Schwindel, Kopfschmerzen, Rauch, Bewußtlosigkeit, Schock, Atemlähmung	Nach Verschlucken Kohle eingeben. Nach Einatmen Frischluft, künstl. Beatmung Dexamethason-Spray **(G 7)**. Schockprophylaxe, Therapie eines Lungenödems.
Ammoniak NH_3, NH_4OH, Salmiak. Dräger Ammoniak 5/a.	Schleimhautverätzung, Glottiskrampf- und -ödem, Kollaps, Krämpfe, Lungenödem. Korneatrübung.	Sofort Dexamethason-Spray (5 Hübe alle 10 Min.) **(G 7)**, Kohle oder künstliche Beatmung, Kreislauf- und Schocktherapie, Haut und Augen spülen, Augenarzt!
Benzin, Benzol (Toluol, Xylol) DL: 10 bis 30 mg. Dräger Benzol 0,05.	Schleimhautreizung, Erbrechen, Rausch, Kopfschmerz, Schwindel, Gesichtsröte, Zyanose, Dyspnoe, Krämpfe, Koma, Atemlähmung, Pneumonie.	Frischluft. Künstl. Beatmung, Erbrechen vermeiden, Schocktherapie, Cortison, kein Adrenalin (erhöhte Flimmerbereitschaft), Kohle nach Ingestion, Kopftieflage nach i.v. Injektion. Antibiotika.
Blausäure HCN, Cyanwasserstoffsäure. Ungeziefervertilgungsmittel („Calcid", „Calcyan", „Cyclon"), wird frei beim Verbrennen stickstoffhaltiger organischer Substanzen. Farblose Flüssigkeit od. Gas. DL: ab 0,7 mg/kg KG. Dräger Blausäure 2/a.	Typischer Bittermandelgeruch der Ausatmungsluft, Kratzen im Hals, Hyperpnoe, Angstgefühl, Speichelfluß, Erbrechen, Schwindel; oder: sofortige Bewußtlosigkeit mit oder ohne tonischklonische Krämpfe, anfangs rosa Hautfarbe, später Atemlähmung, Zyanose.	*Sofort* 250 mg (3 mg/kg KG) 4-DMAP i.v. (evtl. i.m.); anschließend 100 ml 10%ige Natriumthiosulfatlösung i.v., zugleich Azidosetherapie mit Natriumbicarbonat, dann Plasmaexpandergabe. (s. Schema S. 153)
Chlor Bleich- und Desinfektionsmittel. DL: ab 0,2 mg/l Luft. Nachweis: Dräger (im Giftmilieu).	Schleimhautreizung, heftigster Husten, Dyspnoe, Zyanose, toxisches Lungenödem, Herz-Kreislauf-Versagen, bei hoher Konzentration Glottiskrampf und reflektorischer Atem- oder Herzstillstand, Bronchopneumonie	Sofort Dexamethason-Spray (5 Hübe alle 10 Min.) **(G 7)**, Kleider entfernen, Haut und Augen spülen, Ruhe, Wärme, O_2, Codein, Therapie des Lungenödems.

Gase

Gift	Giftwirkung	Therapie
Fluor Industrielles Oxydationsmittel. DL: 50 bis 100 ppm in 1 Std., 1200 ppm sofort Nachweis: Gasspürgerät (im Giftmilieu)	Wie Chlor, dazu Tetanie, Krämpfe, Kammerflimmern, lokal schwere Nekrosen nach Latenzzeit.	Sofort Dexamethason-Spray (G 7), *sofort* 1 bis 2 Amp. 10- bis 20%iges Calciumgluconat i.v., halbstündl. Wiederholung möglich, Therapie des Lungenödems. Hautverätzung siehe Ätzmittel!
Kohlendioxid Säuerlich riechendes Gas, schwerer als Luft. Wird frei bei vollständiger Verbrennung. Vorkommen: Getreide-, Futtersilo, Weinkellerei, bei chemischer Entfernung von Kesselstein, bei Bränden und Explosionen, in Abortgruben (mit Ammoniak und Schwefelwasserstoff). Ab 4 bis 6% Gefahr. Ab 12% tödl.	Kopfschmerzen, Ohrensausen, Schwindel, Herzklopfen, Tachykardie, Butdruckanstieg, Dyspnoe, weite Pupillen, Cheyne-Stokes-Atmung, motorische Unruhe. Ab 8%: Bewußtlosigkeit, epileptiforme Krämpfe, Zyanose, Atemstillstand. Bläuliches Gesicht. Ab 30 bis 40%: toxisches Lungenödem.	*Ersttherapie:* Frischluft, evtl. Diazepam. *Klinik:* O_2-Beatmung (evtl. nach Intubation), Acidoseausgleich mit Natriumbicarbonat, entsprechend Blutgasanalyse, Hirnödemtherapie mit HES 10% und Cortison.
Kohlenmonoxid Farb- und geruchloses Gas, leichter als Luft, explosiv; wird frei bei unvollständiger Verbrennung. Früher in Stadtgas, Auspuffgasen, in Industrie und Bergbau, kann auch bei Verbrennung von CO-freiem Erdgas entstehen, bei Bränden, beim Rauchen. Resorption, Ausscheidung über Lunge. CO verdrängt O_2 am Hb (300fache Affinität). DL: 1000 bis 2000 ppm in ½ Std., 3000 bis 5000 ppm in wenigen Minuten. Anoxische Organschäden. Nachweis Dräger CO-Atem 2/a. Berufskrankheitsmeldung! (Initial Blut asservieren!)	Abhängig von Alter, Konstitution, Hb. 10 bis 20% CO-Hb: Kopfschmerzen, Übelkeit, Abgeschlagenheit. 30% CO-Hb: Schwindel, Mattigkeit, Willenlosigkeit, Fehleinschätzung der Ursache. 40 bis 50% CO-Hb: Rausch, Unruhe, Tobsuchtsanfälle, Exitus (entweder sofort oder erst nach Wochen durch Organhypoxie). Hellrotes Gesicht, später Zyanose, tonisch-klonische Krämpfe, Babinski positiv, Hyperreflexie, in schwersten Fällen Schock, Hyperthermie, Hyperglykämie, Leukozytose, CPK-Erhöhung, Anurie.	*Ersttherapie:* Rettung unter Selbstschutz, Atemwege freihalten, schnell O_2-Beatmung am Unfallort und während des Transports. Gaswache verständigen! *Klinik:* Mechanische Überdruckbeatmung nach Sedierung und Intubation. In schweren Fällen Hyperbare Oxygenierung, solange CO in der Ausatemluft nachweisbar ist, Acidosebehandlung (Bikarbonat). Therapie des hypoxischen Gehirnödems mit HES 10%-Infusionen und Cortison i.v., Hämodialyse bei Anurie, lange klinische Kontrolle (Spätschäden!). Nicht körperlich belasten. Später HNO (Innenohrschwerhörigkeit), Augenarzt, EEG, neurologische Untersuchung.

Gase

Gift	Giftwirkung	Therapie
Metalldampffieber Zinkdampffieber Entsteht durch pyrogen wirkende Eiweißabbauprodukte. Harmlos.	Einige Stunden nach Inhalation Fieber bis 40°C, Gliederschmerzen, Tachykardie.	Evtl. Metamizol **(G 42)**
Narkotika Ether, Chloroform. (an Luft → Phosgen!).	Allergische Reaktion, Schock, Atemlähmung, typischer Atemgeruch. Bei Chloroform Kammerflimmern.	Beatmung, Schocktherapie, Wärme, b. Bed. Lidocain® (50 mg i.v.) **(G 61)**.
Nitrobenzol Lösungsmittel, Photoreagens, Insektenvertilgungsmittel. Riecht nach Bittermandeln.	Atemnot, starkes Erbrechen, Darmkrämpfe, blutige Durchfälle, nach einiger Zeit (Stunden bis Tage): Kopfschmerzen, Schwindel, Gangstörungen, blau-graue Extremitäten, Herzjagen, kalte Extremitäten, epileptische Krämpfe.	Frischluft, O_2-Beatmung, Haut spülen (PEG 400), Magenspülung, Kohle, bei Zyanose sofort Toluidinblau 2 mg/kg i.v. (4%ig 10 ml), Wiederholung **(G 57)**, Plasmaexpandergabe.
Nitrose Gase NO_2, NO, N_2O_4, N_2O_3. Braunrotes Gemisch, schwerer als Luft. Bildung von Salpetersäure. Ebenso: **Aliphatische Nitroverbindungen – Lost** Stickstoff-, Schwefellost. s. Kampfstoffe.	Schleimhautreizung, Kopfschmerzen, Nausea. Nach einigen Stunden bis 2 Tagen Latenzzeit Dyspnoe, Zyanose, Lungenödem, Schock, Glottisödem.	*Ersttherapie:* Frischluft, Wärme, Dexamethason-Spray (5 Hübe alle 10 Min.) **(G 7)**. *Klinik:* (liegender Transport): Weiter Auxiloson-Spray, Therapie des Lungenödems (s. Therapieschema).
Phosgen $COCl_2$ (Grünkreuz). Farbloses Gas. DL: 0,05 mg/l Luft. Geruch nach faulem Heu. Zerfällt in den Alveolen in HCl und CO_2. Nachweis: Drägergasspürgerät im Giftmilieu.	Nach symptomlosem Intervall: Dyspnoe, Zyanose, toxisches Lungenödem, hämorrhagische Pneumonie, Herzversagen.	Vollkommene Ruhe und Wärme, sofort Dexamethason-Spray (5 Hübe alle 10 Min.) **(G 7)**, Therapie des Lungenödems (s. Therapieschema).
Schwefelkohlenstoff CS_2. Farblose Flüssigkeit, leicht entzündlich. DL: über 5 mg/l Luft. Riecht nach faulen Rettichen.	Schleimhautreizung, Rötung des Gesichts, Erregungszustand, Sehstörungen, Narkose, Atemlähmung	Frische Luft, Beatmung, Acidosetherapie.

Gase

Gift	Giftwirkung	Therapie
Schwefelwasserstoff H_2S Farbloses Gas, in Kloaken. DL: 0,5 mg/l Luft. Riecht nach faulen Eiern. Hemmt Atmungsfermente (innere Erstickung). Dräger Schwefelwasserstoff 1/c.	Schleimhautreizung, Kopfschmerzen, Schwindel, Durchfälle, Dyspnoe, Lungenödem, Tachykardie, Krämpfe, Lähmungen, Koma, Atemlähmung.	Frischluft, *künstliche Beatmung*, Ruhigstellung, Dexamethason-Spray (5 Hübe alle 10 Min.). Sofort 1 Amp. 4-DMAP 3 mg/kg KG) i.v.
Tetrachlorkohlenstoff Tetra, Tetrachlormethan Schnellste Resorption über die Lunge. Nachweis: Dräger 5/c.	Augenreizung, Schwindel, Kopfschmerzen, Übelkeit, Appetitverlust, Verwirrtheitszustände, Erstickungsangst, Muskelzuckungen, epileptiforme Krämpfe, Tremor, Trismus, Müdigkeit, Bewußtlosigkeit, Atemdepression, Schock. Nach oraler Aufnahme: Brennen in Mund, Ösophagus, Magen, Brechdurchfall, Koliken, Ileus, Magenulkus. Bradykarde Herzrhythmusstörungen. Nach 2 Tagen Anstieg der Transaminasen (GOT auf 15–45 000 U/L), Leberschwellung, Ikterus, Blutungen. Ab 4. Tag: oligurisches Stadium: Hämaturie, Proteinurie, Albuminurie, Anstieg von Harnstoff, Kreatinin, Kalium. Metabolische Azidose, dann anurisches Stadium. Linksverschiebung, Hypokalzämie. Entfettung der Haut (wirkt wie eine Verbrennung mit Blasenbildung).	Augen und Haut spülen, sofort Kohle-Pulvis (**G 25**) eingeben. Keine Milch! Magenspülung. Kein Adrenalin wegen Gefahr des Kammerflimmerns. Magenspülung, Kohle. Hämodialyse (Perfusion nur am 1. Tag). Forcierte Abatmung mit 5% CO_2. Stündliche Bilanzierung, Alkalisierung des Urins mit Bikarbonat (Urin pH 7–8). Elektrolytkontrollen in Serum und Urin. Darmsterilisation mit Humatin. Minimalheparinisierung (500 IE/Std.) und Substitution von AT III (vierstündl. 250 IE). Kohlegabe (10 g Pulvis 6stündlich). Lactulosegabe (4stdl. 10 g). Hämodialyse bei Anstieg des Harnstoffs über 120 mg%.
Tränengas Chloracetophenon (CN), O-Chlorbenzyliden, Malononitril	Tränenfluß, Lidkrampf, Reizung der Bindehaut, Lungenödem.	Augen öffnen, weit aufreißen und gegen den Wind schauen, Kleider entfernen, Augen mit Isogutt oder 2%iger Natriumbikarbonatlösung (Haut!) spülen. Augenarzt! Dexamethason-Spray.

Gase

Gift	Giftwirkung	Therapie
Trichlorethylen $CHClCCl_2$, ,,Tri". Farblos, nicht brennbar, Feuerlöschmittel. Zersetzt sich in HCl und Phosgen. Dräger Trichlorethan 50/b. Im Urin Fujiwara-Reaktion.	Schleimhautreizung, Schwindel, Erbrechen, Rausch, Benommenheit, Erregung, Herzbeschwerden, Narkose, Atemlähmung.	Frischluft, Klinikeinweisung! Magenspülung. Beatmung, Schocktherapie, Plasmaexpander, forcierte Abatmung mit 2-3 l CO_2 (5%). Kein Adrenalin! Antibiotikum.

Haushalts- und Hobbymittel

Haushalts- und Hobbymittelvergiftungen

Inhalation		Oral		Haut	Augen	
Atemwege freihalten, Beatmen, Schockprophylaxe, Diagnose: Asservierung						**Erstversorgung**
Lungenreiz-stoffe	Lösungs-mittel	Lösungs-mittel	Feste Sub-stanzen	Ätzmittel	Ätzmittel	
		Kohle-Pulvis				
				PEG 400 Wasser, Seife	Chibro-Kerakain Isogutt-Spülflasche	
Augen: Chibro-Kerakain, Isogutt-Spülflasche Haut: Roticlean			sofort irgendeine Flüssigkeit trinken			
Dexamethason Dosier-Aerosol				Dexamethason Dosier-Aerosol (Glottis-, Lungenödemprophylaxe)		
Gasspürgerät in Ausatemluft				Flußsäure: Calciumglukonat i.m., i.a.		**Notarzt**
		Alkalisierung mit Natriumbikarbonatinfusion, Schocktherapie mit Plasmaexpander				
Bei Fortbestehen von Beschwerden: Röntgen, Thorax Forts. Dexamethason-Spray		Kohle wiederholt oral Alkalisierung mit Natrium-bikarbonat Forcierte Abatmung (Tetra u. a.) Leberkomatherapie (Humatin, Heparin, AT III)	Gegengifte: Metalle-DMPS, NaCa$_2$EDTA Thallium-Antidotum Serum-Schlangen, Botulismus-Serum Fluor-Calciumglukonat i.a.	Baden in PEG 400		**Klinik**
Lungenödem: Intubation PEEP-Beatmung Furosemid Cortison						
Giftnotruf befragen!						

Haushalts- und Hobbymittel

Haushaltsmittelvergiftungen, Volumen eines Schlucks: 0,2 cm³/kg Körpergewicht.

Stoffgruppe	Toxikologisch bedeutsame Substanz	Ersttherapie (siehe auch unter)
Abbeizmittel	Benzolderivate, Dichlormethan, Laugen, Methylalkohol	Erbrechen, Acidosetherapie, Schock, Atemlähmung, Verätzung, Dialyse
Abflußrohrreiniger	Natriumhydroxid, Natriumnitrat	s. Laugen, bei Kindern Methämoglobinämie möglich
Abwasser	Phenole (DL: ab 3 g), Schwefelwasserstoff (Dräger-Gasspürgerät!)	Magenspülung, Kohle, Natriumsulfat, Antidot 4-DMAP, Schocktherapie, Sauerstoffbeatmung
Antiklopfmittel	Bleitetraethyl, Eisencarbonyl	Erregung, Krämpfe (Diazepam!), Schock (Plasmaexpander), Nachbeobachtung
Autoabgas	s. Kohlenmonoxid, 3,4-Benzpyren, Blei, Benzol, Stickstoffoxide (Nitrose Gase)	Frischluft, Sauerstoffbeatmung, Auxiloson-Spray
Autopolitur	Glyzerin, Lösungsmittel, Mineralöle	Frischluft, kein Erbrechen! Kohle, Diazepam bei Krämpfen
Backofenreiniger	Alkohol, Lösungsmittel (Benzin), Laugen (Natronlauge), Glykol (Propylen-)	Starke Laugen
Backpulver	Ammoniumcarbonat, Natriumcarbonat, Natriumtartrat	Laugen
Badezusätze	Ätherische Öle, Alkohole, Laugen (Borax), Polyphosphate, Säuren	Kein Erbrechen! Waschmittel
Bleichmittel	Borsäure und ihre Salze (Natriumperborat), Chlorsalze, Chromate, Cyanate, Oxalsäure, Perschwefelsäure, Phosphate, Schwefeldioxid, Silicate, Soda, Wasserstoffperoxid	Laugen, Säuren, Methämoglobinbildner, Reizgase. pH-Bestimmung. *Bor:* Diazepam bei Erregung, Plasmaexpander, O_2-Beatmung, forcierte Diurese, Dialyse
Blumenpflegemittel	Nitrate (Methämoglobinämie)	Erbrechen, Kohle, O_2, Toluidinblau (2 mg/kg KG) i.v.
Bodenreiniger	Butylglykol, Laugen	Ätzmittel s. S. 123, Glykole s. Frostschutzmittel

Haushalts- und Hobbymittel

Stoffgruppe	Toxikologisch bedeutsame Substanz	Ersttherapie (siehe auch unter)
Brennspiritus	99% Ethylalkohol, vergällt mit: Methylethylketon, Pyridinbasen	Giftentfernung siehe Alkohol (lokale Schleimhautschäden), Vergällung ungefährlich
Brunnenwasser	Nitrate	Bei Kleinkindern Kohle-Pulvis; bei Methämoglobinämie Toluidinblau i.v. (2 mg/kg KG)
Chromreinigungsmittel	Salmiakgeist	s. Laugen
Chromschutz	Benzin, Paraffinöl	s. Lösungsmittel
Dauerwellenmittel	Aliphatische Amine, Alkalisalze, Sulfite	s. Laugen, schwache Säuren; evtl. Calciumgabe (Magnesiumvergiftung)
Depigmentierungsmittel	Peroxide, Quecksilberpräzipitat, Wismutsalze	s. Quecksilber; Weißfärbung der Haut durch harmloses Sauerstoffemphysem
Desinfektionsmittel	Alkohol, Bleiacetat, Borsäure, Bromchlorophen, Calciumhydroxid, Chlor, Formaldehyd, Hexamethylentetramin, Jod (DL: 2 bis 3 g), Kaliumpermanganat (DL: 5 g), Kampfer (DL: 2 g), Oxychinolinsulfat, Phenole (Hexachlorophen, DL: 2 bis 10 g), Quartäre Ammoniumverbindungen, Rhodanide, Schwefeldioxid, Silbernitrat (DL: 10 bis 30 g)	Reizgase Säuren (pH-Bestimmung), s. S. 123 *Phenol:* PEG 400 oder Eiermilch trinken lassen, erbrechen lassen, kein Paraffinöl!, Kohle, Natriumsulfat, weiter siehe S. 123 „Laugen" Plasmaexpander, O$_2$-Beatmung, Diazepam bei Krämpfen, Haut mit Roticlean spülen, Augen spülen, Morphin (G 47) bei Schmerzen Nieren- und lebertoxisch
Desodorantien	Aluminiumsalze, Alkohol, Hexachlorophen (Phenol), Säuren. Harmlos	s. Desinfektionsmittel
Dichtungsmittel, Kitte	Ethylenglykol, Benzolderivate (Styrol), Bleiglätte, Borax, Magnesiumsalze, Metalloxide, Terpentinöl, Wasserglas	s. Laugen, Lösungsmittel, Schwermetalle, Narkotische Wirkung (Atemlähmung)

Haushalts- und Hobbymittel

Stoffgruppe	Toxikologisch bedeutsame Substanz	Ersttherapie (siehe auch unter)
Düngemittel	Kaliumsalze, Laugen (Calciumoxid), Mangansulfat (brauner Schorf), Selen (Staubinhalation!), Weißer Phosphor	Atemlähmung, Schock, Verätzung *Phosphor:* Erbrechen, Magenspülung mit 0,1%iger Kaliumpermanganatlösung, Kohle, Natriumsulfat
Entfärber	Schwefeldioxid, Sulfite	Lungenreizstoff (Schwefelwasserstoff), Säuren, Bleichmittel
Entfettungsmittel	Aceton, Benzin	Kohle
Entfroster	Ethylenglykol, Alkohol, Methylalkohol	s. Frostschutzmittel
Enthaarungsmittel s. Haarentferner		
Entkalker	Ameisensäure, Essigsäure, Salzsäure (Cilit, Kalkfrei, Yankee Polish)	Säuren, siehe Ätzmittel (S. 123)
Farbstoffe	Pigmente (bunt, schwarz, weiß), Anilinfarbstoffe, Antrachinonfarbstoffe, Azofarbstoffe, Phthalozyamine, Thiazinfarbstoffe, Triphenylmethanfarbstoffe, Xanthenfarbstoffe	Kohle, Natriumsulfat. Nur nach Aufnahme großer Mengen Erbrechen und Magenspülung. Bei Kleinkindern gefährliche Methämoglobinämie durch Anilin möglich (Toluidinblau 2 mg/kg KG i.v.)
Fensterreinigungsmittel	s. Alkohol, Laugen, Tenside	Kohle-Pulvis; Kleinkinder beatmen
Feuerlöscher	Ethan, Aluminiumsalze, Magnesiumsalze, Methan (Phosgenfreisetzung), Methylhalogene, Oxalsäure, Phenole, Phosgen, Schwefelsäure, Seifen, Tetrachlorkohlenstoff (nicht in BRD), Trichlorethylen	Reizgase! (Phosgen: beschwerdefreies Intervall) Säuren, Laugen (S. 123) Frischluft, O_2, Diazepam bei Erregung; Haut reinigen, Erfrierungen steril abdecken

Haushalts- und Hobbymittel

Stoffgruppe	Toxikologisch bedeutsame Substanz	Ersttherapie (siehe auch unter)
Feuerwerkskörper	Bariumperoxid, Cadmiumsulfid, Kaliumchlorat, Metalloxide, Weißer Phosphor, Quecksilbersalze, Rhodanide, Schwefel, Thalliumnitrat	s. Thallium! Sofort Magenspülung mit 0,1%iger Kaliumpermanganat- oder 1%iger Kupfersulfatlösung, Kohle, Natriumsulfat, Haut spülen (PEG 400), weiter wie Verbrennungen
Fieberthermometer	Quecksilber	Orale Einnahme untoxisch! DPMS G 63. Natriumsulfatgabe. Mercurisorb als Adsorber metallischen Quecksilbers!
Filzstifte	Anilinfarben, Lösungsmittel	Bei Kleinkindern Methämoglobinämie (Toluidinblau 2 mg/kg KG i.v.)
Fleckenentferner	Alkohol, Lösungsmittelgemische, Oxalsäure, Tenside, Tetrachlorkohlenstoff (DL: 2–4 ml), Trichlorethylen	*Tri und Tetra:* Frischluft, O_2, kein Erbrechen (Aspiration), Kohle, Natriumsulfat Hepato- und nephrotoxisch
Fliesenreiniger	Benzin, Borax, Natriumhydroxid, Phosphorsäure, Tenside, Trichlorethylen, Salzsäure	s. Laugen, Säuren (S. 123)
Frostschutzmittel	Ethylenglykol (DL: 100 ml), Bariumchlorid, Calciumchlorid, Glykole, Magnesiumsalze, Methylalkohol	s. Laugen, Methylalkohol Beatmen, Schocktherapie, Erbrechen, Magenspülung, Kohle, Natriumsulfat, Dialyse!, Calcium bei Krämpfen, Nierenversagen!
Fußbodenpflegemittel	Ethylenglykol, Alkali (Ammoniak), Alkohole, Benzin, Butylglykolether, Methylalkohol, Mineralöle (Terpentinöl), Nitrobenzol, Nitrozelluloselacke, Phosphate, Tenside, Toluol, Xylol	s. Lösungsmittel, Laugen, Methylalkohol O_2-Beatmung, Kohle, Natriumsulfat, Diazepam bei Krämpfen
Geheimtinten	Laugen, Metallsalze (Blei, Eisen, Kobalt, Kupfer), Oxydationsmittel, Säuren	pH-Bestimmung, Erbrechen, Kohle und Natriumsulfat
Gefrierschutz	siehe Frostschutzmittel	Sofort erbrechen, Kohle, Natriumsulfat

Haushalts- und Hobbymittel

Stoffgruppe	Toxikologisch bedeutsame Substanz	Ersttherapie (siehe auch unter)
Geschirrspülmittel	Alkohole, Borsäure, Chlor, Citronensäure, Phosphate, Soda, Silicate, Tenside	Laugen, Säuren (S. 123) Kein Erbrechen, Gabe von Kohle als Entschäumer
–, maschinelle	Laugen! (Somat)	Sehr gefährlich (S. 123)
Gewürze	Ätherische Öle	Vergiftung nur bei Kleinkindern möglich Beatmen, erbrechen, Diazepam, Kohle
Glasreiniger	Alkohol, Tenside, geringe Ätzmittelmengen	Kohle-Pulvis, Entgiftung nach Aufnahme größerer Mengen (Alkohol)
Glastinten	Bariumsulfat, Flußsäure, Laugen	pH-Bestimmung, Haut sofort intensiv spülen, (PEG 400), viel trinken, Calcium oral und i.v
Haarentferner	Aceton, Alkali- und Erdalkalisulfide, Calciumthioglykolat, Mercaptane, Schwefelwasserstoff	s. Reizgas, Laugen Kohle-Pulvis, Natriumsulfat
Haarfärbemittel	Alkohole, Ammoniak, Aniline (für dunkle Farben), Kaliumsalze, Metallstaub, Polyäthylenglykole, Pyrogallol (DL: 2 g), Wasserstoffperoxid	s. Laugen Methämoglobinämie bei Kleinkindern, Hyperkaliämie Hersteller befragen!
Haarfestiger	Alkohole, Dichlormethan, Carbonsäureester, Nitrose Gase	Reizgase Kein Erbrechen (Aspiration), Lungenödem, evtl. sedieren (Diazepam i.v.), Dexamethason-Spray
Haarshampoon	Anionen- und kationenaktive Detergentien	s. Waschmittel, Laugen Augen spülen
Hautbräunungsmittel	Verschiedene Pigmentierungsmittel	Akut untoxisch
Hautpuder	Alkohole, Aluminium, Glyzerin, Magnesium, Zink	Inhalatorisch: Lungenödem, Dexamethason-Spray, Schock. Desinfektionsmittel
Hautwässer	Alkohole, ätherische Öle, Aluminiumsalze, Chloroform (bis 45%, DL: 10 bis 30 ml), Kampfer (bis 5%, DL: 2 bis 3 g), organische Säuren (1%), Phenole	Vorsicht bei Erbrechen (Aspiration), beatmen, Plasmaexpander, Lungenödemtherapie, Diazepam bei Krämpfen, Methämoglobinämie

Haushalts- und Hobbymittel

Stoffgruppe	Toxikologisch bedeutsame Substanz	Ersttherapie (siehe auch unter)
Heizbad, Heizflüssigkeit	Glykole	Siehe Frostschutzmittel
Heizkörperuhrenlösung	Diethylsuccinat, Methylbenzoat	Schleimhautreizung, Kohle, Haut und Augen spülen
Herdputzmittel	Ätherische Öle, Ammoniak, Ammoniumbifluorid, Lösungsmittel, Schwefelsäure	s. Säuren, Laugen, Lösungsmittel, Fluor. Viel trinken lassen, erbrechen, Calcium oral und i.v., Haut spülen, Plasmaexpander
Insektenlockmittel	Acetaldehyd (ätherische Öle, Carbonsäureester)	Kohle-Pulvis, Magenspülung mit Natriumbicarbonat, Natriumsulfat, Plasmaexpander Lungenreizstoffe
Insektenschutzmittel	Ätherische Öle, Alkohole, Phthalsäureester, Toluylsäurediethylamid	s. Schwache Säure. Augen spülen, Vorsicht bei Erbrechen!
Kerzen	Paraffin	Toxisch erst ab 2 g/kg KG
Klebstoffe	Lösungsmittel (Aceton, Dichlorethan, Methanol, Metylenchlorid!), Metalloxide, Weichmacher (Trikresylphosphat bis 5%, DL: 1,5 g)	Magenspülung, Kohle, beatmen, Plasmaexpander, Hersteller befragen, forcierte Abatmung, E 10, Hämodialyse, Leberschutztherapie (s. Tetrachlorkohlenstoff)
Kochsalz	Natriumchlorid, tödl. Dosis unter 1 g/kg KG (1 gestr. Teel. bei Säuglingen!)	Viel trinken lassen (Kinder!), 5%ige Glucose- oder Lävuloselösung infundieren, Dialyse
Kohleanzünder	Phosphorsäure (0,5%), Mineralöl	Viel trinken lassen, Kohle-Pulvis
Konservierungsmittel	Schwache Säuren, Laugen	Verdünnen
Kosmetika	Siehe Hautpuder und Hautwässer	Untoxisch bis 5 g/kg KG, darüber erbrechen, Kohle, Natriumsulfat, Kinder s. Alkohol!
Kreiden	Auch farbige untoxisch	

Haushalts- und Hobbymittel

Stoffgruppe	Toxikologisch bedeutsame Substanz	Ersttherapie (siehe auch unter)
Kühlschrankflüssigkeit	Ammoniak (Industrie) Methylchlorid, Schwefeldioxid	Lungenreizstoff, Dexamethason-Spray
Kugelschreibermine	Anilinfarben, Benzylalkohol, Polyglykol	Nur bei Kleinkindern toxisch Kohle-Pulvis, Magenspülung, Kohle, beatmen, Diazepam bei Krämpfen Methämoglobinämie (Toluidinblau 2 mg/kg KG i.v.)
Kunststoffreiniger	Lösungsmittel, Pyrophosphat	Giftelimination, Calcium i.v. bei Krämpfen
Lacke	Ethylacetat, Alkohole, Benzolderivate, Ester, Öle, Toluol	Beatmen, Kohle-Pulvis trinken lassen (siehe Lösungsmittel), Hersteller befragen!
Lippenstift	Alkohole, Glykole, Mineralöle, Seifen	Erbrechen, Kohle, Natriumsulfat
Lösungsmittel	Ether (Butylglykol), Aceton, Alkohole, Ammoniak, Aniline, Benzin, Benzol, Blausäure, Carbonsäureester, Dimethylformamid, Dimethylsulfoxid, Glykole, Halogenhydrine, Laugen, Methylalkohol, Nitrobenzol (DL: 1 ml), Phenole, Phosphorsäureester, Pyridin, Säuren, Schwefelkohlenstoff, Terpentinöl, Tetrachlorkohlenstoff, Trichlorethylen.	Beatmen (O_2), kein Erbrechen (Aspiration), durch Gabe von Eisstückchen am Erbrechen hindern, Magenspülung nach Intubation, Kohle-Pulvis, Natriumsulfat, Plasmaexpander, Diazepam bei Krämpfen, Haut spülen, unbedingt Klinikeinweisung, Hersteller befragen, Giftnachweis (Asservate) Reizgase
Metallentfettung	Dichlormethan, Methylenchlorid, Perchlorethylen	Giftentfernung, Kohle, E 10, Spätschäden!
Metallputzmittel	Alkalien (Ammoniak), Glykole, Lösungsmittel (Benzin, Terpentinöl, Tetrachlorkohlenstoff), Säuren (Öl-, Oxal-, Schwefelsäure)	s. Lösungsmittel, Laugen (S. 123) pH-Bestimmung Hersteller befragen!
Mineralöle (Heizöl)	Halogenkohlenwasserstoffe, Petroleum, Polyglykole, Trikresylphosphat	Sofort Kohle-Pulvis, Magenspülung, bei Verletzungen chirurgisch Drainage, Antibiotika
Möbelpflegemittel	Ätherische Öle, Laugen (Ammoniak), Lösungsmittel (Benzin)	Kohle-Pulvis, Natriumsulfat Hersteller befragen!

Haushalts- und Hobbymittel

Stoffgruppe	Toxikologisch bedeutsame Substanz	Ersttherapie (siehe auch unter)
Mottenschutz	Dichlorbenzol, früher Naphthalin (DL: 2 g/Kind)	Kohle-Pulvis, Plasmaexpander
Mundwasser	Alkohole, ätherische Öle, Glyzerin	Giftentfernung, Kohle-Pulvis
Nagelhautentferner	Natrium- oder Kaliumhydroxid, aliphatische Amine	s. Laugen
Nagellack	Dibutylphthalat, Kampfer, Lösungsmittel (Aceton, Butanol, Essigsäureester, Toluol, Xylol)	s. Lösungsmittel Giftentfernung, Kohle-Pulvis
Nagellackentferner	Lösungsmittel (Aceton, Ethylacetat), Öle	Kohle, beatmen
Obst, gespritztes	Insektizide	Siehe Pflanzenbehandlungsmittel, Kohle
Ofenreiniger	Benzin, Kalilauge, Natronlauge, Terpentin	s. starke Laugen (S. 123)
Ostereierfarben	ungiftig	
Parfüm	Ätherische Öle, Alkohole, Lösungsmittel	Kohle-Pulvis, beatmen
Photoentwickler	Anilinderivate (Aminophenole, Hydrazin, Phenylendiamin), Bromid, Chromate, Laugen, Paraformaldehyd (Formalin), Phenolderivate (Hydrochinon), Rhodanide, Säuren	Sofort Erbrechen, Kohle-Pulvis, Natriumsulfat, beatmen, Plasmaexpander; bei bedrohlicher Methämoglobinämie Toluidinblau (2 mg/kg KG i.v.) Hersteller befragen!
Polsterreinigungsmittel	s. Tenside	Kohle-Pulvis
Photo-Fixierbad	Untoxisch, geringe alkalische Zusätze, Tenside	Kein Erbrechen s. starke Laugen
Putzmittel	Laugen, Säuren, Lösungsmittel, Tenside	Verdünnen, Kohle-Pulvis, Natriumsulfat
Rattengift	Thallium, Cumarine	Erbrechen, Magenspülung
Raumspray	Benzol, Xylol, Alkohole	Kohle-Pulvis

Haushalts- und Hobbymittel

Stoffgruppe	Toxikologisch bedeutsame Substanz	Ersttherapie (siehe auch unter)
Reinigungsmittel, chemische	Lösungsmittel (Tri, Tetra)	Giftentfernung, Kohle-Pulvis, E 10
Rohrreiniger	Ätznatron, Natriumnitrat, Salpeter	Verdünnen (S. 123)
Rostschutz	Antimonchlorid, Hydroxylaminhydrochlorid, Natriumnitrit (weiße Tabletten)	Giftentfernung. Methämoglobinämie bei Kleinkindern. Beatmen, Plasmaexpander, 2 mg/kg KG Toluidinblau i.v.
Rußentferner	Säuren, Schwermetallsalze (Kupfer, Zink)	Viel trinken lassen, erbrechen, Kohle-Pulvis, Natriumsulfat, Natriumthiosulfat i.v., Plasmaexpander, Hämodialyse
Scheibenwaschanlage	Ethylenglykol (DL: 100 ml), Methylalkohol	Sofortiges Erbrechen, Kohle, Natriumsulfat, Plasmaexpander, Hämodialyse
Schmiermittel	Halogenkohlenwasserstoffe, Mineralöle, Phosphorsäureester (extrem selten)	Erbrechen (Aspiration!), Kohle-Pulvis, Natriumsulfat, bei Miosis Therapie wie bei E 605, Antibiotika
Schneckenmittel	Metaldehyd, Pentachlorphenol	Giftentfernung! Kohle
Scheuermittel	Laugen, Säuren, Tenside	Kohle-Pulvis, verdünnen
Schuhpflegemittel	Benzin, Farbstoffe, Terpentinöl	Giftelimination, Kohle Hersteller befragen!
Senf	Senföle, Weinessig	Lungenödem, Hautschädigung (Auge!) Plasmaexpander, Kohle-Pulvis, Natriumsulfat
Silberputzmittel	Benzin, Cadmiumsalze (DL: 30 bis 50 mg), Cyanide (DL: 150 mg), Laugen, Säuren	Bei rosigem Gesicht und Atemdepression *Cyanid*intoxikation: sofortige Antidottherapie mit 4-DMAP (3 mg/kg i.v.), Magenspülung mit 0,1%iger $KMnO_4$-Lösung *Cadmium:* sofort erbrechen Hersteller befragen, pH-Bestimmung

Haushalts- und Hobbymittel

Stoffgruppe	Toxikologisch bedeutsame Substanz	Ersttherapie (siehe auch unter)
Sommersprossenbleichmittel	Quecksilber	DMPS
Sonnenschutzmittel	Aminobenzoesäure, Dihydroxycumarin	Harmlose Gastroenteritis
Spray	Treibmittel Chlor-Fluor-Kohlenwasserstoffe	Kaum toxisch, in Extremfällen siehe Reizgase
Spülmittel	s. Tenside (Pril)	Kohle-Pulvis
Spülmittel für Geschirrspülautomaten	Metasilikate (im Automaten Sun, Calgonit Reiniger, Somat Reiniger)	Ätzmittel sehr giftig! (s. S. 123)
Steinpflegemittel	Lösungsmittel (Perchlorethylen)	Kohle-Pulvis
Streichholzkopf	Antimonpentasulfid (schwed.), Kaliumchlorat, Kaliumbichromat	Nach Aufnahme von mehr als 40 Stück erbrechen, Kohle-Pulvis, Plasmaexpander, Haut spülen, Elektrolytsubstitution bei Erbrechen, Methämoglobinämie bei Kleinkindern
Streichholzreibefläche	Antimonsulfid, roter Phosphor (ungiftig)	Eine Reibefläche oral ungiftig, Kohle-Pulvis
Styropor	Polystyrol – ungiftig	
Synthetics-Waschmittel	Siehe Bleichmittel (Perborat)	Kohle-Pulvis
Taschenlampenbatterie	Quecksilberchlorid (DL: 100 bis 700 mg), Quecksilberoxid	1 Batterie untoxisch, viel trinken lassen, erbrechen, DMPS, Magenspülung, Kohle-Pulvis, Natriumsulfat, Plasmaexpander, Hämodialyse
Teerentferner	Benzin, Halogenkohlenwasserstoffe (Chlorbenzole), Perchlorethylen.	Frischluft, Kohle-Pulvis, kein Erbrechen.

Haushalts- und Hobbymittel

Stoffgruppe	Toxikologisch bedeutsame Substanz	Ersttherapie (siehe auch unter)
Tenside	Übelkeit, Brechreiz, Erbrechen, später Durchfall, nach Erbrechen Lungenödem (toxisches) Differentialdiagnose: 1. Laugen- oder Säurenverätzung (Schorf), siehe S. 123 2. Lösungsmittel, Ausschluß durch Untersuchung des Urins (Giftnotruf befragen) oder in der Ausatemluft (Dräger)	Erbrechen verhindern durch Lutschenlassen von Eisstückchen oder Bonbons, keine Flüssigkeitszufuhr Sofort Kohle-Pulvis (**G 25**). Zusammensetzung des Mittels erfragen und Laugen-, Säuren- oder Lösungsmittelbeimengung ausschließen
Teppich- und Polsterreinigungsmittel	Alkohol, Tenside, Treibgas (Spray)	Kohle-Pulvis. Evtl. Hersteller befragen!
Thermometer	Quecksilber	oral ungiftig, inhalatorisch sehr giftig. Metall mit Mercurisorb binden (C. Roth, 75 Karlsruhe 21), DMPS **G 63**
Thermometerflüssigkeit	Blau: Ammoniak, Kupferacetat, Spiritus Rot: Ätzkali, Phenolphthalein, Spiritus	Kohle, Natriumsulfat
Tiefkühlbeutel	früher: Ethylenglykol – sehr giftig heute: Sorbinsäure, Zellulose – ungiftig	Kohle-Pulvis, Glykol: sofortige Giftentfernung, Dialyse
Tierkohle	Verstärkt Alkoholwirkung	Bei Alkoholintoxikation nur Medizinalkohle verabreichen!
Tinten	Blau und schwarz: untoxisch (Eisensulfat, Gallensäure, Gerbsäure, Salzsäure) Rot: 1 ml/kg KG toxisch (Eosin) Grün, violett: Anilinfarben (Naphthalin)	Nach massiver Ingestion Kohle und Natriumsulfat Methämoglobinämie bei Kleinkindern
Tintenfresser, -tod	Formaldehyd, Natriumdithionit, Natriumcarbonat, Oxalsäure, Seife	Kohle, Natriumsulfat
Tintenstift	Anilinfarbstoff (Methylviolett), Triphenylmethan, Gentianaviolett	Hautnekrose, Methämoglobinämie
Treibgas für Sprays	Dichlordifluormethan (Freon, Frigen)	Dexamethason-Spray

Haushalts- und Hobbymittel

Stoffgruppe	Toxikologisch bedeutsame Substanz	Ersttherapie (siehe auch unter)
Trockenbrennstoff	Hexamethylentetramin, Metaldehyd (DL: 1 Tablette = 4 g)	Sofort erbrechen, Magenspülung mit 2%iger Natriumbicarbonatlösung, dann Kohle-Pulvis, beatmen, Diazepam bei Krämpfen, Acidosetherapie
Trockenmittel	Kaliumhydroxid, Kaliumcarbonat, Siliciumdioxid (untoxisch)	s. Laugen Hyperkaliämie
Trockenshampoon	Isopropylalkohol, Methylalkohol, Tetrachlorkohlenstoff, Borax = Natriumborat	Sehr toxisch! Frischluft, Vorsicht bei Erbrechen, Kohle-Pulvis, Natriumsulfat, Hämodialyse, E 10
Türenreinigungsmittel	Borax, Tenside, Phosphate	s. schwache Laugen Kein Erbrechen
Vanillin	Wie Anilin (nach sehr großen Mengen)	Bei Kleinkindern evtl. Methämoglobinämie
Wäschetinte	Anilin	Methämoglobinämie bei Kleinkindern (2 mg/kg KG Toluidinblau i.v.), beatmen
Wachse	Fest: untoxisch Flüssige: siehe Lösungsmittel	Gabe von Kohle-Pulvis
Wachsmalstifte	Nur Rot und Orange toxisch (Anilinfarben)	Methämoglobinämie (siehe Wäschetinte)
Waschmittel	Anionen- und Kationentenside, Polyphosphate, quartäre Ammoniumverbindungen, Zusätze von Bleichmitteln (siehe dort)	Oral harmlos, verursacht Erbrechen, dabei oder inhalatorisch Aspiration durch Schaumbildung möglich, Laryngospasmus oder Lungenödem; daher prophylaktisch Kohle-Pulvis, Magenspülung nur nach Kohle-Gabe, Dexamethason-Spray nach Einatmen. Polyphosphate: Calcium i.v.
Wasserenthärter	EDTA, kondensierte Phosphate	Nicht akut toxisch, chronisch Hyperphosphatämie bei Kindern!

Haushalts- und Hobbymittel

Stoffgruppe	Toxikologisch bedeutsame Substanz	Ersttherapie (siehe auch unter)
WC-Reiniger	Natriumbicarbonat, Natriumbisulfat, Polyglykol, Tenside, Natriumhydrogensulfat, Salzsäure	pH-Bestimmung, Dexamethason-Spray nach Einatmen, Kohle, Natriumsulfat nach Verschlucken (s. Ätzmittel S. 123)
Wildlederspray	Dichlormethan (DL: 15 ml), Trichlorethylen	Kohle-Pulvis, Frischluft, O_2, kein Erbrechen, Plasmaexpander, **E 10**
Zahnpasta	Ätherische Öle, Bromchlorophen, Fluor, Glyzerin, Kaliumchlorat, Magnesiumsalze, Natriumperborat	Kaum toxisch, nur in Extremfällen erbrechen, Kohle-Pulvis, Natriumsulfat, Calcium bei Krämpfen

Hobbymittel

Stoffgruppe	Toxikologisch bedeutsame Substanz	Ersttherapie (siehe unter)
Abbeizer	Anilinfarbstoffe, Ethylenglykol, Dichlorethan, Methanol, Dichlormethan, Benzin, Benzol, Chloroform, Xylol, Toluolderivate, Laugen, Seifen, Salmiakgeist, Tetramethylthiuramdisulfid	siehe S. 159 Giftentfernung Kohle-Pulvis
Autopflegemittel	*Autobatterie:* Schwefelsäure 37,5%ig	Ätzmittel (S. 123)
	Bremszylinderflüssigkeitszusatz: Glykolether, Polyethylenglykol, Diethylenglykolmonoethylether, Polyglykolether, Rizinusöl	Giftentfernung, Kohle-Pulvis
	Frostschutzmittel: Isopropylalkohol, Ethylalkohol, Methylalkohol, Aceton, Fluor-Chlorkohlenwasserstoffe, Ethylenglykol, Na-Nitrit, Na-Lauge, Salzsäure	Sehr giftig! Giftentfernung, Kohle-Pulvis
	Lackpflegemittel: Tenside, Isopropylalkohol, Ammoniak, Petroleum, Methoxypropylamin, Terpentin, Trichlorethylen, Aceton, Rizinusöl, Benzin, Phosphorsäure, Morpholin, Toluol, Xylol, Na-Nitrit	Verdünnen, Kohle-Pulvis, Toluidinblau
	Reifenspray: Kolophonium, Ethanol, Methanol, Benzin, Xylol, Rizinusöl	Giftentfernung, Kohle-Pulvis
	Rostschutzmittel: Flußsäure 6,2%ig, Ammoniakbifluoridlösung, Benzin, Dichlorethan, Dichlorbenzol, Petroleum, Öl, Graphit, Molybdändisulfid, Säure, Phosphat, Phosphorsäure, Borsäure	Verdünnen, Kohle-Pulvis
	Teerentferner: Benzin, 1,2-Dichlorpropan	Kohle-Pulvis
	Unterbodenschutz: Benzin, Bitumen	Kohle-Pulvis
Bohröle	Mineralöl, Harzöl, Olein, Natronlauge	Kohle-Pulvis

Haushalts- und Hobbymittel

Stoffgruppe	Toxikologisch bedeutsame Substanz	Ersttherapie (siehe unter)
Bronzepulver	Aluminiumpulver, Xylol	Haut reinigen, Kohle-Pulvis
Farben	Cadmium, beta-Methylalkohol, O-Dichlorbenzol, Lösungsmittel s. d.	Kohle-Pulvis
Heizkostenverteiler	Diethylsuccinat, Methylbenzoat	Kohle-Pulvis
Holzschutzmittel	Pentachlorphenol, Carbolineum, Anthracen, Phenole, Kresol, Naphthalin, Insektizide, Chlornaphthalin, Fluor, Lindan, Quecksilber (org. geb.), Phenyl-Hg-Verbindung, Teeröl	Kohle-Pulvis
	CF Salze: Alkalifluoride + Bichromat	Giftentfernung,
	CFA Salze: Alkalifluoride + Alkaliarsenat	Kohle-Pulvis, Natriumsulfat
	HF Salze: Hydrogenfluoride	Calciumglukonat
	SF Salze: Silikonfluoride	Calciumglukonat
Holzwurmpräparate	Malathion, Dichlormethan, p-Dichlorbenzol, Lindan	Giftentfernung, Kohle-Pulvis
Klebstoff/Leim	Ethylenchlorid, Dichlorethan, Methylenchlorid, Methanol, Ethanol, Kolophonium, Toluol, Butanon, Benzin, Cyclohexan, Polychlorbutadien, Harze, Ethylacetat, Methylethylketon, Tetrahydrofuran, Epichlorhydrin, Dichlorhydrin, Polyvinylalkohol, Diphenylolpropan, Sorbit, Cyanacryl, Polyvinylpyrolidon, Pentachlorphenolester	Giftentfernung, Kohle-Pulvis
Kunststoffhärter	Benzoyl-Peroxyd	Giftentfernung, Kohle-Pulvis
Lösungsmittel	Ethylalkohol, Butylalkohol, Butylacetat, Alkylnaphthalin, alkylierte Benzole, Tetrahydronaphthalin, Benzin, Xylol, Tenside, Methylglykol, Terpinethylenglykolether, Terpentin, Terpene, Testbenzin, Tetrachlorethylen	Giftentfernung, Kohle-Pulvis
Lötwasser	Zinkchlorid, Salzsäure, Ammoniumchlorid	Verdünnung, Giftentfernung Antidot D-Penicillamin
Metallputzmittel	Benzin, Petroleum, Ammoniak	Verdünnung, Kohle-Pulvis
Motoröl	Zinkdiethyldithiophosphat	Kohle-Pulvis DMPS

Haushalts- und Hobbymittel

Stoffgruppe	Toxikologisch bedeutsame Substanz	Ersttherapie (siehe unter)
Photoentwickler	s. Anilin (Aminophenole, Hydrazin, Phenylendiamin), Brom, Chrom, Laugen, Formalin (Paraformaldehyd), Phenol (Hydrochinon), Rhodanide, Säuren	Giftentfernung, Kohle-Pulvis, evtl. Toluidinblau
Reinigungsmittel	Methylalkohol, Tenside, Ethylglykol, Ethanolamin, Ammoniak, Oxalsäure, Phosphorsäureester, Benzin, Anilinfarben, Wachs, Petroleum	Giftentfernung/ Verdünnung Kohle-Pulvis, bei Miosis Antidot Atropin
Spachtelmasse	Polyesterharze, Bleiweiß, Eisenoxyd, Ethylenglykol, Antimonoxid, Mangandioxid, Ammoniumchlorid, Zinkchlorid	fest – ungiftig, flüssig – s. Ätzmittel, Lösungsmittel
Schaumstoffe	Polystyrol	ungiftig, beim Verbrennen siehe Gase
Tapetenkleister	Carboxymethylcellulose	Giftentfernung, Kohle-Pulvis
Tapetenlöser	Diethylenglykol, Diazetonalkohol, Tenside	Giftentfernung, Kohle-Pulvis
Waffenöl	Trichlorethylen, Isopropylalkohol, Methylglykolacetat, Benzin	Giftentfernung, Kohle-Pulvis
Zementschleierentferner	Sulfaminsäure	Verdünnung

Kampfstoffe

Chemische Kampfstoffe

Symptom	Gift	Antidot
Erregung Bewußtlosigkeit	Blausäure	4-DMAP Natriumthiosulfat **G 17, G 38**
Miosis, Krämpfe, Speichelfluß, „Lungenödem"	Phosphorsäureester-E 605 (Tabun, Sarin, Soman, V, VX) Nervenkampfstoffe	Atropin Obidaxim **G 6, G 59** PEG 400 **G 33**
Mydriasis Halluzinationen	Psychokampfstoffe (Benzylate, Glykolate) s. LSD	Physostigmin **G 48**

Symptom	Gift	Antidot
Atemnot/ Nasenreiz Lungenödem	Lungen-Nasenreizstoffe s. Phosgen (Clark, Adamsit)	Dexamethason-Spray **G 7**
Hautverätzung Nach 2–8 Std. Rötung, Juckreiz Nach 24 Std. Blasen	s. Lost	Natriumthiosulfat **G 38** PEG400 **G 33**
Hautverätzung sofort Rötung, Brennen Nach 15 Std. Blasen	Arsen (Lewisit)	DMPS **G 63**

Kampfstoff-Nachweis

Kampfstoff-Bezeichnung	Zivil-Bezeichnung	Dräger-Röhrchen
S-Lost	Thioether	CH 25803
N-Lost	Organische basische Nitrogen-Verbindungen	CH-25903
Lewisit	Organische Arsenverbindungen u. Arsin	CH 26303
Tabun, Sarin, Soman	Phosphorsäureester 0,05 a	6728461
Blausäure	Blausäure 2 a	CH 25701
Phosgen	Phosgen 0,05 a Phosgen 0,25 b	CH 19401 CH 28301
Chlorcyan	Chlorcyan 0,25 a	CH 19801
Kohlenstoffmonoxid	Kohlenstoffmonoxid 10 b	CH 28900

Kampfstoffe

Chemische Kampfstoffe

Gift	Giftwirkung	Therapie
Benzilate, Glykolate Nach Aufnahme von einigen mg kann die Wirkung einige Tage anhalten	Vorwiegend Dysphorie („Horror-Trip"), nur akustische Halluzinationen, Mydriasis-Hautrötung, Tachykardie, Mundtrockenheit	Antidot Physostigmin i.v. oder i.m.
Lewisit Arsenhaltiger Hautkampfstoff.	Sofort leichtes Brennen an der betroffenen Hautstelle mit zunehmenden Schmerzen. Nach 30 min Rötung der Haut mit intensiv brennendem Gefühl. Nach ca. 15 Std. Blasenbildung, Zusammenfließen zu größeren Blasen, die nach 1 Woche wieder mit Schrumpfung beginnen und nach 1 weiteren Woche verschwinden. Ohne Behandlung Heilung in 3 bis 4 Wochen.	Tropfen abtupfen, evtl. mit Puder, PEG 400-Lösung oder Lauge oder 10%iger Sodalösung. DMPS (Dimaval) i.v. oder oral.
Lost S-Lost, Senfgas, Yperit, Mustardgas, Zytostatikum.	2–6 (bis 8) Std. nach Hauteinwirkung Juckreiz, Rötung, Schwellung, dann nach ca. 24 Std. Blasenbildung, inhalatorisch schwere Reizerscheinungen an den Atemwegen, toxisches Lungenödem, am Auge eitrige Entzündung, Leber- und Niereninsuffizienz, Anämie, Gefäßschäden.	1. *Sofort* (bis 20 min nach Vergiftung) Natriumthiosulfat-Infusion (100–500 mg/kg). 2. Nach inhalatorischer Vergiftung Dexamethason-Spray (5 Hübe alle 10 min), **G 7** 3. Kleider ausziehen und vernichten. 4. Hautspritzer abtupfen, Haut mit PEG 400 oder 10%iger Sodalösung abwaschen. Zäh-Lost mit Messer abkratzen.
Nasen-Rachen-Reizstoffe Diphenylarsinchlorid (CLARC I, DA, Sternite). Diphenylcyanarsin (CLARC II, DC), Diphenylaminchlorarsin (ADAMSIT, DM), CS.	Nach 1–5 min Nasenreiz, unstillbarer Niesreiz, Schädigung der oberen Atemwege (Rachenreiz), später Kopfdruck, Schmerzen unter dem Brustbein, Husten, Ohrdruck, Kiefer- u. Zahnschmerzen. Hautreizung, teilweise Angst, Benommenheit, unsicherer Gang, Ohnmacht, stärkste Wirkung nach 6–12 min, Wirkungsdauer 2–4 (bis 6) Std.	Entfernen aus der Atmosphäre, Kleider entfernen, beruhigen, Hustenmittel, frische Luft atmen lassen, Dexamethason-Spray (5 Hübe alle 10 min). Bei Brustschmerzen (retrosternal) über 2 Std. Gefahr eines toxischen Lungenödems, sedieren. Weiter siehe Arsen, DMPS (Dimaval).

Medikamente

Gift	Giftwirkung	Therapie
Adrenalinabkömmlinge Sympathikomimetika mit schwacher psychostimulierender Wirkung. Antihypotonika (z. B. Novadral®), Geriatrika (z. B. Symfona®), Schnupfenmittel (z. B. Privin®), Ephedrin (Asthmamittel, Appetitzügler). Oral, i.v., geraucht, geschnupft. Schnelle Resorption, langsame Elimination; zentrale Erregung schwächer als bei Amphetaminen; Lebensgefahr bei gleichzeitiger Einwirkung von Halogenwasserstoffen, Zyklopropan, Hydergin® oder Chlorpromazin.	Übelkeit, Erbrechen, Tremor, Tachykardie, Palpitationen, Hypertonie, Mydriasis, Dyspnoe, Zyanose, Hyperglykämie, Anurie, Hypotonie, Krämpfe, Kammerflimmern, Lungenödem, Herzversagen. Psychisch: Leistungssteigerung, Erregungszustände, Halluzinationen, Psychose.	*Hausarzt:* Kohle-Pulvis, Horizontallagerung, beatmen, bei Krämpfen Diazepam, Schocktherapie, evtl. Lidocain. *Klinik:* Magenspülung, Plasmaexpander, evtl. Herzmassage (Monitor!), künstliche Beatmung, Lungenödemtherapie (Furosemid i.v., Digitalis), Bicarbonatsubstitution, Gabe von Plasmaexpandern (zentraler Venendruck darf nicht unter 3 und nicht über 8 cm H_2O steigen), evtl. Antidot Physostigminsalizylat.
Ajmalin Mittelschwere Intoxikation *Gilurytmal®:* 16 bis 25 mg/kg KG *Neo-Gilurytmal®:* 3 bis 5 mg/kg KG Schwere, bedrohliche Intoxikation *Gilurytmal®:* ab 25 mg/kg KG *Neo-Gilurytmal®:* ab 5 mg/kg KG Absolut lebensbedrohliche Intoxikation *Gilurytmal®:* ab 29 bis 30 mg/kg KG *Neo-Gilurytmal®:* ab 6 mg/kg KG Bei Säuglingen werden wegen des geringen Körpergewichts bedrohliche Intoxikationen bereits mit 1 bis 2	Bewußtseinstrübung, Unruhe, Tachyarrhythmie, Blutdruckabfall. Bei sehr hohen Dosen auch Bewußtlosigkeit, sehr ausgeprägte Bradykardie, Pulslosigkeit, Abflachung und Verlangsamung der Atmung bis zum Atemstillstand. AV-Überleitungsstörung bis zum totalen Block, Tachyarrhythmien (Salven von polytopen Extrasystolen), Kammertachykardie bis zum Kammerflattern. Kammerbradykardie mit Verzweigungsblock bis zu extrem langsamen, unkoordinierten Kammeraktionen.	Sofort Kohle-Pulvis-Gabe. Umgehende Krankenhauseinweisung. Bei Unklarheit über eingenommene Dosis besser Fehleinweisung als verspätete Einweisung. Bei „Herzstillstand" während des Transports extrathorakale Herzmassage, evtl. Mund-zu-Mund-Beatmung. In der Phase der Tachyarrhythmie Natriumbikarbonat **G 35** als Infusion oder sehr langsame intravenöse Injektion. Dauer der Zufuhr entsprechend dem Ekg-Befund, evtl. mehrmals wiederholen; Evtl. Elektrokonversion! In der Phase der Kammerbradykardie Orciprenalin: 2,5 µg/kg Körpergewicht als In-

Medikamente

Gift	Giftwirkung	Therapie
Dragees Gilurytmal® bzw. Neo-Gilurytmal® erreicht! Falls bei Erwachsenen die Einnahme zusammen mit Alkohol (Bier, Wein, Sekt) erfolgt, liegen die vorstehenden Grenzdosen um etwa 30% niedriger.		fusion, dadurch Auslösung neuerlicher Rhythmusstörungen möglich. Statt dessen kann auch Dopamin (3 µg/kg/min) als Infusion gegeben werden. Bei Kreislaufstillstand Zufuhr über Kavakatheter! Monitor mindestens über vier bis fünf Stunden. Evtl. künstliche Beatmung, Hämodialyse.
Analeptika (zentrale) Amphetamine, Coffein, Lobelin, Strychnin (siehe jeweils dort); Atemanaleptika, wie Eukraton®, Cardiazol®, Coramin®, Kampfer (schnüffeln, DL: ab 2 bis 3 g), Micoren®, Vandid®, procainhaltige Geriatrika; Buchsbaum, Kokkelskörner (DL: ab 20 mg), Wasserschierling; Novocain (DL: 30 mg/kg KG s.c., i.v. höher, oral harmlos); Krampfgifte; Chantharidin (spanische Fliege).	Lokale Reizerscheinungen, starke Erregung, Halluzinationen, Manie, Delirium, Krämpfe, Koma, Hypertonie, Tachykardie, Arrhythmie, Palpitationen (Picrotoxin: Bradykardie), Hypotonie, Schock, Tachypnoe, Zyanose, Atemlähmung, Lungenödem, Mydriasis (Picrotoxin: Miosis), Hyperthermie, Anurie.	Kohle-Pulvis-Gabe, Beatmen, Magenspülung mit Kaliumpermanganatlösung erst nach Intubation, Kurarisierung rechtzeitig, Tracheotomie, Narkose (bei Picrotoxin mehrere Tage lang, sonst einige Stunden), in leichteren Fällen genügt Diazepam i.v., physikalische Fiebersenkung.
Anilinderivate Aminobenzol Kugelschreibermine, Haarfarben, Schuhcreme, Stempel, Lösungsmittel, Photoentwickler. DL: ab 5 ml. Xylocain®, Anilit (Sprengstoff), Aminophenol (Farbstoffe, Photoentwickler). Schnüffeln, oral, perkutan. Methämoglobinbildner; Kinder sehr empfindlich. Nachweis: Dräger Gasspürgerät.	Euphorie, Kopfschmerzen, Erbrechen, Dyspnoe, Zyanose, Bradykardie, Hypotonie, Krämpfe, Allergie, Hämaturie, Leberschädigung.	Frischluft, bei Zyanose sofort Toluidinblau (2–4 mg/kg KG, z. B. 5 ml der 3%igen Lösung i.v.), Haut mit PEG 400 **(G 33)** (kein Alkohol oder Milch!) waschen, bei Krämpfen Diazepam, Infusionen mit 5%iger Lävuloselösung.

Medikamente

Anticholinergika (Atropin, Fliegenpilz, Pflanzen, Psychopharmaka)

Schweregrad	leicht	mittel	schwer
Atemwege Beatmen Circulation	beruhigen	Seitenlage Frischluft	Intubation Herzmassage
Diagnose			

Diagnose	heiße, trockene, rote Haut, extrem weite Pupillen (Mydriasis), Erregung		
	tachykarde		bradykarde
		Herzrhythmus- störungen Ileus	Halluzinationen Krämpfe Atemdepression Koma
	Forrest-Reaktion: Imipramin, Phenothiazine Physostigmintest: Aufhebung obiger Symptome 20 Minuten nach Injektion (s. Gegengift)		
Entgiftung		Magenspülung	
Fürsorge	Kinder und Herzkranke gefährdet		
Gegengift	Kohle-Pulvis	Bei Krämpfen, Atemdepression, Koma **und** heißer, trockener, roter Haut, Herzrhythmusstörungen, 1 Amp. (2 mg) beim Erwachsenen bzw. 0,002 mg/kg KG Physostigmin i.m. (i.v.); Wiederholung nur, falls sich nach einer Injektion die Symptomatik vorübergehend gebessert hat. Diphenhydramin: forcierte Diurese, Hämodialyse	

Medikamente

Injektions-, Infusions-Zwischenfall

leicht	mittel	schwer
Kreuz- und Lendenschmerzen, Engegefühl (Atemnot), Unruhe, Hitzegefühl, Blässe, kalter Schweiß, Übelkeit	Schüttelfrost, Temperaturanstieg, Tachykardie, Schock, Stuhl-, Urinabgang	Schock, Bewußtlosigkeit, Blutungen, Herzstillstand

Kanüle liegenlassen	Injektion stoppen (asservieren)
Blutdruck, Puls EKG 2 Std. liegend überwachen	Herzmassage Beatmen, falls keine Intensivmedizin möglich: Adrenalin
	Volumenzufuhr unter Kontrolle des ZVD Volon A solubile 40 mg i.v. Alkalisierung mit Natriumbikarbonat (cave Hypernatriämie bei Anurie!)
	Dopamin-Tropf bei Normovolämie zur Verbesserung der Nierendurchblutung 2–4 µg/kg/min. Bei Verbrauchskoagulopathie Heparinisierung (AT-III-Substitution). Bei Hämolyse Bluttransfusion, Anregung der Diurese mit Furosemid (4 mg/min)
	Antibiotika bei bakteriell bedingten Reaktionen (evtl. Heparin)
	Hämodialyse bei Anurie.
Kontrolle von Puls, RR, ZVD, Flüssigkeitsbilanz, Säure-Basen-Haushalt, Elektrolyt-Haushalt, Blutbild, Thrombozyten, Gerinnung, harnpflichtige Substanzen.	

Medikamente

Gift	Giftwirkung	Therapie
Chinin rasche Resorption LD: 8–15 g, Kleinkinder 1–2 g. toxisch: 6 mg/l Serum letal: 10 mg/l Serum	Übelkeit, Erbrechen, Sehstörungen, Schwindel, Rausch, Leukopenie, hämolytische Anämie, Herzrhythmusstörungen, Hypothermie, Schock, Atemlähmung, klonische Krämpfe, Koma.	Kohle-Pulvis, Magenspülung, Natriumsulfat, Hämodialyse, Beatmung, Volumenersatz, Alkalisierung, Nikotinsäure gegen Seh- und Hörstörungen.
Chloroquin LD: 1–1,5 g toxisch: über 100 mg/l Serum	Übelkeit, Erbrechen, Bewußtlosigkeit, Krämpfe (Hirnödem).	Kohle-Pulvis, Magenspülung, Natriumsulfat.
Digitalisglykoside Digoxin toxisch über 2 ng/l letal über 10 ng/l Digitoxin toxisch über 30 ng/l letal über 80 ng/l	Herzrhythmus- und Reizleitungsstörungen: Gehäufte supraventrikuläre Extrasystolen. letztere evtl. als Bigeminus. Supra- und ventrikuläre Tachykardien bis zum Kammerflattern oder -flimmern. Hemmung der AV-Überleitung. Bei hohen Dosen auch Verlangsamung einer Flimmerarrhythmie. Selten: Bradykardien mit oder ohne Blockbildung (3 bis 4% der Fälle). Verwirrtheit, psychotische Zustände. (Erbrechen verstärkt Intoxikationserscheinungen aufgrund von Elektrolytverlusten!)	Kohle-Pulvis-Gabe, Magenspülung, Natriumsulfat. Herzschrittmacher, Hämoperfusion (Digoxin), Digitalis-Antidot BM (**G 80**) 1 Std. 180 mg i.v., dann 4 Std. je 80 mg i.v. Kaliumsubstitution; Azidoseausgleich! *Phenytoin* (**G 71**): 125 bis 250 mg intravenös, falls erforderlich Wiederholung nach fünf bis zehn Minuten. *Lidocain:* (**G 61**) 1 mg/kg Körpergewicht, Wiederholung nach etwa 20 Minuten, maximal 750 mg. Bei vorhandenen AV-Überleitungsstörungen Vorsicht mit Substanzen, die von sich aus die AV-Überleitung beeinträchtigen, d. h. mit Ajmalin, Procainamid, β-Rezeptorenblockern und Chinidin. Bei ausgeprägten Bradykardien und Bradyarrhythmien: *Orciprenalin* intravenös am besten als Infusion 5γ/Minute in isotoner Infusionslösung.

Medikamente

Gift	Giftwirkung	Therapie
Fluoride Natriumfluorid Zyma ¼, 1 mg, Kalziumionenentzug tox. Dosis: 180 mg/kg KG, über 1 ppm Fluorid im Trinkwasser	Speichelfluß, Übelkeit, Erbrechen, Durchfälle, Koliken, Zittern, Krämpfe, Schock, Atemlähmung, Herzstillstand. Chronisch (Fluorose): Osteosklerose der langen Röhrenknochen, Verkalkung der Band- und Sehnenansätze am Knochen.	Sofort Milch trinken und erbrechen lassen, Kohle-Pulvis, Natriumsulfat. Magenspülung, Calciumglukonatpulver **(G 10)** 30 g instillieren, 20 ml 10%iges Calciumglukonat i.v., Plasmaexpander, Elektrolytausgleich.
Kreislaufmittel Adrenalinabkömmlinge	Übelkeit, Erbrechen, Zittern, Erregungszustände, Wahnvorstellungen, Herzstolpern, anfangs Blutdrucksteigerung, Pupillen weit, Atemnot, blaue Lippen, später Blutdruckabfall, Krämpfe, Herzversagen, Bewußtlosigkeit, Herz- u. Atemstillstand.	Kohle-Pulvis-Gabe **(G 25)**, Natriumsulfat, Beine hochlagern, Frischluft, beatmen, Herzmassage. Magenspülung, bei Krämpfen Valium, Plasma(expander), Lidocain zur Prophylaxe eines Kammerflimmerns, Lungenödemtherapie.
Lidocain Xylocain toxische Dosis 150 mg.	Depression, psychotische Zustände, evtl. mit Halluzinationen. Bei hohen Dosen: Bewußtlosigkeit, Atemdepression bis Atemlähmung. Blutdruckabfall mit hypoxischer metabolischer Acidose. Hemmung der AV-Überleitung und Tachyarrhythmien möglich.	Künstliche Beatmung, Plasmaersatzpräparate, Bicarbonatsubstitution, Monitorkontrolle.
Nitrat, Nitrit Ammoniumnitrat, Ammoniumnitrit (Düngemittel), Kaliumnitrat, Natriumnitrat, Natriumnitrit (Koronardilatator, aufgekochter Spinat), Nitroprussidnatrium, Amylnitrit (Inhalationsampullen),	Schwindel, Kopfschmerzen, Erbrechen, anfangs Hautrötung, später Zyanose, Tachykardie, Hypotonie, Schock, Krämpfe, Bewußtlosigkeit, Erregungszustände, evtl. Erektion.	Kohle-Pulvis-Gabe **(G 25)**, Horizontallagerung (Beine hoch), Plasmaersatzpräparate (Schnellinfusion), Toluidinblau **(G 57)** 5 ml der 3%igen Lösung i.v., Azidosetherapie, sedieren mit

Medikamente

Gift	Giftwirkung	Therapie
Nitroglyzerin, Pentaerythrittetranitrat. Koronardilatatoren, Aphrodisiaka. Methämoglobinbildner. Schnelle Resorption und Elimination. Nachweis: Nitur-Teststäbchen (Urin).		Doxepin, bei Krämpfen Diazepam i.v.

Paracetamol

Analgetika Ben-u-ron, Treupel-N. u. .a. Toxische Dosis ab 5 g, schnelle Resorption (in 70 min.), rektal geringe Resorption. Glukuronidierung in der Leber. Nachweis: EMIT-ST	Schwindel, Erbrechen, Appetitlosigkeit, Bauchschmerzen, Blässe, Schweißausbrüche, allgem. Krankheitsgefühl, Durchfälle, Leberschmerzen, Hepatomegalie. Nach 12–48 Stunden: subjektive Besserung, GOT-, GPT-, LDH-Anstieg, Gerinnungsstörungen. 3.–5. Tag: Ikterus, Enzephalopathie, schwere Gerinnungsstörungen, Herzrhythmusstörungen, Hypotonie, Hypoglykämie, gastrointestinale Blutungen, Pancreatitis, Nierenversagen. Chronisch: Leberschädigung, Agranulozytose, Thrombozytopenie.	Kohle-Pulvis-Gabe **(G 25)**, Magenspülung, Natriumsulfat. Nach hohen Dosen sofortige Hämoperfusion, innerhalb der ersten 10 Std. Antidottherapie mit Acetylcystein (Fluimucil) **(G 74)** 150 mg/kg KG in 200 ml Glukose innerhalb 15 Min., dann 50 mg/kg KG in 500 ml Glukose in 4 Std., dann 100 mg/kg KG, in 100 ml Glukose in den folgenden 16 Std. infundieren. Elektrolytbilanzierung, Kontrolle der Gerinnungswerte **(G 66)**, Austauschtransfusion im Spätstadium. Hämodialyse nur zusätzlich zu Fluimucil in den ersten 10 Std.

Phenacetin

Azetanilid, (Thomapyrin®, stark euphorisierend). DL: ab 5 g. Paracetamol siehe oben.	Euphorie, Schwindel, Ohrensausen, Augenflimmern, Übelkeit, Zyanose, Blutdruckabfall, Tachykardie, Nierenversagen. *Chronischer Mißbrauch:* Niereninsuffizienz, Methämoglobinämie.	Sofortige Giftelimination durch Kohle-Pulvis, später durch Magenspülung, kein Natriumsulfat (!), Plasmaersatzpräparat, Dialyse, bei Zyanose Toluidinblau (2–4 mg/kg KG).

Medikamente

Gift	Giftwirkung	Therapie
Pyrazolone Aminophenazon (Pyramidon®, Baralgin®, Novalgin®). DL: ab 5 g oral. In vielen Mischpräparaten, wie Spalt-Tabletten®, Optalidon®, Phenazon, Phenylbutazon, Oxyphenbutazon. Rasche Resorption, renale Elimination (Aminophenazon rasch, Phenylbutazon sehr langsam, Kumulationsgefahr). Antabus®-Effekt mit Alkohol.	Erregungszustände, tonischklonische Krämpfe, Tremor, Brechdurchfall, Zyanose, Schock, Herz-Kreislauf-Versagen, Atemlähmung. *Phenylbutazon:* Lungenödem (Natrium- und Wasserretention), Hypertonie, Thrombozytopenie.	Kohle-Pulvis-Gabe **(G 25)**, Vorsicht bei Giftelimination wegen Krampfneigung, evtl. erst nach Kurarisierung und Intubation, Kohle- und Natriumsulfatgabe, bei Krämpfen Diazepam, künstliche Beatmung (keinesfalls Analeptika!) Elektrolytkontrolle, bei drohendem Lungenödem Furosemid (wiederholt i.v.), Kontrolle der Leberfunktion.
Rauwolfia serpentina Reserpin Serpasil Antihypertonikum – Sedativum Neuroleptikum Verstärkung der Giftwirkung durch Alkohol, Antihistaminika, Antihypertensiva, Barbiturate, Narkotika, Phenothiazine, trizyklische Antidepressiva. Therap. Dosis: Kinder 0,1 mg/die Erw. 0,2–5 mg/die	Verlangsamte, oberflächliche Atmung (zentrale Atemdepression), Bradykarde Herzrhythmusstörungen (Sinusbradykardie), Stenokardie, Hypotonie, Schock, Apathie, Lethargie, Müdigkeit, Kopfschmerzen, Erregung, Verwirrtheit, Depression, Tremor, Rigor, Miosis, Hypothermie, Krämpfe, Koma. Hautrötung, Schwellung der Nasenschleimhaut, Chemosis, Übelkeit, Erbrechen, gesteigerte Speichel- und Magensaftsekretion, Diarrhoe.	Kohle-Pulvis-Gabe **(G 25)**, Entgiftung **(E 5, E 8)** Volumenzufuhr **(G 39)**, Dopamin **G 19**. Atropin **G 6**, Diazepam bei Krämpfen **(G 60)** 3 Tage lang Monitorkontrolle.
Salicylsäure (Acetyl-) Aspirin, tödliche Dosis ab 10 g, enthalten in vielen antirheumatischen Mischpräparaten und Schmerzmitteln, Hühneraugenmitteln; Wintergrün, tödl. Dosis 2–5 g. Kinder sehr gefährdet (Ge-	Brechreiz (blutiges Erbrechen), Durchfall, Schwindel, Kopfschmerzen, Ohrensausen, Schweißausbruch, Atemnot, verstärkte Atmung, Krämpfe, Herzrhythmusstörungen, Blutdruckabfall,	Sofort Kohle-Pulvis-Gabe **(G 25)**, viel trinken lassen, evtl. beatmen. Schockprophylaxe, Temperatur messen und normalisieren (Schutz vor Unterkühlung oder Überwärmung.

Medikamente

Gift	Giftwirkung	Therapie
fahr der iatrogenen Vergiftung).	Schleimhautblutungen, Schock, Bewußtlosigkeit, Untertemperatur oder Fieber.	Möglichst nicht sedieren (Atemstillstand, Alkalose), möglichst Magenspülung und Kohleinstillation, sofortige Bikarbonatinfusion, evtl. Plasmaexpander, Kontrolle der Nierenausscheidung, Hämodialyse!
Secale Dihydergot®, Hydergin®, Gynergen®, Cafergot®, Ergotren®, Methergin®, Deseril retard®, Mutterkorn. DL: 5 bis 10 g. Alkaloide, langsame enterale Resorption, langsame renale Elimination, vasokonstriktorische (direkte Muskelerregung) und vasodilatorische (α-Rezeptorenblocker-)Wirkung. Ergotismus: periphere Angiospastik der muskulären Stammarterien.	Erregungszustände, Verwirrung, Halluzinationen (Deseril®), Angstzustände, Psychosen, Delirium, Kopfschmerzen, Schwindel, Erbrechen, Diarrhoe, Dyspnoe, Blutdruckanstieg, Augenflimmern, Gefäßspasmen, eiskalte, livide Akren, oberflächliche Nekrosen, Thrombosen, Gangrän, Uteruskontraktur, Abort, Muskelschmerzen, Ataxie, Parästhesien, Miktionshemmung, tonisch-klonische Krämpfe, Schock.	Sofortige Giftelimination (Spülung mit Kaliumpermanganatlösung), wärmende Wattenverbände, Kreislaufüberwachung, Nitroglyzerin **(G 52)** (40–60 ng/min), HES 10% **(G 70)**, 2 × 500 ml/d, Cortison **(G 53)**, Nifedipin 3 × 20 mg. Keine gefäßchirurgische Intervention; BKS, Blutbild, CPK-Kontrollen.
Strychnin Brechnuß und andere Strychnosarten. Nagetiergift, Analeptikum, Roborans (Movellan®, Tonikum ,,Roche"). DL: 30 mg. Hemmung der inhibitorischen Neurone.	Starke Erregung, Halluzinationen, Euphorie, Angst, Ziehen in der Kiefer- und Nackenmuskulatur, Zittern, generalisierte tonische Krampfanfälle mit Opisthotonus (Wirbelbrüche), gestreckten Extremitäten (Muskelrisse), Trismus, Risus sardonicus, Protrusio bulbi, Dyspnoe, Zyanose, Hypertonie, sehr schmerzhaft bei voll erhaltenem Bewußtsein, Krampfauslösung durch minimale sensorische Reize, Tod durch Erstickung oder im Herz-Kreislauf-Versagen (Erschöpfung).	*Hausarzt:* Kohle-Pulvis, Diazepam **(G 60)** i.v., beatmen. *Klinik:* Kurarisierung **(G 54)**, Intubation und künstliche Beatmung über mehrere Tage (leichte Narkose), Magenspülung mit Kaliumpermanganatlösung, Kohleinstillation, später Ruhe (dunkles Zimmer), bei Fieber Eiswickel, hochkalorische Infusionen (Traubenzucker); keine Phenothiazine, keine Analeptika!

Schlafmittel

Schlafmittelvergiftung

Hausarzt: Atmung und Kreislauf stabilisieren: Atropin-Injektion (1 mg. i. m.)

Vergiftung		
leicht	**mittel**	**schwer**
Reaktion auf Schmerzreize	keine Reaktion auf Schmerzreize	keine Reaktion auf Schmerzreize + Schock und/oder Atemdepression
O_2	Intubationsversuch, O_2	Intubation, Beatmung
peripherer Venenzugang	zentraler Venenzugang	zentraler Venenzugang
↓ 100 mval Natriumbikarbonat 500,0 0,5% NaCl 100 ml/Std. ↓	250 mval Natriumbikarbonat 500,0 Plasmaersatz	250 mval Natriumbikarbonat 500,0 Plasmaersatz
	Blasenkatheter (nur 500 ml initial ablassen)	Blasenkatheter (nur 500 ml initial ablassen)
1 mg Atropin i.v., Magenspülung, Kohle-Pulvis (10 g) und Natriumsulfat (2 Eßlöffel) instillieren – Erste Portion asservieren und untersuchen (EMIT, DC, GC)		
↓ 500,0 Glukose 5% 100 ml/Std. 500,0 0,9% NaCl 100 ml/Std.	Röntgen-Thorax: Tubuslage + Lage des zentralen Katheters Giftreste-Magen (Carbromal?)	
		Dialyse organisieren falls Atemdepression und Schock
	500,0 Mannit 10% 500 ml/Std. (400 ml/Std.: ausreichende Nierenfunktion für forcierte Diurese)	
500,0 Glukose 5% 100 ml/Std. Kaliumsubstitution	**nicht ausreichend:** evtl. Dialyse	**nicht ausreichend:** unbedingte Dialyse (Hämoperfusion und Hämodialyse kombiniert, evtl. Peritonealdialyse im Schock)
bis zum Erwachen fortsetzen	**ausreichend:** forcierte alkalisierende Diurese (Urin pH 7–8)	**ausreichend bei Atemdepression oder Schock:** forcierte alkalisierende Diurese (Urin pH 7–8) Besserung Verschlechterung (nach 8 Stunden) Fortführung Dialyse

Schlafmittel

Vergiftung		
leicht	mittel	schwer
	6stündliche Kohle-Pulvis und Natriumsulfat über Magensonde bis zum Erwachen instillieren 12stündlich hohen Darmeinlauf bis zum Erscheinen des Kohlestuhls	
	stündliche Urin-pH-Kontrolle	
	8stündlich Notfall-Labor-Bestimmung (Elektrolyte in Harn und Blut; Blut: Harnstoff, Kreatinin, CPK, GOT, GPT, Bili, Quick, Gerinnungsfaktoren, Hb, Hk)	
	Monitorüberwachung	
	stündlicher Lagewechsel zur Dekubitusprophylaxe	
	nur bei gesicherter Aspirationspneumonie (Röntgen) Antibiotika	
	protrahierter Schock: 500 IE *Heparin*/Std.	
	ZVD mit Humanalbumin oder Plasmaexpandern (Gelantine besser als Dextrane) auf 7 cm H_2O anheben	
		PEEP-Beatmung zur Prophylaxe bzw. Therapie einer Schocklunge bei protrahiertem Schock oder massiver Aspirationspneumonie falls nach Beatmung und Volumenzufuhr immer noch eine Hypotonie besteht: Dopamin im Dauertropf
	nach dem Erwachen bzw. Sinken der Giftkonzentration im Blut ZVD niedrig halten: um 0 cm H_2O (Verhinderung eines Hirnödems) bzw. einer Schocklunge)	
	bei Verdacht auf ein Hirnödem HES 10%-Infusionen, Cortison i.v.	
		vor und nach Extubation Dexamethason-Spray (Glottisödem-Prophylaxe)
Stets (sozial-)psychiatrische Nachbetreuung! Den Einsatz nicht abhängig machen von der Schwere der Vergiftung!		

Schlafmittel

Schlafmittel-Wirkstoffe

Häufige Schlafmittel	Barbiturat	Bromid/Carbromal	Diethyl-pentenamid	Methaqualon	Anticholinergikum / Antihistaminikum	Neuroleptikum	Pflanzlich	Benzodiazepin-derivat	Sonstiges
Baldrian-Dispert®							●		
Baldriparan®							●		
Bellergal®	●				●				
Betadorm® A					●				
Betadorm® N			●		●				
Choraldurat									●
Dalmadorm®								●	
Distraneurin®									●
Dolestan®					●				
Dormopan®	●	●							
Doroma®	●	●							
Eatan® N						●		●	
Eusedon® Saft	●	●					●		●
Euvegal®							●		
Evipan®-Natrium	●								
Frisium								●	
Halbmond®					●				
Itridal®	●						●		
Lagunal®		●					●		
Lexotanil								●	
Luminal®	●								
Mogadan® Roche								●	
Neodorm®	●								
Nervinum Stada	●						●		
Nervisal®	●						●	●	
Nervoopt®	●						●		
Norkotral®	●					●			
Novo-Dolestan®				●	●				
Phenodorm®	●								
Plantival® plus		●			●		●		
Repocal®	●								
Resedorm® Mixtur	●								
Sedovegan									●
Sekundal®	●			●					
Somnibel®					●	●			
Speda®	●								
Staurodorm® Neu								●	
Trisomnin®	●								
Valmane®							●		
Vesparax®*	●				●				
Vitanerton®	●	●					●		●

Schlafmittel

Gift	Giftwirkung	Therapie
Schlafmittel Barbiturate, Barbiturfreie (Bromide, Paraldehyd, Ureide, Gluthetimid, Methaqualon). Narkotika, Benzodiazepinderivate, Antiepileptika (Tegretal).	Übelkeit, Erbrechen, Ataxie, Erregungszustand, Somnolenz, reagiert nicht auf Schmerzreize, Reflexe nicht auslösbar, Krämpfe, anfangs enge und reaktionsträge Pupillen, oberflächliche Atmung, Verlegung der Atemwege durch Zurückfallen des Zungengrundes und Aspiration, Atemlähmung, Schock, Hypothermie, später Hyperthermie (Pneumonie); Lungenödem, Haut aschgrau bis bräunlich, Ödeme, Blutungen, Dekubitus, Tod nach 2–4 Tagen an Atemlähmung oder früher durch Ersticken.	1. Voll Ansprechbare ohne jegliche resorptive Giftwirkung sofort Kohle-Pulvis (10 g) schlucken lassen. 2. Mund von Erbrochenem reinigen, Prothesen entfernen 3. Seitliche Schocklagerung. 4. Künstliche Beatmung, möglichst mit O_2, evtl. Intubation, geblockte Manschette. 5. Sofort Infusion eines Plasmaersatzpräparats. 6. Atropininjektion. 7. In schwersten Fällen (Schock, Atemstillstand) vor einem langen Transport Magenspülung am Auffindungsort und keine Umlagerung für den Transport ins Krankenhaus, bevor nicht Atmung und Kreislauf stabilisiert sind. Alle schweren Fälle müssen während des Transports unter ärztlicher Überwachung stehen. Keine peripheren Kreislaufmittel anstelle des Plasmaersatzpräparats geben! **Klinik:** Siehe Therapieschema.
Benzodiazepine Adumbran, Albego, Demetrin, Frisium, Halcion, Lexotanil, Librium, Mogadan, Nobrium, Praxiten, Rohypnol, Tavor, Tranxilium, Valium. Nachweis: EMIT, evtl. Oxazepam (quant. Blut) Rohypnol ist sehr toxisch! Potenzierung von Alkohol!	Schläfrigkeit, Muskelhypotonie (Zurückfallen des Zungengrundes kann zur Erstickung führen!), Schwindel, Ataxie, verwaschene Sprache, Schock, Atemdepression, Atemstillstand. Chronischer Gebrauch: 10 Tage nach Absetzen Entzugsdelir mit Halluzinationen, Erregungszuständen. Dauer 2–4 Wochen.	Sofort Kohle-Pulvis-Gabe (10 g), Magenspülung, Natriumsulfat, Plasmaexpandergabe, Intubation, künstliche Beatmung. Nur bei ausgeprägter anticholinerger Wirkung (z. B. in Kombination mit Alkohol) Antidot Physostigminsalizylat, besser Flumazenil (Anexate®) Entzugsdelir: Antidot Physostigminsalizylat, Wiederholung 2–8stdl.

Metalle

Metallvergiftungen

Schweregrad	leicht	mittel	schwer
Atemwege Beatmen Circulation	Vergifteten an frische Luft bringen		Intubation Plasmaexpander Natriumbikarbonat Elektrolytsubstitution
Diagnose	(blutige) Brechdurchfälle Röntgenkontrast im Magen (Ultraschall) quantitativer Nachweis im Urin (Blut)		
Entgiftung	Wasser (Milch) trinken, Erbrechen, Augen, Haut mit Wasser/Roticlean spülen		
		Magenspülung Forcierte Diurese: Cadmium Kalium Lithium (Harnstoff) Selen Thallium Uran Wismut Forcierte Diarrhoe: Thallium Hämofiltration: Eisen, Arsen, Quecksilber, Zinn	Hämodialyse bei: Aluminium Arsen – Antimon Barium Chrom Eisen Kalium Kupfer Lithium Magnesium Quecksilber Thallium Zink Zinn
	Plasmaseparation		
Fürsorge	Auf Leber-, Nieren-, Lungen- und ZNS-Schäden achten		

Metalle

Gegengifte	Nach Inhalation Dexamethason-Spray (Auxiloson-Dosier Aerosol®)		
Aluminium:	Calciumglukonat	Mangan:	Natriumthiosulfat – Calciumglukonat-(Ca-Trinatriumpentat)
Antimon:	DMPS		
Arsen:	DMPS	Nickel:	DMPS
Barium:	Calciumglukonat	Osmium:	DMPS
Blei:	CaNa$_2$EDTA (Ca-Trinatriumpentat)	Quecksilber:	DMPS (Natriumthiosulfat)
Cadmium:	DMPS	Selen:	Natriumthiosulfat, CaNa$_2$-EDTA
Chrom:	NaCa$_2$EDTA (Ca-Trinatriumpentat)		
Eisen:	DMPS, Desferal-(Ca-Trinatriumpentat)	Silber:	Natriumchlorid
		Tellur:	CaNa$_2$-EDTA
Gold:	DMPS (D-Penicillamin, NaCa$_2$-EDTA)	Thallium:	Berliner Blau (Natriumthiosulfat)
Kalium:	Natriumchlorid	Uran:	CaNa$_2$-EDTA (Ca-Trinatriumpentat)
Kobalt:	CaNa$_2$-EDTA – (DMPS, Natriumthiosulfat)	Vanadium:	CaNa$_2$-EDTA – (DMPS)
		Wismut:	DMPS
Kupfer:	CaNa$_2$-EDTA – (DPMS)	Zink:	D-Penicillamin (Natriumthiosulfat) (Ca-Trinatriumpentat, CaNa$_2$-EDTA)
Lithium:	Natriumchlorid		
Magnesium:	Calciumglukonat, Physostigmin		

Notabene! Bei Metallvergiftungen gilt der Grundsatz: Keine Vergiftungsbehandlung ohne quantitativen Giftnachweis.

Arsenanamnese

Erbrechen
Kopfschmerzen
Rachenbeschwerden
Schluckbeschwerden
Magenschmerzen
Durchfälle wie Reiswasser
Stuhl – blutig
Muskelkrämpfe
Ausgetrocknetsein
Urin – blutig
Urin – blieb weg
Nervenschmerzen
Hautabblättern
Leberschäden
Schwäche
Übelkeit

Fieber
Gefäßkrämpfe
Gewichtsabnahme
Verstopfung
Gastritis
Bronchitis
Geschwüre im Rachen
Geschwüre am After
Geschwüre in der Scheide
Geschwüre im Magen
Ekzem
Hautentzündung
Warzen
Hautrisse
Verhornung beider Hände
Verhornung beider Fußsohlen
graubraune Augenlider

Metalle

Arsenanamnese (Fortsetzung)

graubraune Schläfen
graubrauner Nacken
graubraune Brustwarze
graubraune Achseln
Schweißneigung
Haarausfall (fleckig)

Fingernägel brüchig
Fingernägel Querstreifen
Beine – Kribbeln
Beine – Schmerzen
Beine – Lähmungen
Muskelschwund

Bleianamnese

Schwarzes Zahnfleisch
Schwarze Flecken auf der Zunge/Wangenschleimhaut
Fahle aschgraue Gesichtsfarbe
Muskelschwäche (beim Strecken der Hand)
Leibkoliken
Verstopfung
Schmerzen im rechten Oberbauch (Leber)
Bluthochdruck
Gicht
Herzanfälle
Kribbeln, Ameisenlaufen an Händen
Kribbeln, Ameisenlaufen an Füßen
Gelenkschmerzen
Gliederschmerzen
Sehstörungen
Hörstörungen
Kopfschmerzen
Schwindel
Große Müdigkeit
Schlafstörungen
Zittern in den Händen
Ohnmachtsanfälle

Krämpfe
Angstzustände
Depression
Sinnestäuschungen
Tobsuchtsanfälle
Totgeburt
Nachlassen der Geschlechtskraft
Taubheit der Finger
Gehstörungen
Gedächtnisschwäche
Sind Sie der einzige im Betrieb, der erkrankt ist
Wenn nein, wer (wieviele) noch
Wurden Sie früher wegen dieser Frage schon untersucht
Wenn ja, wo
Wann
Wurden Sie schon einmal deswegen behandelt
Wo
Wie
Arbeiten Sie mit Benzin und in der Umgebung von Benzindämpfen
Arbeiten Sie mit Sandstrahlgebläsen (Entfernung von Farbresten)

Metalle

Blei-Therapieschema

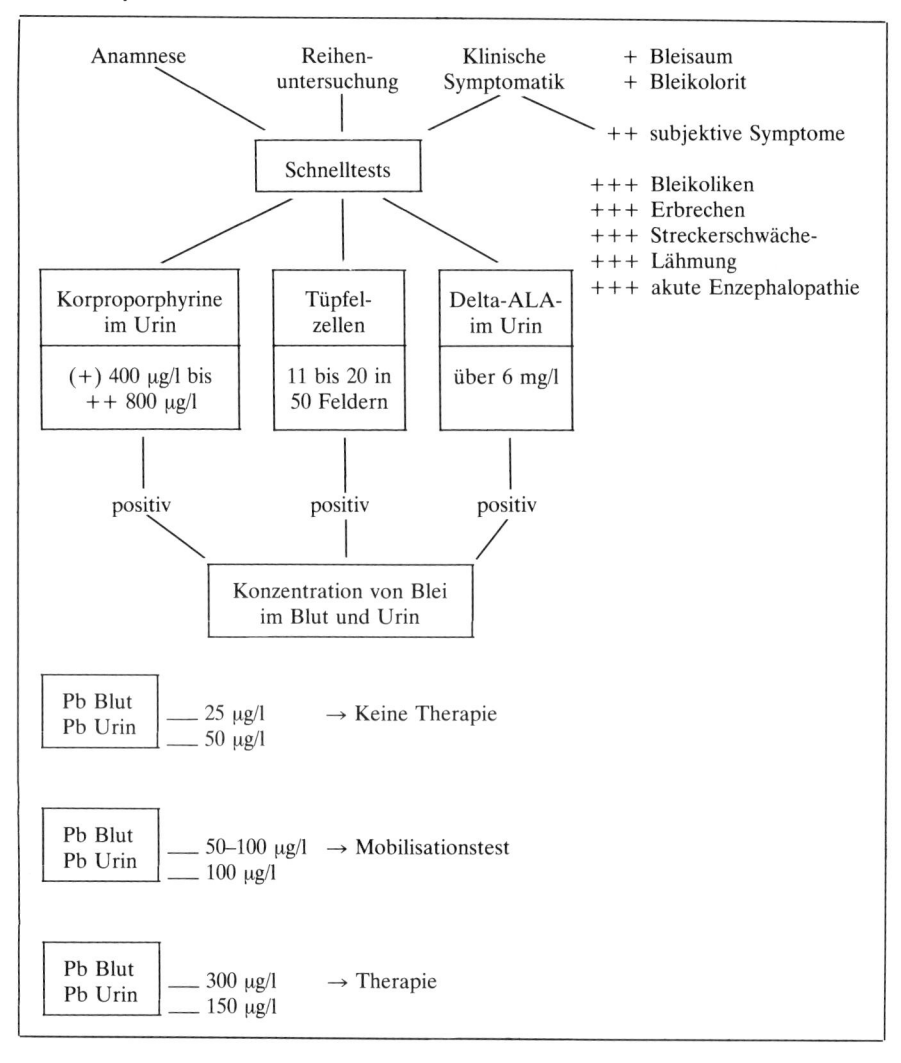

```
Anamnese      Reihen-        Klinische       + Bleisaum
              untersuchung   Symptomatik     + Bleikolorit
                    |                        ++ subjektive Symptome
                Schnelltests
                                             +++ Bleikoliken
                                             +++ Erbrechen
                                             +++ Streckerschwäche-
                                             +++ Lähmung
  Korproporphyrine    Tüpfel-     Delta-ALA- +++ akute Enzephalopathie
     im Urin          zellen       im Urin

  (+) 400 µg/l bis   11 bis 20 in   über 6 mg/l
     ++ 800 µg/l      50 Feldern

      positiv          positiv        positiv

              Konzentration von Blei
                 im Blut und Urin
```

| Pb Blut | — 25 µg/l | → Keine Therapie |
| Pb Urin | — 50 µg/l | |

| Pb Blut | — 50–100 µg/l | → Mobilisationstest |
| Pb Urin | — 100 µg/l | |

| Pb Blut | — 300 µg/l | → Therapie |
| Pb Urin | — 150 µg/l | |

Metalle

Chromanamnese

Hautreizung Hautgeschwüre Nasenentzündung Rachenentzündung Augenentzündung Bronchitis Lungenödem Leibschmerzen Übelkeit Erbrechen (gelb-grünlich)	Durchfälle (blutig) Haut – Juckreiz Nervosität Blutungsneigung Blaue Haut (Methämoglobinämie) Nierenschädigung Leberschädigung Gelbsucht Lungenkrebs

Quecksilberanamnese

Mit welchen Quecksilberverbindungen arbeiten Sie Seit wann Wie oft Haben Sie eines der folgenden Krankheitszeichen: Mund-, Rachen-, Magenschmerzen Metallgeschmack Viel Urin Kein Urin Reizhusten Atemnot Bronchitis Lungenentzündungen Frösteln Gewichtsverlust Allgemeine Schwäche Gelenkschmerzen Kopfschmerzen Schwindel Nervosität Merkfähigkeit reduziert Zittern, feines – an Augenlidern – an der Zunge – verstärkt bei beabsichtigten Bewegungen Zitterschrift Sprechen stammelnd Aussprache verwaschen	Mundzuckungen Magenschmerzen Speichelfluß Zahnfleischentzündung Mundschleimhaut kupferfarben Blauvioletter Saum an den Zahnhälsen Zahnausfall Schnupfen, hartnäckiger Nasennebenhöhlenentzündungen, eitrige Herzrhythmusstörungen Nervosität Reizbarkeit Aufbrausen Gehetztes Tempo Schlaflosigkeit Energielosigkeit Ermüdung Depression Schüchternheit Schreckhaftigkeit Unentschlossenheit Menschenscheu Stimmungslabilität Empfindungsstörungen Schwindel Schwerhörigkeit Hautekzem Leberschaden Nierenschaden Blutarmut

Schwermetalle

Schwermetalle
Richt- und Grenzwerte für Boden-Schwermetalle (mg/kg lufttrockener Boden)

	Blei	Cadmium	Chrom	Kupfer	Nickel	Quecksilber	Zink
Normalgehalte („Häufig vorkommende Gehalte in Kulturböden", aus Kloke, 1980)	0,1–20	0,1–1	2–50	1–20	2–50	0,–1	3–50
Grenzwerte der Klärschlammverordnung (AbfKlärV) vom 25. 6. 1982	100	3	100	100	50	2	300

Orientierungsdaten für tolerierbare Gesamtgehalte einiger Elemente in Kulturböden (aus Kloke, 1980)

		Gesamtgehalte im lufttrockenen Boden mg/kg		
	Element	häufig	besonders bzw. kontam. Böden	tolerierbar
As	Arsen	2–20	< 8000	20
B	Bor	5–30	< 1000	25
Be	Beryllium	1–5	< 2300	10
Br	Brom	1–10	< 100	10
Cd	Cadmium	0,1–1	< 200	3
Co	Cobalt	1–10	< 800	50
Cr	Chrom	2–50	<20000	100
Cu	Kupfer	1–20	<22000	100
F	Fluor	50–200	< 8000	200
Ga	Gallium	<0,5–10	< 300	10
Hg	Quecksilber	0,1–1	< 500	2
Mo	Molybdän	<1–5	< 200	5
Ni	Nickel	2–50	<10000	50
Pb	Blei	0,1–20	< 4000	100
Sb	Antimon	<0,1–0,5	?	5
Se	Selen	0,1–5	< 1200	10
Sn	Zinn	1–20	< 800	50
Ti	Titan	<100–5000	<20000	5000
Tl	Thallium	<0,1–0,5	< 40	1
U	Uran	<0,1–1	< 115	5
V	Vanadium	10–100	< 1000	50
Zn	Zink	3–50	<20000	300
Zr	Zirkon	<10–300	< 6000	300

Schwermetalle

Vergleich mit den niederländischen Richtwerten

		Pb mg/kg	Cd mg/kg	Cr mg/kg	Ni mg/kg	Cu mg/kg	Zn mg/kg
Orientierungsdaten nach Kloke		100	3	100	100	50	300
Niederländische Richtwerte*	A	60	1	100	50	50	200
	B	150	5	250	100	100	500
	C	600	20	800	500	500	3000

A = Referenzwerte, die entweder dem natürlichen Gehalt an Inhaltsstoffen entsprechen oder bei Stoffen, die in der Natur nicht vorkommen, der chemisch-analytischen Nachweisgrenze.

B = Prüfwerte für nähere Untersuchung, d. h. wenn bei einem oder mehreren Stoffen die hier angeführten Konzentrationen überschritten werden, ist durch eine weitergehende Untersuchung festzustellen, ob eine Gefährdung von Mensch und Umwelt gegeben ist, wobei die lokale Situation und die Nutzung des Bodens zu berücksichtigen sind.

C = Prüfwerte für Sanierung, bei deren Überschreitung Sanierungsmaßnahmen einzuleiten oder Sanierungsuntersuchungen binnen kurzer Frist durchzuführen sind.

Die C-Werte wurden etwas modifiziert und den lokalen Verhältnissen angepaßt vom Stadtstaat Hamburg bereits übernommen und gelten dort als Maßstab für einzuleitende Sanierungsmaßnahmen.

* ,,Prüftabelle für die Beurteilung von Konzentrationshöhen im Boden"

Giftpflanzen

Giftpflanzen

Gift	Giftwirkung	Therapie	
Pflanzen, giftige allgem. Bis 3 Beeren ungiftig	Brechdurchfall, Kreislaufstörungen, Krämpfe, Atemlähmung, Schock, Herzrhythmusstörungen.	Sofort Kohle-Pulvis, Natriumsulfat, beatmen, Schockprophylaxe, Herzmassage, Haut und Augen spülen.	Magenspülung, Kohle-Pulvis, Plasma-(expander), Valium bei Krämpfen, Kochsalz-(Kalium)infusion mit Psyquil. Beatmen.

Adonis (Frühlings-) – Digitalis
Akazie, falsche (Robinia pseudoacacia) – Phasin (Toxalbumin)
Alpenveilchen (Cyclamen europaeum) – s. Saponine
Alraune (Mandragora officinarum) – Atropin – Hyoscyamin (Rinde, Früchte, Samen)
Andromeda-Arten – wie Aconitin
Aronstab (gefleckter) (Arum maculatum) – Saponine Aroin, Blausäure (DMAP!)
Besenginster (gemeiner) (Sarothamnus scoparius) – Alkaloide (Spartein, Scoparin)
Betelnuß (Areca catechu) (tödliche Dosis 50 mg) – Acetylcholin
Bilsenkraut (Hyoscyamus) – Atropin
Bingelkraut (Mercurialis) – Blausäure, Saponine
Bittersüßer Nachtschatten (Solanum dulcamara) (für Kinder 30–40 Beeren tödlich) – Alkaloide, Saponine
Blasenstrauch (gelber) (Colutea arborescens) – Bitterstoffe
Blaugrüne Binse (Juncus inflexis) – Blausäure
Bocksdorn (Lycium barbarum) – Atropin-Antidot Physostigmin
Bohnen (Phaseolus sp) – Phasin (Toxalbumin)
Bucheckern (Fagus silvatica) – Saponine
Buchsbaum (Buxus sempervirens) – Krampfgift (Cyclobuxin)
Buchweizen (Fagopyrum esculentum) – Photosensibilisatoren
Buschwindröschen (Anemone nemorosa) – Protoanemonin

Ceder (Cedrus) – Ätherische Öle
Christrose (Helleborus niger) – Digitalis, Saponine
Efeu (gemeiner) (Hedera helix) – Ätherische Öle (Beeren!)
Eibe (Taxus baccata) – Alkaloid (Taxin)
Einbeere (vierblättrig) (Paris quadrifolia) – Saponine
Eisenhut-Arten (Aconitium) – Aconitin
Erbsenstrauch (Carragana arborescens) – Cytisin
Essigbaum (Rhus typhina) – Abführmittel
Faulbaum (Rinde) (Rhamnus frangula) – Abführmittel
Feuerbohne (Phaseolus coccineus) – Phasin (Toxalbumin) (rohe Samen und Hülsen)
Fingerhut (roter) (Digitalis persicaria) – Digitalis
Flohknöterich (Polygonum purpurea) – Abführmittel, Lebergift
Germer, weißer (Veratrum album) – Veratrumalkaloide
Giftsumach (Rhus silvestris toxicodendron) – Aconitin (Hautreizung)
Ginster (Genista) – Cytisin
Glyzinie (Wisteria sinesis) – Ätherische Öle, Glycosid
Goldlack (Cheiranthus Cheiri) – Digitalis, Abführmittel
Goldregen (Laburnum anagyroides) – Cytisin
Gottesgnadenkraut (Gratiola officinalis) – Glycosid
Gränke-Arten (Andromeda polifolia) – Aconitin

197

Giftpflanzen

Granatapfelbaum (Punica) – Coniin
Hahnenfuß-Arten (Ranunculus) – Protoanemonin
Heckenkirsche (Lonicera xyloyteum) – Bitterstoff (Beeren)
Hederich-Arten (Raphanus raphanistrum) – Senföle – Blausäure
Heracleum-Arten – Saponine
Herbstzeitlose (Colchicum autumnale) – Colchicin
Holunder (Sambucus canadensis) – Ätherische Öle (unreife Beeren)
Hundspetersilie (Aethusa cynapium) – Coniin
Jasmin, gelber (Gelsemium sempervirens) – Atropin
Judenkirsche (Physalis alkekengi) – Bitterstoff
Kälberkropf – Atropin, Antidot Physostigmin
Kartoffel (unreif) (Tuberosis solanum) – Atropin (Solanin) Antidot Physostigmin
Kastanie (Aeculus hippocastanum) – Saponine
Klee (Trifolium) (Weiß-, Rot-, Schwedischer) – Blausäure, Saponine
Kokkelskörner (2–3 g tödl.) – Krampfgifte
Koloquinten (Citrullus colocynthi) – Abführmittel
Kreuzdorn (Rhamnus catharticus) – Abführmittel
Kreuzkraut (Senecio vulgaris) – Mutterkornalkaloide
Kronwicke (bunte) (Coronilla) – Digitalis
Küchenschelle (Anemona pulsatilla) – Protoanemonin
Lebensbaum (Thuja-Arten) – Krampfgifte, Ätherische Öle
Leinsamen (Linum) – Blausäure
Liguster (Ligustrum) – Ätherische Öle (Hautreizung!)
Maiglöckchen (Convallaria majalis) – Digitalis
Mauerpfeffer (Sedum acre) – Atropin (Solanin)
Mistel (Viscum album) – Viscotoxin (örtl. Entzündung)
Nachtschatten (Solanum nigrum und dulcamara), unreife Beeren für Kind tödlich – Atropin, Antidot Physostigmin
Narzisse (Narcissus pseudonarcissus) (gelbe, Wald-) in großen Mengen – Lyeorin (Alkaloid)
Nickendes Perlgras (Leica nutans) – Blausäure
Nieswurz (weiß) (Veratrum album) – Digitalis, Saponine = Germer
Nieswurz (schwarz) (Helleborus niger) – Digitalis, Saponine = Christrose
Oleander (Nerium oleander) – Digitalis, ätherische Öle
Osterluzei (Aristolochia clematis) – Aristolochiasäure (karzinogen?)
Perückenstrauch (Cotinus coggygria Scop) – Hydrochinone, organ. Säuren
Pfaffenhütchen (Euonymus) – Digitalis, ätherische Öle
Pilze – Fliegenpilz – Pantherpilz – Aristolochiasäure (karzinogen?)
Rhabarber (Rheum) – Abführmittel, Oxalsäure
Rhododendron-Arten – Aconitin (Blätter, Blüten)
Rittersporn-Arten (Delphinium) – Aconitin
Rosmarinheide (Andromeda polifolia) – Aconitin
Sadebaum (Juniperus sabina) – Ätherische Öle
Salbei (Salvia officinalis) – Krampfgifte
Salomonsiegel (Beeren) (Polygonatum odoratum) – Digitalis
Sauerampfer (Rumex acetosa) – Oxalsäure (Calciumgabe!)
Seidelbast (Daphne mezereum) (wenige Beeren giftig) – Ätherische Öle, organ. Säuren
Sennesblätter – Abführmittel
Sumpfporst (Ledum palustre) – Ätherische Öle
Stechapfel (Datura stramonium) (gemeiner) – Atropin (Antidot Physostigmin)
Stechpalme (Ilex aquifolium) Beeren für Kinder tödlich – Ätherische Öle, Saponine
Schafgarbe (Achillea millefolium) – Ätherische Öle
Schierling (gefleckter) (Conium maculatum)

Giftpflanzen

Samen, Wurzeln! – Coniin
Schlaf-Mohn (Papaver somniferum) – Opiate
Schneeball (Viburnum) – Ätherische Öle, Glycosid
Schneebeere (Symphoricarpos albus) – Saponine (Hautreizung)
Schöllkraut (Chelidonium majus) – Papaverin
Schöterich (bleicher) (Erysimum crepidifolium) – Digitalis
Thuja – Krampfgift, ätherische Öle (Lebergift)
Tollkirsche (Atropa belladonnae) tödl. Dosis 3–5 für Kinder, Antidot Physostigmin
Vogelbeere (Sorbus aucuparia) – Abführmittel (viele Beeren)
Wald-Geißblatt (Lonicera periclymenum) (Beeren) – Saponine, Phenole
Waldrebe (Clematis) – Protoanemonin
Wasserschierling (Cicuta virosa) – Krampfgifte (Risus sardonicus)
Wasserschwaden (Glyceria maxima) – Blausäure
Wasserschwertlilie (Iris pseudacorus) – Ätherische Öle
Wein (wilder) (Parthenocissus quinquefolia) – Abführmittel
Wermut (Artemisa) – Krampfgifte
Wicken-Arten (Vicia) – Blausäure
Wolfskraut (Aristolochia clematitis) – Ätherische Öle, Aristolochiasäure (karz.?)
Wunderbaum (Ricinus communis) Samen (Blätter) sehr giftig – Abführmittel
Zaunrübe (Bryonia dioica), tödl. Dosis 15 für Kinder, Erwachsene 40 – Glycosid
Zwergholunder (Sambucus ebulus) – Blausäure, ätherische Öle
Zwergmispel (Cotoneaster integerrimus) – Blausäure

Nahrungsmittel

Nahrungsmittelvergiftungen

Schweregrad	leicht	mittel	schwer
Atemwege Beatmen Circulation			Intubation Plasmaexpander
Diagnose	unter 30 Min. Chemikalien (Pflanzenschutzmittel, Desinfektionsmittel, Schwermetalle) Brechdurchfall blutig: Schwermetalle + Miosis und Lungen- ödem: Alkylphosphate + Zyanose: Methämoglobinbildner	⌐Latenzzeit¬ 30 Min. bis 3 (5) Stunden: Staphylokokken- enterotoxin, über 5 Std.: Salmonellen Staphylokokken: explosionsartiger Beginn eines Brech- durchfalls Salmonellen: Beginn mit Durchfall, leichtes Fieber	12–48 Stunden: Botulismus Evtl. Erbrechen, Mundtrockenheit, Au- genmuskellähmung, Sprach- und Schluckstö- rungen, Muskelschwä- che, Atemlähmung, kein Fieber, kein Durchfall
(Asservate)	Erbrochenes, Stuhl und Blut asservieren	2 Stuhlkulturen im Ab- stand von 24 Std.	vor Antitoxingabe 40 ml Blut zur Erregerbestim- mung asservieren, Typ A–E
Entgiftung	Erbrechen Magenspülung Schwermetalle: evtl. Dialyse	evtl. Erbrechen	evtl. Magenspülung
Fürsorge	Mitesser ermitteln und behandeln Kantinenessen: Gesundheitsamt, Lebensmittelaufsicht (Gewerbeaufsichtsamt) Meldepflicht – Gesundheitsamt		
Gegengift	Sofort Kohle-Pulvis (10 Gramm) oral Alkylphosphate: Atropin (2–5–50 mg i.v.) Obidoxim Methämoglobinbildner: Toluidinblau (2 mg/kg KG i.v.) Schwermetalle: DMPS (G 63)		bei Verdacht sofort Bo- tulismus-Antitoxinserum 200–400 ml initial i.v. (vorherige Allergiete- stung am Auge), dann täglich 2 × 50 ml i.v. 6–12 Tage lang bis zur Rückbildung der Augen- symptome, zunächst po- lyvalent, nach Erreger- testung monovalent
Recht	Verursacher – Haftpflicht Rechtzeitige Verständigung der Behörden zur fachgerechten Beweissicherung Verdächtiges Nahrungsmittel an die Lebensmittelaufsicht senden		

Nahrungsmittel

Gift	Giftwirkung	Therapie
Botulismus Clostridium botulimum anaerob, Neurotoxin, thermolabil (15 Minuten kochen), in Fisch, Käse, Wurst, Früchte-, Fleisch- und Gemüsekonserven; toxinhaltige Lebensmittel weisen meist äußerlich keine Veränderungen auf, säuerlicher Geruch oder Gasbildung durch Begleitbakterien! Toxische Dosis: weniger als 0,01 mg; schnelle orale, perkutane und inhalatorische Resorption; schwerste Intoxikationen bei kurzer Latenzzeit (z. B. ½ Std.). Prophylaxe: alle Konserven 30 Min. kochen! Meldepflicht.	Latenzzeit 12 bis 48 Std. (maximal 14 Tage), Nausea, Erbrechen, Mundtrockenheit, starker Durst, Kopfschmerzen, Lichtempfindlichkeit, Augenmuskellähmungen (Strabismus convergens, Ptosis), Augenflimmern, Sprach- und Schluckstörungen, Muskelschwäche am Hals, dann an Extremitäten, Obstipation (Ileus), Tachykardie, Atemlähmung, Areflexie, Herzstillstand. Kein Fieber, meist keine (Begleit-)Diarrhoe.	Kohle-Pulvis, bei Verdacht *sofort* Botulismus-Antitoxinserum (200 bis 400 ml initial i.v., dann täglich 2mal 50 ml i.v. 6 bis 12 Tage lang bis zur Rückbildung der Augensymptome); vorher Blutentnahme, Erregernachweis; Vorsicht vor Aspiration bei Giftelimination; artifizielle Diarrhoe; Plasmaexpander, Intubation, künstliche Beatmung, Pneumonieprophylaxe, Kontrolle der Nierenfunktion; Therapiedauer 4 bis 6 Wochen (abhängig von Regenerationsdauer des vom Toxin zerstörten myelinfreien Nervs).
Clostridium perfringens In Rindfleisch, Truthahn, bei Kohlenhydratvergärung.	Latenzzeit 11 Std., Leibschmerzen, Übelkeit, Erbrechen, Krankheitsbild hält bis zu 48 Std. an.	Kohle-Pulvis und Natriumsulfat, Nahrungskarenz, anfangs schwarzer Tee, später Schleim.
Escherichia coli	Latenzzeit 12 Std., Durchfall, Übelkeit, Erbrechen, Krankheitsbild hält bis zu 5 Std. an.	Kohle-Pulvis, nach starkem Erbrechen Elektrolytsubstitution parenteral, Bettruhe, Wärme; Antibiotika nach bakteriologischer Austestung.
Salmonellen Endotoxine, stark hitzestabil; im Geflügel; Massenvergiftung, Meldepflicht.	Latenzzeit über 5–12 Std., Durchfall, Fieber.	Kohle-Pulvis, Lactulose **(G 27)**. Selten Antibiotika (Ampicillin, Cotrimoxazol®) indiziert.
Staphylokokken (meist Staph. aureus), Enterotoxin, hitzestabil (30 Minuten kochen), in Schweine- und Rindfleisch, Geflügel; Massenvergiftung; Meldepflicht.	Latenzzeit 30 Min. bis 5 Std., Leibschmerzen, Übelkeit, massive Gastroenteritis, Wadenkrämpfe, Schock, Flush, Hypothermie, kein Fieber; Krankheitsbild hält bis zu 96 Std. an.	Kohle-Pulvis, bei anhaltendem Erbrechen Triflupromazin, Infusion, Kaliumsubstitution.

Nahrungsmittel

Pflichtmeldung (Auszug) gemäß Bundesseuchengesetz vom 18. 7. 1961
Richtlinien für den meldenden Arzt
I. **Unverzüglich,** spätestens innerhalb 24 Stunden nach erlangter Kenntnis, sind nach dem Bundesseuchengesetz zu melden:
A) **Erkrankung – Verdachtsfall – Todesfall** an
1. Aussatz, 2. Botulismus, 3. Cholera, 4. Enteritis infectiosa: a) Salmonellose, b) übrige Formen, 5. Fleckfieber, 6. übertragbarer Gehirnentzündung, 7. Gelbfieber, 8. übertragbarer Kinderlähmung, 9. Mikrosporie, 10. Milzbrand, 11. Ornithose: a) Psittacose, b) übrige Formen, 12. Paratyphus A und B, 13. Pest, 14. Pocken, 15. Rückfallfieber, 16. Ruhr: a) bakterielle Ruhr, b) Amöbenruhr, 17. Tollwut, 18. Tuberkulose: a) der Atmungsorgane (aktive Form), b) der Haut, c) der übrigen Organe, 19. Tularämie, 20. Typhus abdominalis.
B) **Erkrankung und Todesfall an**
1. Brucellose: a) Bang'sche Krankheit, b) Maltafieber, c) übrige Formen, 2. Diphtherie, 3. übertragbarer Hirnhautentzündung: a) Meningokokken-Meningitis, b) übrigen Formen, 4. Hepatitis infectiosa, 5. Kindbettfieber: a) bei oder nach Geburt, b) bei oder nach Fehlgeburt, 6. Leptospirose: a) Weil'sche Krankheit, b) Feldfieber, c) Canicolafieber, d) übrige Formen, 7. Malaria: a) Ersterkrankung, b) Rückfall, 8. Q-Fieber, 9. Rotz, 10. Scharlach, 11. Toxoplasmose, 12. Trachom, 13. Trichinose, 14. Wundstarrkampf.
C) **Jeder Todesfall an**
1. Grippe (Virusgrippe), 2. Keuchhusten, 3. Masern.

D) **Jeder Ausscheider von Erregern** von
1. Enteritis infectiosa (Salmonellose), 2. Paratyphus A und B, 3. bakterieller Ruhr, 4. Typhus abdominalis.
E) Eine **Verletzung** durch ein **tollwutkrankes oder tollwutverdächtiges Tier** sowie die Berührung eines solches Tieres oder Tierkörpers gilt als Fall des Verdachts einer Erkrankung an Tollwut.
F) Wenn Erkrankungen an Coli-Dyspepsie, Erysipel, Keuchhusten, Masern, Mumps, Röteln oder Windpocken in **Krankenanstalten** oder **Entbindungsheimen nicht nur** vereinzelt auftreten.
II. Zur Meldung sind in der Reihenfolge verpflichtet:
1. der **behandelnde** oder sonst hinzugezogene Arzt,
2. jede **sonstige** mit der Behandlung oder Pflege des Betroffenen berufsmäßig beschäftigte Person,
3. die hinzugezogene **Hebamme,**
4. das Familienhaupt,
5. der **Leichenschauer.**

In Krankenhäusern oder Entbindungsheimen trifft die Verpflichtung den leitenden Arzt, in Krankenhäusern mit mehreren selbständigen Abteilungen den leitenden Abteilungsarzt, in Medizinaluntersuchungsämtern und sonstigen öffentlichen oder privaten Untersuchungsstellen den Leiter der Stelle, diesen jedoch nicht, wenn die Untersuchungsstelle Teil des Krankenhauses ist und sich die Untersuchung auf Insassen dieses Krankenhauses bezieht.
III. In den unter I. A, B und C genannten Fällen ist **telefonische Voranzeige** zweckmäßig.

Giftpflanzen

Pflanzen – Giftbestandteile

Gift	Giftwirkung	Therapie
Abführmittel Ätherische Öle, Crotonöl.	Je nach eingenommener Menge und Art sofort (Crotonöl) oder später Darmkoliken, Leibschmerzen, Erbrechen, wäßrige bis blutige Durchfälle, Muskelzucken, Schock, Bewußtlosigkeit.	Sofort Kohle-Pulvis-Gabe (10 g), Natriumsulfat, Bettruhe, Diät, Plasmaexpander, Vorsicht mit Digitalis, Kaliuminfusionen, Opiumtropfen.
Acetylcholin geschluckt relativ ungiftig, gespritzt sehr giftig: tödl. Dosis 0,5 mg/kg	Schweißneigung, Speichelfluß, Hautblässe, extrem enge Pupillen, Sehstörungen, Durchfall, Koliken, langsamer Puls, Schock, Herzstillstand, Lungenödem, Krämpfe, Lähmungen.	Sofort **(G 25)** Kohle-Pulvis, Natriumsulfat eingeben, beatmen, Herzmassage, Speichel absaugen, Schockprophylaxe, Ruhe, Wärme. Sofort Magenspülung mit Kaliumpermanganatlösung, Antidot Atropin (1–2 mg i.v. oder i.m.) laufend wiederholen (trockene Haut, Mydriasis), Diazepam i.v., bei Krämpfen Plasmaexpander).
Aconitin echter, gelber und bunter Eisenhut. Rittersporn, Rosmarinheide, weiße Nieswurz (Wurzel!), schwarzer Germer, tödliche Dosis 1–2 g.	Pelzigkeit, Gelb-Grün-Sehen, Schwindel, Ohrensausen, Übelkeit, Erbrechen, Durchfälle, Koliken, stark schmerzhafte Krämpfe, Lähmungen, Untertemperatur, Erregungszustände, Halluzinationen, Herzrhythmusstörungen, Schock, Atemlähmung.	Sofort Gabe von Kohle-Pulvis, Natriumsulfat, beatmen. Magenspülung, Plasmaexpander, Diazepam bei Krämpfen, sofortige Klinikeinweisung, Kochsalzinfusion Triflupromazin.
Ätherische Öle enthalten in vielen Pflanzen (s. jeweils dort) zusammen mit Saponinen, Harzen und Gerbstoffen; Volksheilmittel (Tee), Duftstoffe, Kosmetika.	Übelkeit, Erbrechen, Darmkrämpfe, (blutige) Durchfälle, Schwindel, Kopfschmerzen, Herzjagen oder Pulsabfall, Atemnot, Kehlkopfkrampf, Zittern, Erregung, Krämpfe, Lähmungen, Atemlähmung, Nierenversagen.	Sofort Kohle-Pulvis-Gabe, dann PEG 400 (Haut), Natriumsulfatgabe, viel trinken lassen. Haut und Augen mit viel Wasser spülen, beatmen, Ruhe, Wärme. Sofort Magenspülung, Kohle- u. Natriumsulfatinstillation, Infusionen, gegen Koliken Atropin, Diazepam i.v. bei Krämpfen, Sauerstoff.

Giftpflanzen

Gift	Giftwirkung	Therapie
Colchicin Alkaloid, Herbstzeitlose (tödl. Dosis 2–5 g), Zytostatikum, Gichtmittel	Nach Latenz (2–6 Std.) Brennen im Mund, Übelkeit, Erbrechen, Darmkrämpfe, wäßrige, evtl. blutige Durchfälle, Durst, Atemnot, Halluzinationen, Angst, Lichtscheu, Gefühlsstörungen, Lähmungen, Krämpfe, Untertemperatur, Herzjagen, Herzrhythmusstörungen, Schock, Atemlähmung.	Sofort Kohle-Pulvis-Gabe **(G 75)**, Natriumsulfatgabe, Schocklagerung, Wärme, warmen Tee oder Kaffee trinken lassen, Frischluft. Magenspülung mit Kaliumpermanganat, Plasmaexpandergabe, bei Krämpfen Valium, gegen Darmspasmen Atropin (1 mg 2stündlich s.c.), kein Opium, künstl. Beatmung.
Coniin gefleckter Schierling, Hundspetersilie tödl. Dosis 0,5 g	Sofort Speichelfluß, Übelkeit, Erbrechen, später trockener Mund, Durst, Schluckbeschwerden, Durchfall, Seh- u. Hörstörungen, Atemnot, Untertemperatur, Herzrhythmusstörungen, langsamer Puls, von den Beinen aufsteigende Lähmung, Atemlähmung.	Sofort Kohle-Pulvis-Gabe und Natriumsulfat, beatmen. Sofort Magenspülung mit Kaliumpermanganatlösung. Forcierte Diurese! Plasmaexpander.
Giftweizen s. Thallium, Cumarin, Zinkphosphid.		Kohle-Pulvis-Gabe **(G 25)**
Glykole, Glycerin (s. Lösungsmittel) tödl. Dosis 100 ml	(Blutige) Brechdurchfälle, Schwindel, Schock, Krämpfe, Lähmungen, Bewußtlosigkeit, Lungenwassersucht, Atemlähmung.	Sofort Kohle-Pulvis-Gabe, PEG 400 **(G 33)**, Frischluft, beatmen, Dexamethason-Spray; beatmen. Magenspülung, Plasmaexpander, Therapie des Lungenödems, Hämodialyse (Hämolyse!)
Glyoxylsäure in unreifen Früchten (Stachelbeeren), wird zu Oxalsäure abgebaut (s. dort).	Hämolyse.	Kohle-Pulvis-Gabe **(G 25)** Plasmaexpander.
Krampfgifte	Übelkeit, Erbrechen, Erregung, Bewußtlosigkeit, anfangs Blutdrucksteigerung, später starker Blutdruckab-	Sofort Kohle-Pulvis-Gabe **(G 25)**, Natriumsulfatgabe, Ruhe, keine äußeren Reize, bei Krämpfen Taschentuch

Giftpflanzen

Gift	Giftwirkung	Therapie
	fall, Herzjagen, beschleunigte Atmung, später Krampf der Atemmuskulatur und blaue Lippen, Atemlähmung, Lungenödem, Pupillen meist weit, Fieber, schwerste Krampfanfälle.	zwischen Zähne klemmen, beatmen, Haut mit feuchten kalten Tüchern abkühlen. Keine Magenspülung vor Intubation (Krampfgefahr), bei Krämpfen Diazepam i.v., Intubation, künstl. Beatmung.
Mutterkornalkaloide tödl. Dosis ab 5 g. Dihydergot, Hydergin, Gynergen, Cafergot, Ergotren, Methergin, Deseril retard, Yohimbin s. Secale (Ergotismus).	Erregungszustände, Angst, Kopfschmerzen, Schwindel, Erbrechen, Durchfall, Atemnot, Blutdruckanstieg, Sehstörungen, Krämpfe, anfangs Herzjagen, später Pulsabfall, Schock, Gefäßkrämpfe, Harnsperre.	Sofortige Kohle-Pulvis-Gabe **(G 25)**, Temperatur messen. Plasmaexpander, Diazepam bei Krämpfen, Magenspülung mit Kaliumpermanganatlösung bei großer Giftmenge, Blasenkatheter, bei Gefäßkrämpfen Nitrolingual-Spray.
Nikotin tödl. Dosis ab 40 mg (½ Zigarre, 4 Zigaretten, 8 g Schnupfpulver) für Erwachsene. Für Kinder: ¼ Zigarette harmlos, ab ½ Zigarette Giftentfernung! Auch Goldregen, Färberginster, deutscher Ginster, Stechginster. – s. Tabak.	Schwindel, Übelkeit, schmerzhafte, blutige Brechdurchfälle, Kopfschmerzen, Schweißausbrüche, Atemnot, Sehstörungen Erregung, Krämpfe, Herzrhythmusstörungen, Schock, Nierenversagen, Atemlähmung.	Sofort Kohle-Pulvis-Gabe, Natriumsulfat, Haut und Augen spülen, Frischluft, Schockvorsorge (Ruhe, Wärme). Bei Pflanzenteilen unbedingt noch Magenspülung (mit Kaliumpermanganat), bei Krämpfen Diazepam.
Saponine (s. Seife)	Örtl. Reizwirkung an Schleimhäuten, Blasenbildung, Blutung, Brechdurchfall.	Kohle-Pulvis **(G 25)**, evtl. Magenspülung, auf Nierenfunktion achten.

Pflanzenbehandlungsmittel

Schweregrad	Leicht	Mittel	Schwer
Atemwege Beatmen Circulation		Frischluft	Intubation Venenzugang Plasmaexpander Herzmassage
Diagnose			
Entgiftung			
Fürsorge	suizidal: Psychiater gewerblich: BG-Meldung		
Gegengift			

Diagnose: Miosis (stecknadelkopfgroße Pupillen), Schweißausbruch, blasse, kalte Haut, Erregung, Krämpfe (toxisch-klonisch), Durchfall, Erbrechen, Lungenödem (bronchiale Sekretflut) Atemlähmung, Schock, Mydriasis

(Pseudo-) Cholinesterase im Blut unter Norm:

50%	70%	90% quant. Blutkonzentration

Entgiftung: Augen mit 2%iger, Haut mit 4%iger Natriumbikarbonatlösung und Wasser oder PEG 400 **(G 33)** spülen.

sofort Erbrechen, anschließend Magenspülung, Natriumbikarbonat 4% instillieren

	hoher Darmeinlauf
	Hämoperfusion Nach Entgiftung Therapie des Hirnödems mit HES 10%-Infusionen

Gegengift: Atropin

1 mg	5–50 mg	500 mg

wiederholt bis zum Auftreten eines Atropinbildes mit: heißer, trockener, roter Haut, Tachykardie (Mydriasis)

kein bronchiales Absaugen möglich

Pflanzenbehandlungsmittel

Gift	Giftwirkung	Therapie
Alkylphosphate = Phosphorsäureester Kontakt-, Fraß- und Inhalationsgifte; Cholinesterasehemmer; Azinphosmethyl, Bromophos, Carbophenothion, Chlorfenvinfos, Chlormephos, Clorthion, Cyanophos, Cyanthoat, Demeton, Dialifor, Diazinon, Dibrom, Dichlofenthion, Dichlorvos, Dicrotophos, Dimefox, Dimethoat, Dioxathion, Disulfoton, Endothion, Ethion, Fenchlorphos, Fenitrothion, Fensulfothion, Fenthion, Formothion, Isochlorthion, Jodofenphos, Malathion, Methidathion, Mevinphos, Monocrotophos, Morphothion, Omethoat, Oxydemetomethyl, Parathion (E 605), Phenkapton, Phorate, Phosalone, Phosmet, Phosphamidon, Phoxim, Sulfotepp, Tetrachlorvinfos, Thiometonsulfoxid, Triamphos, Trichloronat, Trichlorphon, Vamidothion, Zinophos. Oral, perkutan und inhalatorisch. DL: ab 0,1 g. Kampfstoffe (Tabun, Sarin, Soman, V-Stoffe). s. auch dort.	Extreme Miosis, Sehstörungen, Hypersalivation, abdominale Krämpfe, Durchfälle, Bradykardie, Erregungszustände, fibrilläre Zuckungen, tonisch-klonische Krämpfe, Dyspnoe, Zyanose, Bewußtlosigkeit, finale Mydriasis, Lungenödem, Schock, Atemlähmung, Herzstillstand.	Sofort beatmen (Schutz vor Selbstintoxikation!), dann hohe Dosen Atropin: 5–50–500 mg initial i.v. (Kinder 1 mg/kg KG), bis Vagussymptomatik verschwindet (Bradykardie, Speichel-, Schweiß- und Tränenfluß, Brechdurchfall, Miosis), Wiederholung je nach Wiederauftreten der Symptomatik (s. u.). Initial ausreichend hohe Dosierung bis zum Verschwinden der Vagussymptomatik kann lebensrettend sein, später Tagesdosen bis 50 g/24 Std.! Magenspülung mit Natriumbikarbonat, dann Obidoximgabe (nicht bei Carbamaten). Sofort beatmen! Benetzte Kleidung entfernen, Haut mit PEG 400 und Wasser und Seife reinigen. Bei irrtümlicher Überdosierung Antidot Physostigmin. Kohleinstillation (Schutz vor perkutaner Selbstintoxikation!), weiterhin hohe Dosen Atropin (z. B. 4–200 mg pro Stunde im Dauertropf entsprechend der Symptomatik: Bronchialsekretion, Schweißsekretion, Verengerungstendenz der weiten Pupillen, Krämpfe, Bradykardie), ab. 3. Tag Tracheotomie, falls noch eine maschinelle Beatmung erforderlich, tägliche Cholinesterasebestimmungen, ein- bis zweimalige Wiederholung der Obidoxim-Gabe innerhalb der ersten 6 Std., Succinyl-Relaxierung bei Krämpfen, Bikarbonatsubstitution, Plasmaexpandergabe, Kaliumsubstitution. Das Schicksal entscheidet sich in den ersten Minuten!

Pflanzenbehandlungsmittel

Gift	Giftwirkung	Therapie
Carbamate Aldicarb, Allyxycarb, Aminocarb, Barban, Bendiocarb, Bromophenoxim, Bufencarb, Butacarb, Butoxicarboxim, Carbanolat, Carbaryl, Carbetamid, Carbofuran, Cartap, CDEC, Cepyram, Chlorbufan, CMPO, Dimatan, Dimetilan, Dioxacarb, Ehtiofencarb, Formetanat, Isolan, Isoprocarb, Methomyl, Mercaptodimethur, Mexacarbate, Molinate, Nabam, NaDDT, Oxamyl, Pebulate, Primicarb, Phenmedipham, Propham, Propoxur, Pyrolan, Pyramat, Thiocarboxim, Thiofanox, Thiolcarbamat, Triaram, Vernolat.	Wie bei Alkylphosphaten, nur *sofort* einsetzend und rasch wieder abklingend.	Wie bei Alkylphosphaten, jedoch *kein Obidoxim!*
Cumarine Cumachlor, Cumafuryl, Cumatetralyl, Pyranocumarin, Warfarin.	Einmalige Intoxikation harmlos; mehrmalige Aufnahme kleiner Mengen jedoch gefährlich: Hirnblutung, Hämaturie, Anämie, Schock	Vitamin K_1 (10 Tropfen Konakion® 6stündlich oral oder 1 Ampulle i.v.), Plasmaexpander bzw. Bluttransfusion, Kontrolle der Prothrombinzeit. Nur bei lebensbedrohlicher Blutung eines Marcumarisierten PPSB i.v.
Indandione Chlorophacinin, Pindon, Vitamin-K-Antagonisten.	Siehe Cumarine.	Siehe Cumarine.

Pflanzenbehandlungsmittel

Herbizide

Gift	Giftwirkung	Therapie
Anilinderivate Alachlor, Monalide, Pentanochlor, Propachlor, Prynachlor, Trifluralin. Methämoglobinbildner.	Kopfschmerzen, Schwindel, Erregung, Übelkeit, Erbrechen, blaugraue Zyanose, Hämolyse, Anämie, Leber- und Nierenfunktionsstörungen.	Giftentfernung **(E 5, 8)**, Antidot Toluidinblau **(G 57)**
Carbonsäuren, chlorierte Dalapon, Natriumtrichloracetat (TCA).	Schmerzhafte, örtliche Ätzwirkung, Erbrechen, blutige Durchfälle, Schock.	Giftentfernung **(E 6)**, Haut und Augen spülen, Augenarzt, Volumensubstitution **(G 39)**.
Carbonsäureester, cyclische Carbonsäuren Chlorflurenol, Chlorphenpropmethyl, Chlorthiamid, Dicamba, Dichlobenil, Flurenol, Ioxynil, Naphthoxyessigsäuremethylester, Picloram, Pyridinitril, Trichlorbenzoesäure. Wenig toxisch.	Übelkeit, Erbrechen, Durchfall, Narkose, Glottis- und Lungenödem, Leber- und Niereninsuffizienz.	Giftentfernung **(E 5, 8)**, Dexamethason-Spray **(G 7)**.
Chlorate (Kaliumchlorat) Ausscheidung über die Nieren.	Übelkeit, Erbrechen, Magenschmerzen, Durchfall, Atemnot, Zyanose, Krämpfe, Koma, Schock, Atemlähmung, Nierenversagen, Hämolyse, Ikterus.	Giftelimination **(E 5, 8)** Sauerstoffbeatmung bei Methämoglobinämie, Antidot Toluidinblau **(G 57)** Evtl. Hämodialyse **(E 14, 15)** Volumensubstitution **(G 39)**
Chlorphenoxykarbonsäuren MCPA Hautresorption	Starkes Durstgefühl, Übelkeit, Erbrechen, Koordinationsstörungen, Somnolenz, Koma, Hyperglykämie, Glykosurie, Atemlähmung, Schock (1–4 Tage später).	Giftelimination **(E 5, 8)**, Volumensubstitution **(G 39)**, Messung des zentralen Venendrucks, Kontrolle des Elektrolyt- und Säuren-Basenhaushalts.
Cyclische Carbonsäuren Chlorflurenol, Chlorphenprop-methyl, Chlorthiamid, Dicamba, Dichlobenil, Flurenol, Ioxynil, Naphthoxyessigsäuremethylester, Picloram, Pyridinitril (Fungizid), Trichlorbenzoesäure.	Schleimhautreizung, lokal: Erbrechen, Durchfälle, Lungenödem.	Giftentfernung **(E 5, 8)**, Dexamethason-Spray **(G 7)**.

Pflanzenbehandlungsmittel

Gift	Giftwirkung	Therapie
Dichlorpropionsäure	Starke örtliche Reizwirkung.	Ätzmittel
Dinitrokresol DNOC, DNOK Hautresorption.	Erregung, Kopfschmerzen, Schwindel, Übelkeit, Erbrechen, Koliken, Schweißausbrüche, Durst, Fieber, Atemnot, Zyanose, Tachykardie, Herzrhythmusstörungen, Krämpfe, Schock, Lungenödem.	Giftentfernung **(E 5, 8)**, Dexamethason-Spray **(G 7)**, Volumensubstitution **(G 39)**.
Phenoxycarbonsäuren 2,4-D, Dichlorprop, Fenoprop, MCPA, MCPB, Mecoprop, 2,4,5-T. Schleimhautreizend, Wuchsstoffe: D/M,M,P, P/T,T,T/M-Mittel.	Kopfschmerzen, Übelkeit, Appetitlosigkeit, Erbrechen, Durchfälle, Glottis- und Lungenödem, Narkose, Krämpfe, Herzrhythmusstörungen, Leber- und Niereninsuffizienz, Hyperglykämie.	Giftentfernung **(E 5, 8)**, Haut und Augen spülen, Dexamethason-Spray **(G 7)**, Volumensubstitution **(G 39)**.
Pyridiniumverbindungen Deiquat, Morfamquat, Paraquat (Grammaxone). Oral extrem toxisch! Tödliche Dosis unter 60 mg/kg KG. Schnelltest mit Na-Dithionit.	Hautentzündung, Reizung der Atemwege beim Einatmen. Phasenhafter Verlauf nach oraler Aufnahme: 1. Spontanes Erbrechen gleich nach der Aufnahme, selten Erbrechen erst nach ein paar Stunden, Bauchschmerzen und Durchfall. 2. Nach 2–3 Tagen Verätzungen im Pharynx, toxische Schäden an Nieren und Leber: Oligurie, Harnstoff-, Kreatininerhöhung, Transaminasen- und Bilirubinerhöhung. 3. Nach 5–10 Tagen Normalisierung der Nierenfunktion. Jetzt Lungenveränderungen: blutiger Auswurf, Reizhusten, Dyspnoe, Bronchopneumonie. Tod durch pulmonale Hypoxämie (Lungenfibrose) innerhalb von drei Wochen oder durch Schock bei der Aufnahme.	Sofort Erbrechen, *sofort* 10 g Kohle-Pulvis schlucken lassen. Schnellstmöglich Dexamethason-Spray zur Prophylaxe der Lungenfibrose. Sofortige Einweisung in ein toxikologisches Behandlungszentrum, falls irgendetwas verschluckt wurde. Magenspülung, Kohle zweistündlich. Paraquat-Schnelltest im Urin, Magenspülwasser mit Na-Dithionit (blau = positiv). Sofortige Hämoperfusion, tägliche Wiederholung. Forcierte Magen-Darm-Spülung **(E 9)**. Zweistündlich Kohlegabe. *Keine Sauerstoffgabe!* (fördert Lungenfibrose).

Giftpilze

Pilzvergiftungen

Anamnese
1. *Artbestimmung* der genossenen Pilze, Befragung der Sammlers oder Händlers (Standort, Witterung [Frost!], Schirm, unversehrter Stiel, Fehlen typischer Merkmale, Resteuntersuchung, Sporenbestimmung).
2. *Präparation:* Zeitpunkt des Pflückens, Transport (Plastiktüte?), Lagerung, Zubereitung, beobachtete Besonderheiten (wie Verfärbung oder Geruch).
3. *Ingestion:* Einnahmezeitpunkt, Darreichungsform, Zuspeisen, Namen aller möglichen Pilzesser erfassen.

Beachte: Die gefährlichsten Pilzgifte sind die des Knollenblätterpilzes und der Lorchel, die beide eine Latenzzeit von über fünf Stunden haben!
Alle eßbaren Pilze (Steinpilze!) können durch langes Lagern (über 24 Stunden) und durch Aufwärmen giftig werden!

Soforttherapie
Bei geringstem Verdacht sofort Kohle-Pulvis-Gabe (**G 25**, 10 g) und Natriumsulfatlösung (zwei Eßlöffel in Wasser gelöst) eingeben. Sofortige Klinikeinweisung bei einer Latenzzeit über fünf Stunden (auch der noch gesunden Pilzesser). Plasmaexpandergabe, beatmen, evtl. sedieren.

Klinik
Magenspülung (auch nach vorherigem Erbrechen), Elektrolytsubstitution, Bicarbonatsubstitution, sofortige Hämoperfusion bei Vergiftungen mit einer Latenzzeit über fünf Stunden.

Gift	Latenzzeit	Giftwirkung
Pantherinasyndrom Fliegen-, Pantherpilz	<5 Std.	Rausch, Halluzinationen, Mydriasis
Gastrointest. Syndrom Bitterpilz u. a.	½–3 Std.	Brechdurchfall
Muscarinsyndrom Rißpilze u. a.	<5 Std.	Miosis, Bradykardie, Hypersalivation, Schwindel
Acetaldehydsyndrom Falten-, Schopftintling, Hexenpilz, Antabus	bis 3 Tage	Schwindel, Kopfschmerzen, Tachykardie
Phalloidessyndrom Knollenblätterpilz, Lorchel	5–12–48 Std.	Leberkoma
Organellasyndrom Orangefuchsiger Hautkopf	3–14 Tage	Durst, Zungenbrennen, Obstipation, Nieren-, Kreislaufversagen.

Giftpilze

Gift	Giftwirkung	Therapie
Lange Latenzzeit (über fünf Stunden) Knollenblätterpilze (Grüner, Weißer und Frühlings-), Lorchel. Zeitungspapiertest auf Amanita (Knollenblätterpilz): Pilzreste auf holzreiche Zeitung pressen, 1 Tr. HCl (etwa 10%ig) tropfen: blau = positiv, rötlich oder weiß = negativ. RIA Amanita.	Phalloidessyndrom: Latenzzeit 5 bis 12 bis 48 Std., anfangs Gastroenteritis, evtl. mit Dehydratation, Anurie, (Urämie), Acidose, beschwerdefreies Intervall, dann Ikterus, Leberkoma, hämorrhagische Diathese, Schock, Hypoglykämie, Hypothermie, tetaniforme Krämpfe, Lähmungen, Kreislaufversagen.	Im Verdachtsfall Giftelimination, Klinikeinweisung, Penicillin G 3 Tage 1 Mio E/ kg KG i.v. Hämoperfusion (nur in den ersten 24 Std.), Cortison (300 mg/Tag), Plasmaexpander, Elektrolytkontrolle (evtl. massive Kaliumsubstitution, Bicarbonatsubstitution, Lävuloseinfusionen, Darmsterilisation mit Paramomycin (8 Kapseln/ Tag per Magensonde), Lactulose (3mal/Tag 50ml), Vitamin K, sedieren, Frischbluttransfusion, Heparinisierung mit 500 IE stdl. Antithrombin-III-Substitution (250 IE 4stdl.). Kohle, Natriumsulfat 4stdl.
Orangefuchsiger Hautkopf (selten), spitzbuckliger Orangeschleierling, Schöngelber Klumpfuß.	Orellanussyndrom: Latenzzeit 3 bis 14 Tage, *keine* Gastroenteritis, uncharakteristische Symptome, wie Durst, Zungenbrennen, Obstipation, Dermatitis, Urämie, Herzkreislaufversagen.	Giftelimination, sofort Hämodialyse, Alkalisierung.
Kurze Latenzzeit (unter fünf Stunden) Bitterpilz, Bleicher Ziegenbart, Dickfuß, Falscher Hallimasch, Flockenstieliger Hexenröhrling (roh), Gelbfleckende Champignons, Grüner Becherling, Kahler Krempling, Karbol-Egerling, Kartoffelbovist, Scharfe Milchlinge, Tiger-Ritterling, Wiesenröhrling.	Gastrointestinales Syndrom, Latenzzeit ½ bis 3 Std.: Übelkeit, heftige Gastroenteritis, Koliken, Wadenkrämpfe (Elektrolytverlust), Anurie (Dehydratation), Schock.	Giftelimination, Kohlegabe, Elektrolytinfusionen (Kalium!), Plasmaexpandergabe, Antiemetika (Triflupromazin).
Fliegenpilz, Pantherpilz.	Pantherinasyndrom: Rausch mit Halluzinationen, Tobsucht, Gastroenteritis, Mydriasis, Krämpfe, Lähmung, Koma, Atemstillstand, Kreislaufversagen.	Giftelimination, Kohle- und Natriumsulfatgabe, Plasmaexpandergabe, beatmen, Antidot Physostigminsalicylat.

Giftpilze

Gift	Giftwirkung	Therapie
Faltentintling, Schopftintling, Hexenpilz.	Acetaldehydsyndrom: Bei späterer Alkoholeinnahme (bis 3 Tage) Schwindel, Übelkeit, Flush, Kopfschmerzen, Schweißausbrüche, Tachykardie, Schock.	Plasmaexpander, beobachten, striktes Alkoholverbot für 8 Tage.
Dünnfleischiger Champignon, Mairitterling, Rißpilze, Satansröhrling (s.a. unten), Täublinge, Trichterlinge.	Muskarinwirkung: Miosis, Akkommodationsstörungen, Bradykardie, Hypersalivation, starke Schweißneigung, Schwindel, Dyspnoe, Bronchospasmus, Schock, Lungenödem.	Schnelle Giftelimination, wiederholte Gaben von Atropin (0,5 bis 2 mg i.m. oder i.v. zur Aufhebung der Schweißneigung oder Miosis), Plasmaexpandergabe, forcierte Diurese, beatmen.
Gallentäubling, Gelblicher Knollenblätterpilz, Grünblättriger Schwefelkopf, Riesenrötling, Satansröhrling.	Wie Bitterpilz, evtl. Phalloidessyndrom (siehe Knollenblätterpilz)	Siehe Bitterpilz bzw. Knollenblätterpilz.
Birkenreizker.	Latenzzeit 4 bis 5 Std. Wie Bitterpilz, evtl. Phalloidessyndrom, schwere Blutungen, Schock, zentrale Erregung, Koma.	Differentialdiagnostik! Siehe Bitterpilz bzw. Knollenblätterpilz, Plasmaexpander, Calcium.

Gifttiere
Besonders gefährdet sind Kinder

Gift	Giftwirkung	Therapie
Fische Petermännchen, Muränen, Korallenfische, Steinfische, Kugelfische, Haie, Seeigel.	Schmerzen, Nekrose, Schwitzen, Tachykardie, Delirien, Krämpfe, Schock.	Stachel ausschneiden, Alkoholumschläge, Locacorten-Schaum, Calcium i.v., Cortison **(G 53)**, Plasmaexpander (Haie!), beatmen.
Giftspinnen, Skorpione Schwarze Witwe, Vogelspinne, Kammspinne, Wolfspinne, Grüner Dornfinger, Feld- und Hausskorpion, Bananenimporte!	Starke lokale Schmerzen, Erregung, Hypertonie, tetanische Krämpfe, akutes Abdomen, Schock, Arrhythmie, Atemlähmung.	Beatmen, Schocktherapie, Ruhigstellung, *sofort* Antiserum i.v. (hilft noch nach 12 Std.), 250 mg Cortison i.v., Plasmaexpander, beatmen (evtl. nach Kurarisierung), lokal Bäder mit Kaliumpermanganatlösung, Antibiotikum.
Insekten Mücken, Bienen, Wespen, Hornissen, Ameisen, Hummeln.	Lokalreaktion, Schüttelfrost, Fieber, Urtikaria, Erbrechen, Diarrhoe, Krämpfe, Lungenödem, anaphylaktischer Schock, Glottisödem, Herz- und Atemlähmung.	Stachel entfernen, Cortison i.v. **(G 53)**, Calcium i.v., Locacorten-Schaum, bei vielen Stichen Giftblasen abtragen, evtl. Plasmaexpander, beatmen, Digitalis.
Quallen, Aktinien, Meeresschnecken	Dermatitis, Blasenbildung, Krampf der Atemmuskulatur, Schock.	Locacorten-Schaum, Doxepin i.v., Calcium i.v., Diazepam® i.v., beatmen, Plasmaexpander.
Raupen, Schmetterlinge	Schmerzen, Dermatitis, Konjunktivitis.	Haare entfernen, Calcium, Cortison, Locacorten-Schaum, Augen spülen.
Schlangen	Schock, Übelkeit, Erbrechen, Angst, Schwindel, Darmspasmen, Hämolyse, Anurie, Atemlähmung, Herzstillstand.	Sofort Ruhigstellung, Schockprophylaxe, nur bei außereuropäischen Schlangen Extremitäten venös unterbinden, nach Allergietestung Schlangengiftserum **(G 51)** (bei Kindern gleiche Dosierung), Plasmaexpander, Cortison i.v. **(G 53)**, kein Calcium, kein Digitalis, evtl. Heparin i.v., Tetanol-Tetagam.

Gifttiere

Gift	Giftwirkung	Therapie
Zecken Ixodes ricinus.	Schmerzen, Dermatitis, Infektionskrankheiten, Enzephalomyelitis, Arthritis.	Öl, Fett oder Wundgel auftragen, Kopf am nächsten Tag herausdrehen, Nachbeobachtung, prophylaktisch Antiserum, FSME-Impfung, Antibiotika bei Borreliose (Lyme).

Umweltgifte

Umweltgifte

Formaldehyd-Anamnese

Abnahme des Intelligenzquotienten
Aggressionen
Akne
Allergien
Allgemeine Schwäche
Angriffe mit Todesfolge*)
Antriebsverlust
Appetitmangel
Asthma
Atembeschwerden
Atemwegerkrankungen
Atemwegkrebs*)
Augenbrennen
Augenschmerzen
Augentränen
Austrocknen der Nasen-/Mund-/
 Rachenschleimhäute

Beklemmungen
Blasenleiden
Brechdurchfall bei Babys
Brechreiz
Brennen der Augen
Brennen in der Brust
Bronchialkrankheiten,
 häufiges Auftreten von
Bronchitis
Brustschmerzen

Depressionen, endogene
Depressionen, somatogene
Durchfall

Ekzeme
Embryomißbildungen
Entwicklungsstörungen
Entzündungen der Ohren
Erbgutveränderungen
Erbrechen
Erkältungen, Häufung von
Erkrankungen der Atemwege

Furunkel

Geburtsschäden
Gedächtnisschwund

Gedächtnisstörung
Gehirnstörungen
Geschwollene Lymphknoten
Gewichtsverlust
Gleichgewichtsstörungen, psychische
Grippale Infekte, höhere Empfänglichkeit für

Haarausfall
Häufiges Auftreten von
 Bronchial-Erkrankungen
Häufung von Erkältungen
Hals, Kratzen im
Halsschmerzen
Hautreizungen
Hirnschäden, organische
Hustenanfälle

Impotenz **)
Infekte, grippale, höhere Empfänglichkeit für
Intelligenzquotienten, Abnahme des

Kleinkindtod, plötzlicher unerklärlicher
Konzentration, Mangel an
Konzentrationsschwäche
Kopfschmerzen
Krämpfe
Kratzen im Hals
Krebs der Atemwege *)

Langanhaltender Schnupfen
Lungenkrebs *)
Lungentätigkeit, nachteilige
 Veränderungen der
Lymphknoten, geschwollene

Mangel an Konzentration
Mißbildungen beim Embryo
Müdigkeit
Mund-/Rachen-/Nasenschleimhäute,
 Austrocknen der

Nachlassen des Gedächtnisses
Nasenkrebs *)
Nasen-/Mund-/Rachenschleimhäute,
 Austrocknen der
Nervosität
Nichtraucher

Umweltgifte

Niedergeschlagenheit	Schwangerschaftsstörungen
Nierenentzündungen	Schwindelgefühl
Nierenstörungen **)	Sinnesorganstörungen
	Störungen des psychischen Gleichgewichtes
Ohrenentzündungen	Störungen des Wohlbefindens
Organische Hirnschäden	Störungen des Zentralnervensystems
	Somatogene Depressionen
Persönlichkeitsveränderung	
Plötzlicher unerklärlicher Kleinkindtod	Tränende Augen
	Traurige Verstimmtheit
Rachen-/Mund-/Nasenschleimhäute,	
Austrocknen der	Übelkeit
Raucher	
Reizbarkeit	Veränderungen der Lungentätigkeit,
	nachteilige
Schlaflosigkeit	Verhaltensstörungen
Schlafstörungen	Verwirrung
Schleimhautreizungen	
Schmerzende Augen	Warzen im Gesichts-/Nasenbereich *)
Schmerzen in der Brust	Wohlbefindens, Störungen des
Schnupfen, langanhaltender	
Schwäche, allgemeine	Zentralnervensystemstörungen

*) bei Tierversuchen

**) wurde hauptsächlich bei PCP-Vergiftungen festgestellt (PCP = Pentrachlorphenol / Dioxin / Holzschutzmittel)

Umweltgifte

Organschäden durch Umweltgifte

Gift	Allergie	Atemwege	Blutbildung	Haut	Herz	Immunsystem	Krebs	Leber	Nervensystem	Niere	Speicherung	Stoffwechsel	ZNS
Arsen				+	+		+	+			(+)		
Asbest							+						
Benzol			+				+						
Blausäure												+	+
Blei			+						+	+			+
Dioxine, Furane				+			+	+		+			
Fluorkohlenwasserstoff		+	+					+					
Formaldehyd	+	+					+	+					
Halogenierte Lösungsmittel								+		+			+
Kadmium							+		+		+		
Kohlenmonoxid					+	+							+
KW-Lösungsmittel									+				+
Nickel	+						+			?		+	+
Ozon		+							?				
Pentachlorphenol				+				+					+
Polychlorierte Biphenyle							+				+		
Polyzykloaromatische Kohlenwasserstoffe											+		
Schwefeldioxid		+											
Schwefelwasserstoff		+			+							+	+
Stickstoffoxide		+											
Quecksilber	+			+						+		+	+

Umweltgifte

Diagnostik der chronischen Schädigung

Leitsymptome	Giftnachweis	Grenzwert	Speicherung
Nervosität, Hypertonie, Parästhesien	Blei nach DMPS	50 µg/l im Urin	+
Nervosität, Gedächtnisstörungen	Quecksilber nach DMPS	50 µg/l im Urin	+
Anämie	Phenole	15 mg/l im Urin	−
Allergie, Atemwegsentzündung	Formaldehyd (Ameisensäure)	30 mg/l im Urin	−
Warzen, Atemwegsentzündung	Arsen nach DMPS	25 µg/l im Urin	(+)
Niereninsuffizienz	Cadmium	3 µg/l im Urin	?
Hautentzündung	Chrom	3 µg/l im Urin	−

Radioaktivität

Radioaktive Substanzen

Entgiftung von radioaktiven Substanzen
Antidottherapie nach Inkorporation von Radionukleiden (nach V. Volf)

Element	Resorption %	Ausscheidungsbeschleunigung	Resorptionshemmung
Actinium	0,1	Zn-Ditripentat	
Astatin	100		Kaliumjodid
Americum	< 0,1	Zn-Ditripentat	
Antimon	10	DMPS/Metalcaptase	
Arsen	50	DMPS	
Barium	10		Natriumsulfat
Berkelium	< 0,1	Zn-Ditriumpentat	
Blei	20	DMPS	Natriumsulfat
Cadmium	5	Zn-Ditripentat	
Calcium	30	Calciumglukonat	Calciumglukonat
Californium	< 0,1	Zn-Ditripentat	
Cer	< 0,1	Zn-Ditripentat	
Cäsium	100	Berliner Blau (auch nach Resorption)	Berliner Blau
Chrom	10	Zn-Ditripentat (nur als Kation)	
Curium	< 0,1	Zn-Ditripentat (nur als Kation)	
Eisen	10	Desferroxamin	Desferroxamin oral
Einsteinium	< 0,1	Zn-Ditripentat	
Europium	< 0,1	Zn-Ditripentat	
Fluor	1		
Gold	10	DMPS/Metalcaptase (nicht kolloidal)	
Indium	2	Zn-Ditripentat	
Jod	100	Kaliumjodid	Kaliumjodid
Kalium	100	Diuretika (Furosemid)	Kaliumsubstitution
Kobalt	30	DMPS/Zn-Ditripentat	
Kupfer	50	DMPS/Metalcaptase	Eiweiß in Milch
Lanthan	0,1	Zn-Ditripentat	
Mangan	10	Zn-Ditripentat	
Natrium	100	Kochsalz-Infusionen	Kochsalz
Neptunium	0,1	Zn-Ditripentat	
Nickel	5	DMPS/Metalcaptase	
Phosphor	80	Natriumphosphat	Aluminiumhydroxyd, Parathormon
Plutonium	< 0,1	Zn-Ditripentat	
Polonium	10	DMPS/Metalcaptase	Natriumsulfat
Promethium	< 0,1	Zn-Ditripentat	
Quecksilber	100	DMPS/Metalcaptase	Eiweiß in Milch
Radium	20	Calciumglukonat	Natriumsulfat
Rubidium	100		Berliner Blau
Scandium	< 0,1	Zn-Ditripentat	
Strontium	30	Calciumglukonat	Natriumsulfat
Technetium	80		Kaliumpermanganat
Thallium	100	Berliner Blau	Berliner Blau
Thorium	< 0,1	Zn-Ditripentat	
Tritium	–	Wasserzufuhr	Wasserzufuhr
Uran	5	Zn-Ditripentat, Natriumbikarbonat	Ditripentat in ersten 4 Std.
Yttrium	< 0,1	Zn-Ditripentat	
Wismuth	5	DMPS/Metalcaptase	
Zink	50	Zn-Ditripentat	
Zikron/Niob	< 1	Zn-Ditripentat	

Radioaktivität

Dekontamination von Milch

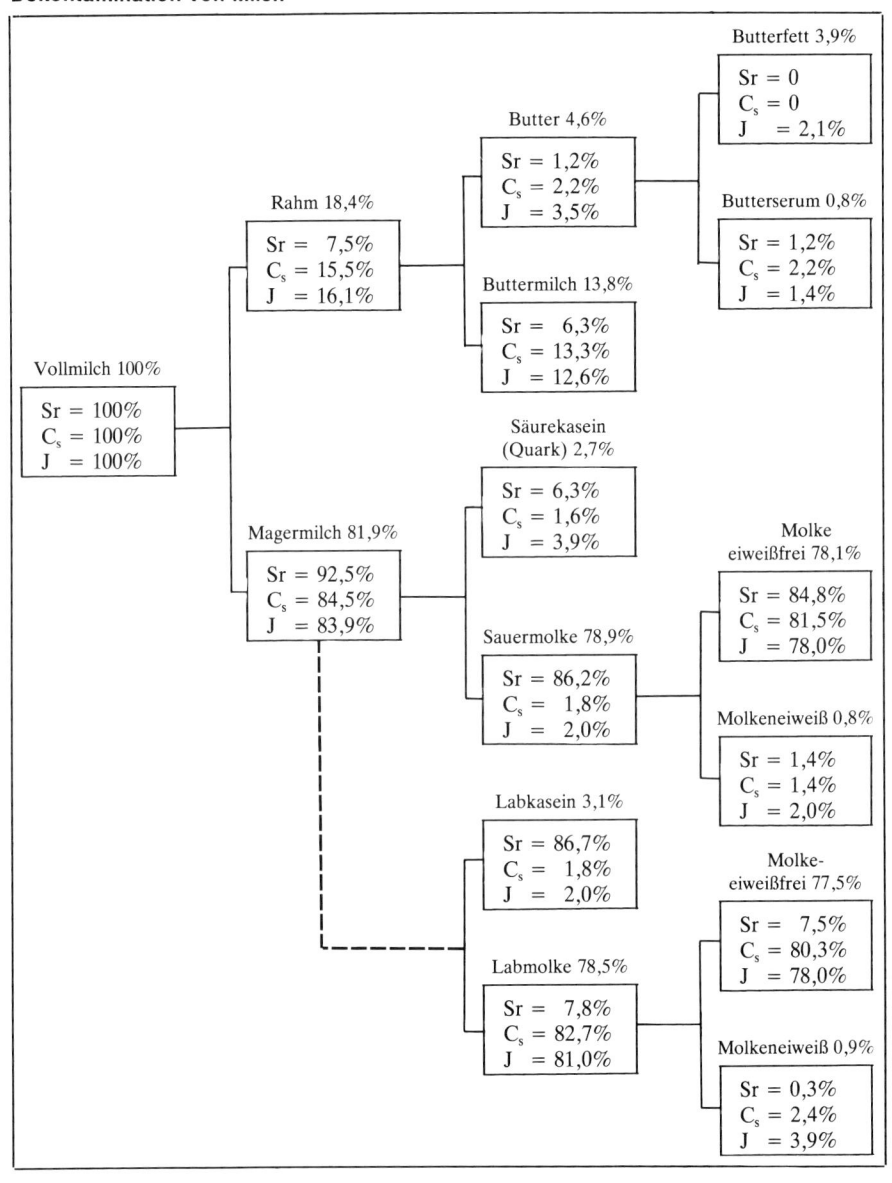

```
Vollmilch 100%
Sr = 100%
Cs = 100%
J  = 100%
├── Rahm 18,4%
│   Sr = 7,5%
│   Cs = 15,5%
│   J  = 16,1%
│   ├── Butter 4,6%
│   │   Sr = 1,2%
│   │   Cs = 2,2%
│   │   J  = 3,5%
│   │   ├── Butterfett 3,9%
│   │   │   Sr = 0
│   │   │   Cs = 0
│   │   │   J  = 2,1%
│   │   └── Butterserum 0,8%
│   │       Sr = 1,2%
│   │       Cs = 2,2%
│   │       J  = 1,4%
│   └── Buttermilch 13,8%
│       Sr = 6,3%
│       Cs = 13,3%
│       J  = 12,6%
└── Magermilch 81,9%
    Sr = 92,5%
    Cs = 84,5%
    J  = 83,9%
    ├── Säurekasein (Quark) 2,7%
    │   Sr = 6,3%
    │   Cs = 1,6%
    │   J  = 3,9%
    ├── Sauermolke 78,9%
    │   Sr = 86,2%
    │   Cs = 1,8%
    │   J  = 2,0%
    │   ├── Molke eiweißfrei 78,1%
    │   │   Sr = 84,8%
    │   │   Cs = 81,5%
    │   │   J  = 78,0%
    │   └── Molkeneiweiß 0,8%
    │       Sr = 1,4%
    │       Cs = 1,4%
    │       J  = 2,0%
    ├── Labkasein 3,1%
    │   Sr = 86,7%
    │   Cs = 1,8%
    │   J  = 2,0%
    └── Labmolke 78,5%
        Sr = 7,8%
        Cs = 82,7%
        J  = 81,0%
        ├── Molke-eiweißfrei 77,5%
        │   Sr = 7,5%
        │   Cs = 80,3%
        │   J  = 78,0%
        └── Molkeneiweiß 0,9%
            Sr = 0,3%
            Cs = 2,4%
            J  = 3,9%
```

Durch die übliche molkereitechnische Verarbeitung von kontaminierter Vollmilch können weitgehend dekontaminierte Milchprodukte (z. B. Butter und Sauermilchquark) hergestellt werden. Der Hauptteil der Radionuklide verbleibt in der Molke.

Radioaktivität

Kennzeichnung gefährlicher Güter

Die orangefarbenen Warntafeln weisen in ihrer oberen Hälfte eine zwei oder dreistellige Zahlenkombination auf
Die Ziffern der Kemlerzahl haben folgende Bedeutung
Die erste Kennziffer bezeichnet die Hauptgefahren
2 Gas 3 entzündbarer flüssiger Stoff 4 entzündbarer fester Stoff 5 oxidierend wirkender Stoff oder organisches Peroxid 6 giftiger Stoff 8 ätzender Stoff
Die zweite und dritte Ziffer bezeichnen zusätzliche Gefahren
0 ohne Bedeutung 1 Explosion 2 Entweichen von Gas 3 Entzündbarkeit 5 oxidierende Eigenschaft 6 Giftigkeit 8 Ätzbarkeit 9 Gefahr einer heftigen Reaktion infolge Selbstzersetzung oder Polymerisation
× als vorangestellte Kennzeichnung verbietet den Kontakt mit Wasser
brennbar   explosiv   ätzend   radioaktiv   giftig

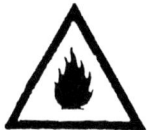

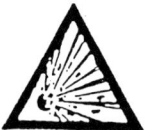

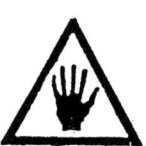

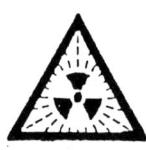

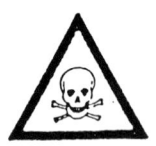

Sachverzeichnis

A

Abatmung, forcierte 18
Abbeizmittel 102, 131, 160, 172
Abflußrohrreiniger 102, 160
Abführmittel 18, 102, 203
Abortiva 59
Abwasser 102, 160
Acetaldehyd 92
– -Syndrom 59, 211
Acetaminophen 92
Acetohexamid 92
Aceton 92, 102, 116, 149, 151, 154
Acetylcholin 203
Acetylcystein 31
N-Acetylprocainamid 92
Achylie 59
Aconitin 203
Acrolein 102, 151, 152
ACTH 92
Adonis 197
Adrenalin 29, 92
Adrenalinabkömmlinge 177
Agranulozytose 76
Ajmalin 92, 116, 177
Akazie 197
Akne 59
Akrodynie 59
Akrozyanose 59
Aktinien 214
Akustikusschädigung 59
ALA s. Deltaaminolevulinsäure
Aldosteron 92
aliphatische Nitroverbindungen 156
Alkalien 121
Alkohol 30, 51, 89, 102, 134

Alkoholismus 126
Alkoholunverträglichkeit 59
Alkylaryloxide 120
Alkyloxide 120
Alkylphosphate 207
Allergie 15, 59
Allobarbital 92
Allylalkohol 116, 132
Allylchlorid 151
Alpenveilchen 197
Alprenolol 92
Alraune 197
Aluminium 92, 116, 191
Amaurose 59
Ameisen 214
Ameisensäure 92, 102, 116, 124
Amenorrhoe 60
Amidopyrin 116
Amikacin 92
Amine, aromatische 120
Aminophenazon 116
Aminophyllin 92
Amitriptylin 92, 116
Ammoniak 102, 116, 151, 152, 154
Ammonium 92
Ammoniumhydroxid 124
Ammoniumsalze 116
Amobarbital 92
Amphetamine 92, 102, 116, 134, 137, 142
Ampicillin 92, 116
Amylalkohol 102, 132
Analeptika 178
Analgesie 60
Anämie, aplastische 60
Anämie, hämolytische 60, 69
– makrozytäre 60

Sachverzeichnis

Anämie, sideroblastische 60
Andromeda-Arten 197
Androsteron 92
Anhidrose 60
Anilin 116
Anilinderivate 102, 149, 178, 209
Anisokorie 60
Anosmie 60
Anticholinergika 179
Antidote, postoperative 50
Antiklopfmittel 160
Antimon 92, 116, 191, 195
Antiseptikum 132
Antithrombin III 30
Anurie 60
Apomorphin 147
Appetitzügler 102
Aprobarbital 92
aromatische Amine 120
Aronstab 197
Arsen 92, 116, 120, 191, 195, 218
– Anamnese 194
Arteriosklerose 60
Aryloxide 120
Asbest 218
Ascorbinsäure 93
Asservierung 15
Asthma bronchiale 60
Ataxie 62
Atemlähmung 63
Atemstillstand 62
Atemwege, Freihalten der 12
Atenolol 93
ätherische Öle 102, 203
Atropin 35 ff, 116
Atropinsulfat 23
Ätzmittel 9, 51, 102
– Entgiftung 17
– Ingestionen 121
Ätzschorf 62
Aufputschmittel 142

Augenmuskellähmung 62
Augenschmerzen 62
Ausatemluft, Diagnose in der 89
– Geruch der 67
Autoabgase 102, 160
Autopflegemittel 172
Autopolitur 160
Azidocillin 93
Azidose 62

B

Backofenreiniger 102, 160
Backpulver 160
Badezusätze 160
Barbital 93
Barbiturate 93, 102, 116, 134, 143
Barium 93, 116, 191
Bariumoxid 124
basophile Tüpfelung 62
Bauchschmerzen 62
Beatmen 12
Beatmung, künstliche 12
Becherling, grüner 212
Benzilate 176
Benzin s. a. Phenol
Benzin 102, 149, 151, 154
Benzochinon 120
Benzodiazepine 189
Benzol 93, 102, 120, 151, 154, 218
Benzydamin 116
Berliner Blau 23
Berufskrankheiten, meldepflichtige 120
Beryllium 93, 120, 195
Besenginster 197
Betelnuß 197
Bewußtlosigkeit 89
Bienen 214
Bier 131
Biguanide 116

224

Bilsenkraut 197
Bingelkraut 197
Binse, blaugrüne 197
Biperiden 23
Biphenyle, polychlorierte 218
Birkenreizker 213
Bitterpilz 211
Blasenatonie 62
Blasenbildung 62
Blasenkarzinom 62
Blasenpapillom 62
Blasenreizung 63
Blasenstrauch 197
Blausäure 51, 90, 93, 102, 151, 152, 154, 175, 218
– Vergiftung, Therapie 153
Blei 93, 116, 120, 191, 195, 218
– Anamnese 192
– Therapie 193
Bleichmittel 102, 160
Blumenpflegemittel 160
Blut, Giftkonzentration im 92 ff
Blutalkoholkonzentration 131
Blutaustausch 119
Blutbildschädigung 114
blutiger Stuhl 63
Bocksdorn 197
Bodenreiniger 102, 160
Bohnen 197
Bohröle 172
Bor 93, 195
Borsäure 116
Botulismus 201
– -Antitoxin 24
– -Serum 36
Bradykardie 63
Brallobarbital 93
Brandgase 90, 152
Branntwein 131
Brechdurchfall 63
Brennspiritus 102, 131, 161

Brom 93, 195
Bromazepam 93
Bromcarbamide 116
Bromethan 151
Bromgas 151
Bromide 93, 116
Bromisoval 93, 116
Bronchialobstruktion 63
Bronchiektasen 63
Bronzepulver 173
Brunnenwasser 162
Bucheckern 197
Buchsbaum 197
Buchweizen 197
Buschwindröschen 197
Butabarbital 93
Butanol 132
Butylacetat 149
Butylalkohol 132

C

Cadmium 93, 120, 151, 191, 195
Calcium 93, 116
Calciumgluconat 24
Calciumoxid 124
Ca-Trinatriumpentat 24, 38
Camazepam 93
Cannabis 144
Carbamate 208
Carbamazepin 93, 116
Carbenicillin 116
Carbromal 93, 116
Carbonsäureester 209
Carbonsäuren, chlorierte 209
– cyclische 209
Carbromal 93, 116
Carotin 93
Catecholamine 93
Ceder 197
Cephalosporine 116
Ceruloplasmin 93

Sachverzeichnis

Champignon, dünnfleischiger 213
- gelbfleckender 212
Chelatbildner 116
Chemikalien 9
chemisch-physikalische Schnelltests 16
chemische Kampfstoffe 175
- - Nachweis 175
Cheyne-Stokes-Atmung 63
Chibro-Kerakain 24
Chinidin 94, 116
Chinin 93, 116, 181
Chlor 154
Chloracetophenon 157
Chlorakne 63
Chloralhydrat 116
- s. a. Trichlorethanol
Chloramphenicol 94, 116
Chlorat 116, 209
Chlorazepat s. N-desmethyldiazepam
Chlorazepatdikalium 94
O-Chlorbenzyliden 157
Chlorcyan 175
Chlordekone 119
Chlordiazepoxid 94, 116
Chlorethan 151
Chlorgas 104, 151
Chloroform 94, 104, 151
Chloroquin 94, 116, 181
Chlorpheniramin 94
Chlorphenoxykarbonsäuren 209
Chlorpromazin 94, 116
Chlorpropamid 94, 116
cholestatische Hepatose 63
Cholinesterase 94
Christrose 197
Chrom 94, 120, 191, 195
- Anamnese 194
Chromate 116
Chromreinigungsmittel 104, 161

Chromschutz 161
Cimetidin 94
Citrat 116
Citronensäure 94, 124
Clindamycin 116
Clobazam 94
Clomethiazol 31, 104, 116, 143
Clonazepam 94
Clonidin 94
Clorazepat s. N-Methyldiazepam
Clostridium botulinum 201
- perfringens 178
Cloxacillin 94
Cobalt 195
Cocain 104, 134, 144
Codein 94, 104, 134, 147
Coffein 94, 104, 145
Colchicin 94, 116, 204
Colistin 116
Colitis ulcerosa 64
Coniin 204
Corticosteroide 94
Cortisol 94
Cortison 29
Cumarin 94, 208
Cyanacobalamin 94
Cyanide 94
Cyanwasserstoffsäure 154
Cyclobarbital 94, 116
Cyclophosphamid 116
Cycloserin 116

D

Darmeinlauf 18
Darmspasmen 64
Dauerwellenmittel 104, 161
Dehydroepiandrosteron 94
Dekontamination von Milch 221
Deltaaminolevulinsäure 92, 94
Demenz 64

226

Sachverzeichnis

Demeton-5-methylsulfoxid 95
Depigmentierungsmittel 161
Dermatitis, entzündliche 64
– exfoliativa generalisata 64
N-Desalkyldiazepam 94
Desalkylflurazepam 95
Desferoxamin 39
Desferrioxamin 25
Desinfektionsmittel 104, 132, 161
Desipramin 95
N-Desmethyldiazepam 95
Desmethyldoxepin 95
N-Desmethylsuximid 95
Desodoranzien 161
Dexamethasonspray 23
Dextropropoxyphen 104, 148
Diabetes mellitus 64
Diacetylmorphin 147
Diamorphin 116
Diazepam 30, 116
– s. a. N-Desmethyldiazepam
Diazoxid 117
Dibenzepin 117
1,1-Dichlorethan 151
1,2-Dichlorethan 151
Dichlochrethan 95, 117
1,2-Dichlorethylen 151
Dichlormethan 95, 149, 151
1,2-Dichlorpropan 151
Dichlorpropionsäure 210
Dichtungsmittel 104, 161
Dickfuß 212
Dicloxacillin 95
Dicumarol 95
Dieldrin 95
Diethylpentenamid 95, 116
Digitalis-Antitoxin 32
Digitalisglykoside 181
Digitoxin 95, 117, 119
Digoxin 95, 117
Dimethoat 95

Dinitrokresol 117, 210
Dinitrophenol 117
Dioxine 218
Diphenylaminchlorarsin 176
Diphenylarsinchlorid 176
Diphenylcyanarsin 176
Diphenylhydantoin 95, 117
Diphenhydramin 95, 117
Diplopie 64
Diquat 117
Disopyramid 95
Disulfiram 32
Diurese, forcierte 19
– -Lösung 32
4-DMAP 25, 35 ff
– – Natriumthiosulfat 151
DMPS 30, 35 ff
Dopamin 25, 95
Doppelbilder 64
Dornfinger, grüner 214
Doxepin 23
– s. a. Desmethyldoxepin
Doxycyclin 117
Drogen 9
– -Anamnese 128
– Symptomatik bei Entzug und Intoxikation 134
Drogenabhängigkeit 126 ff
Drogenberatung 138
Düngemittel 104, 162
Durchfälle 64
Durst 65
Dysmenorrhoe 60

E

EDTA 116
Efeu 197
Eibe 197
Einbeere 197

Sachverzeichnis

Einstichstellen 65
Eisen 95, 117, 191
Eisenhut-Arten 197
Ekzem 65
Elektrolytkonzentrate 28
Embryopathie 65
Endarteriitis obliterans 65
Entfärber 104, 162
Entfettungsmittel 104, 162
Entfroster 104, 162
Entgiftung 16
– nach der Resorption 115
– vor der Resorption 16
Enthaarungsmittel s. Haarentferner
Entkalker 104, 162
Entwöhnung, Alkoholismus 128
Eosinophilie 65
Erblindung 65
Erbrechen, provoziertes 17
Erbsenstrauch 197
Erethismus 65
Ergotamin 117
Erregung 90
Erregungszustände 66
Ersatzbrennstoff 131
Ersttherapie des Notarztes 51
Escherichia coli 201
Essigbaum 197
Essigsäure 117, 124
Ethambutol 117
Ethanol 30, 42
Ethchlorvynol 95, 117
Ether 151
Ethinamat 95, 117
Ethosuximid 95
Ethylalkohol 95, 117, 131
Ethylbenzol 95
Ethylenglykol 95, 117
Ethylether 95
Eukalyptusöl 117
Exanthem 65

Exophthalmus 66
extrapyramidales Syndrom 66

F

Faltentintling 211, 213
Farben 173
Farbsehen 66
Farbstoffe 104, 162
Faulbaum 197
Fazialisparese 66
Fensterreinigungsmittel 162
fettlösliche Gifte, Entgiftung 17
Feuerbohne 197
Feuerlöscher 162
Feuerwerkskörper 163
Fieber 66
Fieberthermometer 104, 163
Filzstifte 163
Fingerhut 197
Fingernagel-Saum 67
Fische 214
Fleckenentferner 104, 163
Fliegenpilz 198, 211
Fliesenreiniger 163
Flohknöterich 197
Flumazenil 32
Flumetason 26
Flunitrazepam 95
Fluor 51, 96, 120, 155, 195
– Chlorkohlenwasserstoffe 149
Fluoressigsäure 125
Fluorgas 151
Fluoride 117, 182
Fluorkohlenwasserstoff 106, 218
Fluorouracil 117
Flurazepam s. Desalkylflurazepam
Flußsäure 106, 125
Folsäure 25, 96
Formaldehyd 218
– Anamnese 216

Franzbranntwein 131
Frostschutzmittel 106, 163
Furane 218
Furosemid 26
Fürsorge für den Patienten 20
Fußbodenpflegemittel 106, 163

G

Gallamin 117
Gallentäubling 213
Gallium 96, 195
Gangrän 86
Gase 9, 120
Gastrointestinal-Syndrom 211
Gasvergiftung 12
– Therapie 151
gefährliche Güter, Kennzeichnung 222
Gefrierschutz 163
Gegengifte 23 ff
– Indikationen 35
Geheimtinten 163
Gelatine 28
Generic Names, Gegengifte 33
Gentamicin 96, 117
Germanium 96
Germer, weißer 197
Geschmacksstörungen 67
Geschirrspülmittel 164
– maschinelle 106, 164
Gesichtsfarbe, rote 67
Gewürze 164
Gift, Nachweis 88
Giftanamnese 15
Giftaufnahme-Daten 91
Giftauskunft 15
Giftbeseitigung 21
Giftelimination, Möglichkeiten 116
Giftkonzentration im Blut 92 ff

Giftnotfall, Erste Hilfe 51
Giftnotrufzentren 53 ff
Giftpflanzen 197 ff
Giftspinnen 214
Giftsumach 197
Gifttiere 214
Giftunfall, Verhütung 52
Giftwarnung 20
Giftweizen 204
Ginster 197
Glasreiniger 164
Glastinten 106, 164
Gleichgewichtsstörungen 67
Gliquidon 117
Glukagon 28
Glukose 31
Glutamin 96
Glutethimid 96, 117
Glycerin 204
Glycol 117
Glykolate 176
Glykole 204
Glyoxylsäure 125, 204
Glyzinie 197
Gold 96, 191
Goldlack 197
Goldregen 197
Gottesgnadenkraut 197
Granatapfelbaum 198
Gränke-Arten 197
Grünkreuz 156
Güter, gefährliche, Kennzeichnung 222
Gynäkomastie 68

H

Haarausfall 68
Haarentferner 104, 164
Haarfärbemittel 106, 164
Haarfestiger 106, 164

Sachverzeichnis

Haarshampoon 164
Haarverfärbung 68
Hahnenfuß-Arten 201
Haie 214
Hallimasch, falscher 212
Halluzinationen 68
Halogenkohlenwasserstoffe 117, 120
Halogenwasserstoffe 106, 152
Hämaturie 68
Hämodialyse 19
Hämoglobinurie 68
Hämolyse 68
Hämoperfusion 19
Handelspräparate, Gegengifte 33
Haschisch 106, 134
Haushaltsmittel 9
– Vergiftungen 159 ff
Haut 16
– Entgiftung 16
– Farbe der 70
Hautbräunungsmittel 164
Hautkopf, orangefuchsiger 211, 212
Hautpuder 164
Hautwässer 106, 164
alpha-HCH 96
beta-HCH 96
gamma-HCH 96
Heckenkirsche 198
Hederich-Arten 198
Heizbad 165
Heizflüssigkeit 106, 165
Heizkörperuhrenlösung 106, 165
Heizkostenverteiler 173
Heizöl 166
Heparin 30
Hepatitis 63
– chronische 70
– toxische 70
Hepatose, cholestatische 63

Heptabarbital 96
Heracleum-Arten 198
Herbstzeitlose 198
Herdputzmittel 106, 165
Heroin 106, 116, 134, 147
Herpes zoster 70
Herzinfarkt 70
Herz-Lungen-Wiederbelebung 12
Herzmassage 13
Herzrhythmusstörungen 70
Herzstillstand 12
HES 31
Hexachlorbenzen 96
Hexachlorbutadien 96
Hexachlorcyclohexan 117
Hexenpilz 211, 213
Hexenröhrling, flockenstieliger 212
Hexobarbital 96, 116
HGH 96
Hinweis-Symptome 16
– – auf Vergiftung 59
Hippursäure 96
Hirndruckzeichen 70
Hirnödem, Therapie 15
Hirsutismus 71
Histamin 96
Histidin 96
Hobbymittel 9
– Vergiftungen 172
Hodenschädigung 71
Holunder 198
Holzgeist 131, 132
Holzschutzmittel 173
Holzwurmpräparate 173
Hornhautschädigung 71
Hornissen 214
Hummeln 214
Hundspetersilie 198
Hydralazin 96
Hydromorphin 134

Hydroxyde 106
Hydroxyethylflurazepam 96
Hyperchlorämie 72
Hypercholesterinämie 71
Hyperglykämie 71
Hyperkalzämie 71
Hyperkeratose 71
Hyperkoagulopathie 71
Hyperpnoe 71
Hyperproteinämie 71
Hypersalivation 71
Hypersiderämie 71
Hypertension, pulmonale 83
Hyperthermie 71
Hyperthyreoidismus 71
Hypertonie 71
Hyperurikämie 71
Hyperventilationstetanie 71
Hypoglykämie 72
Hypokaliämie 72
Hypokalzämie 72
Hypophysen-Schädigung 72
Hypoproteinämie 72
Hypoprothrombinämie 72
Hypothermie 72
Hypothyreoidismus 72

I

Ikterus 72
Ileus, paralytischer 72
Imipramin 96, 117
Impotenz 72
Indandione 208
Indium 96
Indomethacin 96
Infusions-Zwischenfall 180
Injektions-Zwischenfall 180
Insekten 214
Insektenlockmittel 165
Insektenschutzmittel 106, 165

Insulin 96
Isocyanate 151
Isogutt 25
Isoniazid 96, 117
Isopropanol 96
Isopropylalkohol 108, 117, 132, 149
Isozyanate 108, 152
Isozyanide 152

J

Jasmin, gelber 198
Jod 96, 117
Jodid 96
Juckreiz 72
Judenkirsche 198

K

Kachexie 72
Kadmium 218
Kälberkropf 198
Kalium 96, 117, 191
Kaliumchlorat 117
Kaliumhydroxid 124
Kaliumiodid 32
Kaliumpermanganat 26
Kalziumedetat 42
Kalziumglukonat 35ff
Kammerflimmern 73
Kammspinne 214
Kampfer 108, 117, 149
Kampfstoffe 9, 156
– chemische 175
– – Nachweis 175
Kanamycin 97, 117
Karbol-Egerling 212
Kartoffel 198
Kartoffelbovist 212

Sachverzeichnis

Karzinogenität 21
Kastanie 198
Katarakt 73
Kerzen 165
Ketazolam 97
Kitte 161
Klebestoffe 108, 165, 173
Klee 198
klinisch-toxikoloische
  Laboranalytik 16
Klumpfuß, schöngelber 212
Knochenmarkdepression 73
Knollenblätterpilz 117, 211
– gelblicher 213
Kobalt 97, 191
Kochsalz 108, 165
Kohle 26, 38ff
Kohleanzünder 165
Kohlendioxid 108, 151, 152, 155
Kohlenmonoxid 51, 90, 97, 108,
  117, 120, 151, 152, 155, 175, 218
Kohlenwasserstoffe 119
– polyzykloaromatische 218
Kokkelskörner 198
Koliken 73
Koloquinten 198
Koma 73
– Differentialdiagnose 88
Konjunktivitis 73
Konservierungsmittel 108, 165
Kopfschmerzen 73
Koproporphyrine 97
Korallenfische 214
Korsakow 714
Kosmetika 108, 165
Krämpfe 15, 74
Krampfgifte 204
Kreiden 165
Kreislaufmittel 182
Krempling, kahler 212
Kresol 97, 117

Kreuzdorn 198
Kreuzkraut 198
Kristalle im Urin 75
Kronwicke 201
Küchenschelle 198
Kugelfische 214
Kugelschreibermine 166
Kühlschrankflüssigkeit 108, 166
Kühlwasser 108
Kunststoffhärter 173
Kunststoffreiniger 166
Kupfer 97, 117, 191, 195
Kupfersulfat 117
Kußmaulsche Atmung 75
KW-Lösungmittel 218

L

Laboranalytik, klinisch-toxikologi-
  sche 16
Lacke 108, 166
Lactulose 26
Laktation, abnorme 75
Laktatazidose 75
Lanthan 97
Lateralsklerose, myatrophische 75
Laugen 108, 124
Lebensbaum 198
Leber, Schädigung der 15
Leberdystrophie, akute gelbe 75
Lebergifte 75
Leberzirrhose 75
Lecithin 97
Lederbearbeitungsmittel 131
Leim 173
Leinsamen 198
Leukämie 76
Leukopenie 76
Levallorphan 44
Lewisit 175, 176
Lidocain 30, 97, 182

232

Lidoflazin 97
Liguster 198
Lincomycin 117
Lindan 97
Lippenstift 166
Liquorveränderungen 76
Lithium 97, 117, 191
Lithiumhydroxid 124
Loprazolam 97
Lorchel 211
Lormetazepam 97
Lorzepam 97
Lösungsmittel 9, 17, 90, 108, 120, 131, 132, 151, 166, 173
– Entgiftung 17
– halogenierte 218
– Schnelltests von 91
N-Lost 175
S-Lost 175, 176
Lost 117, 156, 176
Lötwasser 173
LSD 108, 117, 134, 145
Lungenblutungen 76
Lungenembolie 84
Lungenemphysem 76
Lungenfibrose 76
Lungenkarzinom 76
Lungenödem, kardiales 76
– toxisches 14
Lungenreizstoffe 9, 51, 76, 108, 151
Lupus erythematodes 78
Lyell-Syndrom 78
Lymphknotenschwellung 79
Lymphopenie 79
Lysergsäure 97
Lysol 117

M

Magen-Darm-Blutung 79
Magenblutung 79

Magengeschwür 79
Magenperforation 79
Magenspülung 18
Magnesium 97, 117, 191
Maiglöckchen 198
Mairitterlinge 213
Malabsorption-Syndrom 84
Malononitril 157
Mangan 97, 120
Mannit 117
MAO-Blocker 117
Mauerpfeffer 198
Medazepam 97
Medikamente 9, 180
Meeresschnecken 214
Meperidin 97
Mephenytoin 97
Meprobamat 97, 117
Mercaptane 108, 132
Meskalin 146
Metalle 9, 120
– Vergiftungen 190
Metalldampffieber 108, 156
Metallentfettung 166
Metalloide 120
Metallputzmittel 108, 166, 173
Metallsalze 51
Metamizol 28
Metamphetam 134
Metamphetamin 97
Metasystox 95
Metformin 117
Methadon 97, 117, 134
Methanol 97, 117
Methapyrilen 97
Methaqualon 97, 117
Methämoglobin 97
Methämoglobinämie 79
Methämoglobinbildner 51
Methohexial 97
Methotrexat 97, 117

Sachverzeichnis

Methoxyfluran 117
Methsuximid 117
– s. a. N-Desmethylsuximid
Methylalkohol 90, 108, 120, 131
Methylbromid 151
Methylchlorid 151
alpha-methyldopa 116, 117
Methylergometrin 98
Methylphenobarbital 98
Methylprylon 98, 117
Methylquecksilber 117
Metildigoxin 26
Metroprolol 98
Midazolam 98
Milch, Dekontamination von 221
Milchlinge, scharfe 212
Milchsäure 98
Mineralöle 108, 166
Miosis 79
Mistel 198
Möbelpflegemittel 110, 166
Molsidomin 98
Molybdän 98, 195
Morphin 25, 98, 110, 134, 147
Morphinantagonisten 146
Motoröl 173
Mottenschutz 167
Mücken 214
Mund, trockener 84
Mundwasser 167
Muramidase 98
Muränen 214
Muscarinsyndrom 211
Muskelatonie 79
Muskelneurose 79
Muskelschwäche 79
Mustardgas 176
Mutagenität 21
Mutterkornalkaloide 205
Mydriasis 79
Myoglobinurie 79

N

Nachtschatten 198
– bittersüßer 197
Nafcillin 117
Nagel, Farbe 79
– Wachstumsstörungen 79
Nagelhautentferner 167
Nagellack 110, 167
Nagellackentferner 110, 167
Nahrungsmittel 9
– Vergiftungen 200
– – Pflichtmeldung 202
Naloxon 26, 36ff
Narkose 80
Narkotika 156
Narzisse 198
Nase, trockene 84
Nasen-Rachen-Reizstoffe 176
Nasengeschwür 80
Na-Ca-Edetat 24, 38
Natrium 98
Natriumbicarbonat 27
Natriumchlorat 118
Natriumchlorid 27, 118
Natriumhydroxid 124
Natriumnitrit 118
Natriumsulfat 27
Natriumthiosulfat 28, 35ff
Nebennieren, Schädigung 80
Neomycin 98, 118
Nephrolithiasis 80
Nephrosklerose 80
Nervengift 114
Nickel 98, 195, 218
Nieren, Schäden der 15
Nierengifte 80, 114
Nierenkalzinose 80
Nierenversagen 81
Nieswurz, schwarze 198
– weiße 198

Nifedipin 98
Nikotin 98, 110, 147, 205
Nitrat 98, 182
Nitrazepam 98, 118
Nitrit 98, 118, 182
Nitrobenzol 110, 149, 151, 156
Nitrofurantoin 98
Nitroglycerin 29
Nitrose Gase 110, 151, 153, 156
Nitroverbindungen, aliphatische 156
Noradrenalin 98
Noramidopyrin 118
Nordiazepam 98
Norpropoxyphen s. Propoxyphen
Nortriptylin 98, 118
Notinjektionsbesteck 14
Nystagmus 81

O

Obidoxim 30, 35ff
Obst, gespritztes 167
Obstipation 81
Ofenreiniger 110, 167
Öle, ätherische 203
Oleander 198
Opiate 147
– synthetische 110, 134
Opioide 119
Optikusneuritis 81
orangefuchsiger Hautkopf 211, 212
Orangeschleierling, spitzbuckliger 212
Orciprenalin 23
Organella-Syndrom 211
Organschäden, Latenzzeit von 75
– durch Umweltgifte 218
Orphenadrin 118
Osmiumsäure 125

Ostereierfarben 167
Osterluzei 198
Osteomalazie 81
Osteoporose 81
Osteosklerose 81
Oxalate 98
Oxalsäure 110, 118, 125
Oxazepam 98, 118
Oxazillin 98, 118
Ozon 218

P

Palladium 98
Pankreatitis 81
Pantherina-Syndrom 211
Pantherpilz 198, 211
Paracetamol 98, 110, 118, 183
Paraldehyd 98, 118
Paraquat 51, 98, 118
Parathion 98, 118
Parfüm 167
Pargylin 118
Parkinsonismus 66
Paromomycin 30
PEG 400 27
D-Penicillamin 27, 42, 116
Penicillin G 118
Pentachlorethan 151
Pentachlorphenol 218
Pentanol 132
Pentazocin 98
Pentobarbital 99, 116
Perchlorethen 99
Perchlorethylen 110, 149
Peritonealdialyse 19
Perlgras, nickendes 198
Perückenstrauch 198
Petermännchen 214
Pfaffenhütchen 198
Pflanzen 9

Sachverzeichnis

Pflanzen, giftige 197 ff
Pflanzenbehandlungsmittel 9, 206
Phalloidessyndrom 211
Phenacetin 118, 183
Phenantrenderivate, synthetische 147
Phenazon 118
Phencyclidin 134
Phendimetrazinbitartrat 118
Phenelzin 118
Phenformin 118
Phenobarbital 99, 116
Phenol 99, 110
Phenothiazine 118
Phenoxycarbonsäuren 210
Phenprocoumon 119
Phensuximid 99
Phenylbutazon 118
Phenytoin 31, 99, 118
Phosgen 110, 151, 156, 175
Phospholipide s. Lecithin
Phosphor 99, 110, 120
Phosphorsäure 125
Phosphorsäureester 207
Phosphorsäuretest 51, 118
Photo-Fixierbad 167
Photoentwickler 110, 167, 174
Photosensibilisierung 81
Physostigmin 29, 35ff
Pilze 198
– Vergiftungen 211
Pindolol 99
Platin 99
plötzlicher Tod 82
Pneumokoniose 76
Polsterreinigungsmittel 167, 170
polychlorierte Biphenyle 218
Polyglobulie 82
Polymyxin B 118
Polyneuropathie 82
Polyolefine 152

Polyradikulitis Guillain-Barré 82
Polyurethane 152
Polyurie 82
polyzykloaromatische Kohlenwasserstoffe 218
Polyzythämie 82
Porphobilinogen 99
Porphyrinurie 82
Potenzverlust 82
Prajmalin 99
Prazepam 99
Priapismus 82
Pridoxalphosphat s. Vitamin B_6
Primidon 99, 118
Probenecid 99
Procainamid 118
– s. a. N-Acetylprocainamid
Promethazin 118
Propallylonal 99
Propanol 132
Propoxyphen 99, 118
Propranolol 99, 118
Propylalkohol 132
Propylvaleriansäure 99
Protamin 31
Proteinurie 82
Protoporphyrine 99
Protriptylin 99
Pseudoikterus 82
Pseudo-Krupp 82
Psychose 82, 90
Psilocybin 134
Ptosis 83
Puder 110
pulmonale Hypertension 83
Pupillen, enge 90
Purpura, vaskuläre 83
Putzmittel 110, 167
Pylorusstenose 83
Pyrazolone 184
Pyridiniumverbindungen 210

Sachverzeichnis

Pyridostigmin 99
Pyridoxin 28
Pyrithyldion 118

Q

Quallen 214
Quecksilber 99, 110, 118, 120, 195, 218
– Anamnese 194
Quecksilberoxycyanid 118
Quincke-Ödem 83

R

radioaktive Substanzen 220
Radiocalcium 118
Rattengift 110, 167
Rauchgase 151
Raumspray 167
Raupen 214
Rausch 90
Rauwolfia serpentina 184
Reinigungsmittel 174
– chemische 110, 168
Renin 99
Reserpin 118
Retroperitoneal-Fibrose 83
Rhabarber 198
Rhinitis 83
Rhodanid 99
Rhododendron-Arten 198
Riboflavin s. Vitamin B_2
Riesenrötling 213
Rifampicin 99, 118
Rißpilz 211, 213
Risus sardonicus 83
Rittersporn-Arten 198
Rohrreiniger 112, 168
Röntgenkontrastmittel 118
Rosmarinheide 198

Rostschutz 112, 168
Rubidium 118
Rußentferner 112, 168

S

Sadebaum 198
Salbei 198
Salicylat 99
Salicylsäure 118, 125, 184
Salivation 83
Salmonellen 201
Salomonsiegel 198
Salpetersäure 125
Salpetersäureester 120
Salze 124
Salzsäure 112, 125, 153
Saponine 205
Sarin 175
Satansröhrling 213
Sauerampfer 198
Säuren 112, 120, 121, 124
Secale 185
Secobarbital 100, 116
Seeigel 214
Seidelbast 198
Seitenlage, stabile 12
Selen 100, 195
Senf 112, 168
Senfgas 176
Sennesblätter 198
Serotonin 100
Silber 100
Silberputzmittel 112, 168
Silibinin 32
Silicat 100
Silikone 46
Sisomycin 118
Skorpione 214
Sofortmaßnahmen 9
Solfonamide 100

237

Sachverzeichnis

Soman 175
Sommersprossenbleichmittel 112, 169
Sonnenschutzmittel 169
Spachtelmasse 174
Spätschäden nach Vergiftung 20
Spiritus dilutus 131
spitzbuckliger Orangeschleierling 212
Spray 169
Sprue 84
Spülmittel 169
– für Geschirrspülautomaten 169
Substanzen, radioaktive 220
Suizidrisiko 20
Sulfactin 116
Sulfadimethoxin 100
Sulfonamide 118
Sumpfporst 198
Suttiam 100
Suxamethonium 29
Synthetics-Waschmittel 169

Sch

Schädlingsbekämpfungsmittel 120, 132
Schafgarbe 198
Schaumstoffe 174
Scheibenwaschanlage 168
Scheuermittel 112, 168
Schierling, gefleckter 198
Schlaflosigkeit 83
Schlafmittel 90, 112, 143
– Entzug 136
– Vergiftung 186
– Wirkstoffe 188
Schlaf-Mohn 199
Schlangen 214
Schlangengift-Immunserum 29
Schlangengifte 118

Schmetterlinge 214
Schmiermittel 168
Schnaps 131
Schneckenmittel 112, 168
Schneeball 199
Schneebeere 199
Schnelltests, chemisch-physikalische 16
– von Lösungsmitteln 91
– im Urin 90
Schnüffelstoffe 149
Schock 83
– Therapie 13
– Zeichen des 13
Schöllkraut 199
schöngelber Klumpfuß 212
Schopftintling 211, 213
Schöterich, bleicher 199
Schuhpflegemittel 112, 168
Schüttelfrost 66
Schwarze Witwe 214
Schwefel 99
Schwefeldioxid 112, 151, 153, 218
Schwefelkohlenstoff 112, 120, 151, 156
Schwefelkopf, grünblättriger 213
Schwefellost 156
Schwefelsäure 125
Schwefelwasserstoff 90, 112, 120, 151, 157, 218
Schweißneigung 84
Schwermetalldämpfe 112, 151
Schwermetalle 198

St

Staphylokokken 201
Stechapfel 198
Stechpalme 198
Steinfische 214
Steinpflegemittel 169

Sachverzeichnis

Stickgase 151
Stickstofflost 156
Stickstoffoxide 218
Stickstoffwasserstoffsäure 151
Stomatitis 84
Streichholzkopf 169
Streichholzreibefläche 169
Streptomycin 100, 118
Strontium 118
Strontiumoxid 124
Strophanthin 118
Strychnin 100, 118, 185
Styropor 169

T

Tabun 175
Tachykardie 84
Tapetenkleister 174
Tapetenlöser 175
Taschenlampenbatterie 169
Täublinge 213
TCDD 119
Teerentferner 169
Tellur 100
Temazepam 100
Tenside 17, 170
– Entgiftung 17
Teppichreinigungsmittel 170
Teratogene 84
Tetracyclin 100, 118
1,1,2,2-Tetrachlorethan 151
Tetrachlorethylen 151
Tetrachlorkohlenstoff 112, 118, 149, 151, 157
Tetrachlormethan 157
Thallium 100, 112, 118 ff, 195
Theophyllin 25, 100, 118
Therapeutika 23 ff
Thermometer 170
Thermometerflüssigkeit 170

Thiamin s. Vitamin B_1
Thioalkohole 132
Thiocyanat 100, 118
Thiopental 28, 100
Thioridazin 100, 118
Thrombose 84
Thrombozytopenie 84
Thuja 199
Thyroxin 118
Tiefkühlbeutel 170
Tiere, giftige 214
Tierkohle 170
Tiger-Ritterling 212
Tinten 170
Tintenfresser 170
Tintenstift 170
Tintentod 170
Titan 100, 195
Tobramycin 100, 118
alpha-Tocopherol s. Vitamin E
Tod, plötzlicher 82
Tolbutamid 101
Tollkirsche 199
Toluidinblau 30, 35 ff
Toluol 100, 118, 149
Tox-Koffer, Inhalt 50
Tränengas 112, 157
Tranylcypromin 118
Treibgas für Sprays 170
Tremor 84
1,1,1-Trichlorethan 112, 151
1,1,2-Trichlorethan 112, 151
Trichlorethanol 100
Trichlorethylen 112, 118, 149, 151, 158
1,2,3-Trichlorpropan 151
Trichterlinge 213
Trifluoperazin 118
Triflupromazin 29
Trigeminusneuralgie 84
Trijodthyronin 118

Sachverzeichnis

Trimethobenzamid 101
Tritium 118
Trockenbrennstoff 171
Trockenmittel 171
Trockenshampoon 171
Tubocurarin 101
Tüpfelzellen 85
Türenreinigungsmittel 171

U

Übelkeit 85
Ulzera 62
Umweltgifte 216
unbekannte Substanzen, Aufspüren von 150
Uran 118, 195
Urin, Farbe 85
– Geruch 86
– Ketone 86
– Schnelltests im 90
– Zucker 86
Urobilinogen 86

V

Valoron 148
Valproinsäure 101
Vanadium 101, 120, 195
Vanillin 171
Vasokonstriktion 86
Verätzung 17, 90
– Therapieschema 122
Verbrennung 17
Vergiftungen, Diagnostik 58
– Einteilung 11
Vergiftungstherapie 10
Verhornung 87
verschluckte Gifte, Entgiftung 17
Vinylbital 101
Vitaltherapie 10
Vitamin A 101, 119

– B_1 101
– B_2 101
– B_6 101
– B_{12} 101
– C 101
– D 101, 119
– E 101
– K 26, 42
Vogelbeere 199
Vogelspinne 214

W

Wachse 171
Wachsmalstifte 171
Waffenöl 174
Wald-Geißblatt 199
Waldrebe 199
Warfarin 101
Wäschetinte 171
Waschmittel 17, 171
Wasserenthärter 171
Wasserschierling 199
Wasserschwaden 199
Wasserschwertlilie 199
WC-Reiniger 172
Weichmacher 112
Wein 131
– wilder 199
Weingeist 131
Weinsäure 125
Wermut 199
Wespen 214
Wicken-Arten 199
Wiesenröhrling 212
Wildlederspray 172
Wismut 101
Wolfram 101
Wolfskraut 199
Wolfspinne 214
Wunderbaum 199

Sachverzeichnis

X

Xylol 112, 149

Y

Yperit 176

Z

Zahnpasta 172
Zahnsaum 87
Zaunrübe 199

Zecken 215
Zementschleierentferner 174
Ziegenbart, bleicher 212
Zink 101, 118, 195
Zinkdampffieber 156
Zinn 101, 118, 195
Zirkon 195
Zirkulation, Aufrechterhaltung
 der 12
ZNS-Erregung 87
Zyanose 87, 90
Zwergholunder 199
Zwergmispel 199